随身听中医传世经典系列

总主编◎裴颢

儒门事亲（上）

金·张从正◎撰

中国健康传媒集团
中国医药科技出版社

图书在版编目（CIP）数据

儒门事亲 /（金）张从正撰．— 北京：中国医药科技出版社，2023.8
（随身听中医传世经典系列）
ISBN 978-7-5214-1307-6

Ⅰ．①儒… Ⅱ．①张… Ⅲ．①中医临床—经验—中国—金代
Ⅳ．① R249.464

中国版本图书馆 CIP 数据核字（2022）第 020783 号

策划编辑 白 极 **美术编辑** 陈君杞
责任编辑 张芳芳 纪宜时 **版式设计** 也 在
诵 读 者 孙静雪 苏金滟 何汻沣 衣军男

出版 **中国健康传媒集团** | 中国医药科技出版社
地址 北京市海淀区文慧园北路甲 22 号
邮编 100082
电话 发行：010-62227427 邮购：010-62236938
网址 www.cmstp.com
规格 880 × 1230mm $^{1}/_{64}$
印张 $4\,^{5}/_{8}$
字数 320 千字
版次 2023 年 8 月第 1 版
印次 2023 年 8 月第 1 次印刷
印刷 北京紫瑞利印刷有限公司
经销 全国各地新华书店
书号 ISBN 978-7-5214-1307-6
定价 49.00 元（上下册）

获取新书信息、投稿、为图书纠错，请扫码联系我们。

内容提要

《儒门事亲》为金代著名医家张从正撰，后经其门人整理而成。书名曰《儒门事亲》者，“以为惟儒者能明其理，而事亲者当知医也”。

本书共15卷，实乃以张氏10种医著，即《儒门事亲》《治病百法》《十形三疗》《杂记九门》《撮要图》《治法杂论》《三法六门》《刘河间先生三消论》《治法心要》《神效名方》之辑集。该书集中体现了张氏的主要医学思想和诊疗特色，对中医学的创新与发展影响深远，至今仍具有重要的学习与研究价值。

《随身听中医传世经典系列》
编委会

出版者的话

中医学是中华文明的瑰宝，是中国优秀传统文化的重要组成部分，传承发展中医药事业是适应时代发展要求的历史使命。《关于促进中医药传承创新发展的意见》指出：要“挖掘和传承中医药宝库中的精华精髓”，当“加强典籍研究利用”。“自古医家出经典”，凡历代卓有成就的医家，均是熟读经典、勤求古训者，他们深入钻研经典医籍，精思敏悟，勤于临证，融会贯通，创立新说，再通过他们各自的著作流传下来，给后人以启迪和借鉴。因此，经典医籍是经过了千百年来的临床实践证明，所承载的知识至今仍然是中医维护健康、防治疾病的准则，也是学习和研究中医学的必由门径。

中医传承当溯本求源，古为今用，继承是基础，应熟谙经典，除学习如《黄帝内经》《伤寒杂病论》等经典著作外，对后世历代名著也要进行泛览，择其善者而从之，如金元四家及明清诸家著作等，可扩大知识面，为临床打好基础。

然而中医典籍浩如烟海，为了帮助读者更好地“读经典做临床”，切实提高中医临床水平，我社特整理出版了《随身听中医传世经典系列》，所选书目涵盖了历代医家推崇、尊为必读的经典著作，同时侧重遴选了切于临床实用的著作。为方便读者随身携带，可随时随地诵读学习，特将本套丛书设计为口袋本，行格舒朗，层次分明，同时配有同步原文诵读音频二维码，可随时扫码听音频。本套丛书可作为中医药院校学生、中医药临床工作者以及广大中医药爱好者的案头必备参考书。

本次整理，力求原文准确，每种古籍均遴选精善底本，加以严谨校勘，若底本与校本有文字存疑之处，择善而从。整理原则如下。

（1）全书采用简体横排，加用标点符号。底本中的繁体字、异体字径改为规范简体字，古字以今字律齐。凡古籍中所见“右药”“右件”“左药”等字样中，“右”均改为“上”，“左”均改为“下”。

（2）凡底本、校本中有明显的错字、讹字，经校勘无误后予以径改，不再出注。

（3）古籍中出现的中医专用名词术语规范为现代通用名。如“藏府”改为“脏腑”，“旋复花”改为“旋覆花”等。

（4）凡方药中涉及国家禁猎及保护动物（如虎骨、羚羊角等）之处，为保持古籍原貌，未予改动。但在临床应用时，应使用相关代用品。

希望本丛书的出版，能够为读者便于诵读医籍经典、切于临床实用提供强有力的支持，帮助读者学有所得、学有所成，真正起到“读经典，做临床，提疗效”的作用，为中医药的传承贡献力量。由于时间仓促，书中难免存在不足之处，亟盼广大读者提出宝贵意见，以便今后修订完善。

中国医药科技出版社

2022年3月

钦定四库全书·儒门事亲提要

臣等谨案:《儒门事亲》十五卷，金·张从正撰。从正，字子和，号戴人，睢州考城人。兴定中召补太医，寻辞去。与麻知几、常仲明辈讲求医理，辑为此书。有说有辨，有记有解，有诫有笺，有诠有式，有断有论，有疏有述，有衍有诀，有十形三疗，有六门三法，名目颇烦碎，而大旨主于用攻。其曰儒门事亲者，以为惟儒者能明其理，而事亲者当知医也。从正宗河间刘守真，用药多寒凉，其汗、吐、下三法当时已多异议，故书中辨谤之处为多。丹溪朱震亨亦讥其偏，后人遂并其书置之。然病情万状，各有所宜，当攻不攻与当补不补厥弊维均，偏执其法固非，竟斥其法亦非也。惟中间负气求胜，不免太激，欲矫庸医恃补之失，或至于过直。

又传其学者，不知察脉虚实，论病久暂，概以峻利施治，遂致为世所借口，要之未明从正本意耳。乾隆四十三年三月恭校上。

总纂官　臣纪昀　臣陆锡熊　臣孙士毅

总校官　臣陆费墀

重刊《儒门事亲》序

是书也，戴人张子和专为事亲者著。论议渊微，调摄有法，其术与东垣、丹溪并传。名书之义，盖以医家奥旨，非儒不能明；药品酒食，非孝不能备也。故曰：为人子者，不可不知医。予幼失怙，慈母在堂，逾七望八，滫髓既具，未尝不防以药物。每虑当有所馈，委之时医，恐为尽道之累。将欲遍阅方书，诸家著述繁杂，窃为是皇皇者数载矣。近得是书，如获宝璐，执是以证，何虑臆说之能惑。惜其板久失，传本多亥豕之讹，因付儒医闻忠较订锓梓，与世之事亲者共云。

嘉靖辛丑三月戊子复元道人邵辅序

目　录

上　册

卷　一

七方十剂绳墨订一 … 1
指风痹痿厥近世差玄说二 …………… 10
立诸时气解利禁忌式三 ……………… 20
疟非脾寒及鬼神辨四 … 25
小儿疮疱丹熛瘾疹旧蔽记五 ……………… 29
证妇人带下赤白错分寒热解六 ………… 33
霍乱吐泻死生如反掌说七 …………… 37
目疾头风出血最急说八 ……………… 40
过爱小儿反害小儿说九 ……………… 45
服药一差转成他病说十 ……………… 48

卷 二

偶有所遇厥疾获瘳记
十一 ……………… 53
攻里发表寒热殊涂笺
十二 ……………… 57
汗下吐三法该尽治病诠
十三 ……………… 61
凡在上者皆可吐式
十四 ……………… 66
凡在表者皆可汗式
十五 ……………… 71
凡在下者皆可下式
十六 ……………… 76
推原补法利害非轻说
十七 ……………… 84
证口眼㖞斜是经非窍辩
十八 ……………… 90
疝本肝经宜通勿塞状
十九 ……………… 93
五虚五实攻补悬绝法
二十 …………… 102

卷 三

喉舌缓急砭药不同解
二十一 ………… 106
五积六聚治同郁断
二十二 ………… 109
斥十膈五噎浪分支派疏
二十三 ………… 115
饮当去水温补转剧论
二十四 ………… 118
嗽分六气毋拘以寒述
二十五 ………… 121
九气感疾更相为治衍
二十六 ………… 127

三消之说当从火断二十七 ………… 134
虫蠹之生湿热为主诀二十八 ………… 140
补论二十九 ……… 145
水解三十 ………… 151

卷 四

风一 ……………… 153
暑二 ……………… 153
湿三 ……………… 154
火四 ……………… 155
燥五 ……………… 155
寒六 ……………… 156
解利伤寒七 ……… 156
风八 ……………… 159
痹九 ……………… 160
痿十 ……………… 160
厥十一 …………… 161
痫十二 …………… 161
疟十三 …………… 162
泄痢十四 ………… 163
疳利十五 ………… 163
脏毒下血十六 …… 164
下利脓血十七 …… 164
水泄不止十八 …… 165
痔漏肿痛十九 …… 166
霍乱吐泻二十 …… 166
大便涩滞二十一 … 167
五种淋沥二十二 … 167
酒食不消散二十三… 167
酒食所伤二十四 … 168
沉积水气二十五 … 168
诸积不化二十六 … 169
骨蒸热劳二十七 … 169
虚损二十八 ……… 170
上喘中满二十九 … 171
一切涎嗽三十 …… 171

咳嗽三十一 ········ 172
咳逆三十二 ········ 172
风痰三十三 ········ 172
咯血衄血嗽血
三十四 ··········· 173
消渴三十五 ········ 173
雷头三十六 ········ 173
头痛不止三十七 ··· 174
两目暴赤三十八 ··· 174
目肿三十九 ········ 175
病目经年四十 ······ 175
风冲泣下四十一 ··· 175
风蛀牙疼四十二 ··· 176
口疮四十三 ········ 176
喉闭四十四 ········ 176
瘿四十五 ··········· 177
背疽四十六 ········ 177
瘰疬四十七 ········ 178
便痈四十八 ········ 178
恶疮四十九 ········ 179
下疳五十 ··········· 179

卷五

疮疖瘤肿五十一 ··· 180
疮肿丹毒五十二 ··· 181
冻疮五十三 ········ 181
金疮五十四 ········ 182
误吞铜铁五十五 ··· 183
鱼刺麦芒五十六 ··· 183
蛇虫所伤五十七 ··· 184
杖疮五十八 ········ 184
禁蝎五十九 ········ 185
落马坠井六十 ······ 185
妇人月事沉滞
六十一 ··········· 186
血崩六十二 ········ 186
腰膀疼痛六十三 ··· 187
头风眩运六十四 ··· 187
经血暴下六十五 ··· 187

赤白带下六十六 … 188
月事不来六十七 … 188
妇人无子六十八 … 189
小产六十九 ……… 190
大产七十 ………… 190
产后心风七十一 … 191
乳汁不下七十二 … 191
产后潮热七十三 … 192
乳痈七十四 ……… 192
双身大小便不利七十五 ………… 193
双身病疟七十六 … 193
双身伤寒七十七 … 193
身重喑哑七十八 … 194
怀身入难七十九 … 194
眉炼八十 ………… 195
牙疳八十一 ……… 195
夜啼八十二 ……… 196
丹瘤八十三 ……… 196
疳眼八十四 ……… 196
身瘦肌热八十五 … 197
大小便不利八十六… 198
久泻不止八十七 … 198
通身浮肿八十八 … 199
发惊潮搐八十九 … 199
拗哭不止九十 …… 200
身热吐下九十一 … 200
风热涎嗽九十二 … 200
水泻不止九十三 … 201
疮疥风癣九十四 … 201
甜疮九十五 ……… 201
白秃疮九十六 …… 202
疟疾不愈九十七 … 202
腰痛气刺九十八 … 203
赤瘤丹肿九十九 … 203
疮疱瘾疹一百 …… 204

卷 六

风形 …………………… 205

因惊风搐一 ……… 205

风搐反张二 ……… 206

飧泄三 ……………… 207

因风鼻塞四 ……… 208

风痰五 ……………… 208

癫六 ………………… 209

手足风裂七 ……… 210

胃脘痛八 ………… 210

搐搦九 ……………… 211

面肿风十 ………… 211

惊风十一 ………… 212

风温十二 ………… 212

风水十三 ………… 213

小儿风水十四 …… 214

肾风十五 ………… 215

劳风十六 ………… 216

中风十七 ………… 216

暑形 …………………… 217

中暑十八 ………… 217

瘖疟十九 ………… 218

火形 …………………… 218

马刀二十 ………… 218

项疮二十一 ……… 220

代指痛二十二 …… 220

瘰疬二十三 ……… 221

咽喉肿塞二十四 … 221

舌肿二十五 ……… 221

腰胯痛二十六 …… 222

狂二十七 ………… 223

痰厥二十八 ……… 224

滑泄干呕二十九 … 225

笑不止三十 ……… 226

隔食中满三十一 … 226

目盲三十二 ……… 227

小儿悲哭不止三十三 ………… 227

小儿手足搐搦
　三十四 ………… 228
目赤三十五 ……… 228
热形 ……………… 229
沙石淋三十六 …… 229
膏淋三十七 ……… 231
二阳病三十八 …… 232
小儿面上赤肿
　三十九 ………… 232
头热痛四十 ……… 233
劳嗽四十一 ……… 233
劳嗽咯血四十二 … 234
吐血四十三 ……… 235
呕血四十四 ……… 235
因药燥热四十五 … 236
肺痈四十六 ……… 237
瘘四十七 ………… 238
口疮四十八 ……… 238
虚劳四十九 ……… 239
心痛五十 ………… 240
伤寒极热五十一 … 240
失笑五十二 ……… 241
赤目五十三 ……… 241
目瞏五十四 ……… 242
疱后呕吐五十五 … 242
热厥头痛五十六 … 243
产前喘五十七 …… 244
血崩五十八 ……… 244
妇人二阳病五十九… 245
月闭寒热六十 …… 246
恶寒实热六十一 … 246
遇寒手热六十二 … 247
呕逆不食六十三 … 247
痤疖六十四 ……… 248
牙痛六十五 ……… 248
淋六十六 ………… 249
口臭六十七 ……… 249
湿形 ……………… 250
疝六十八 ………… 250
水疝六十九 ……… 250
留饮七十 ………… 251
黄疸七十一 ……… 251

黄病七十二 ········· 253
病发黄七十三 ······ 253
水肿七十四 ········· 254
涌水七十五 ········· 254
停饮肿满七十六 ··· 255
湿痹七十七 ········· 255
屈膝有声七十八 ··· 258
白带七十九 ········· 258
湿嗽八十 ············ 259
梦鬼八十一 ········· 260
湿癣八十二 ········· 260
湿蠶疮八十三 ······ 261
泄泻八十四 ········· 262
洞泄八十五 ········· 262
大便少而频八十六··· 264
暑泄八十七 ········· 265
腹满面肿八十八 ··· 265

下 册

卷 七

燥形 ················· 267
臂麻不便八十九 ··· 267
大便燥结九十 ······ 268
孕妇便结九十一 ··· 269
偏头痛九十二 ······ 270
腰胯痛九十三 ······ 271
寒形 ················· 273
因寒腰强不能屈伸九十四 ··········· 273
寒疝亦名水疝九十五 ··········· 274
感风寒九十六 ······ 275
冻疮九十七 ········· 276

寒痰九十八 ……… 276
泻利恶寒九十九 … 277
内伤形 …………… 278
因忧结块一百 …… 278
病怒不食一百一 … 278
不寐一百二 ……… 279
惊一百三 ………… 279
儿寐不寤一百四 … 280
孕妇下血一百五 … 281
收产伤胎一百六 … 281
怀恐胁痛一百七 … 283
背疽一百八 ……… 283
肺痈一百九 ……… 284
咽中刺塞一百十 … 284
误吞物咽中
一百十一 ……… 285
肠澼下血一百十二… 285
水肿睾丸一百十三… 286
伏惊一百十四 …… 286
外伤形 …………… 288
孕作病治一百十五… 288
杖疮一百十六 …… 289
落马发狂一百十七… 289
犬伤胫肿一百十八… 290
足闪肭痛一百十九… 291
膝肭跛行一百二十… 291
杖疮入水
一百二十一 …… 292

卷　八

内积形 …………… 293
伤冷酒一百二十二… 293
心下沉积
一百二十三 …… 294
茶癖一百二十四 … 294
腹胀水气
一百二十五 …… 295
痃气一百二十六 … 295

胸膈不利

一百二十七 …… 296

冷积一百二十八 … 296

积块一百二十九 … 297

肥气积一百三十 … 297

伏瘕一百三十一 … 298

停饮一百三十二 … 299

积气一百三十三 … 300

沉积疑胎

一百三十四 …… 300

是胎非积

一百三十五 …… 301

外积形 …………… 302

瘤一百三十六 …… 302

胶瘤一百三十七 … 302

瘿一百三十八 …… 303

痔一百三十九 …… 303

卷 九

杂记九门 ………… 304

误中涌法 ………… 304

误中寒凉 ………… 305

临变不惑 ………… 306

当禁不禁 ………… 307

不忌反忌 ………… 308

高技常孤 ………… 309

群言难正 ………… 310

病人负德 愈后

吝财 …………… 313

同类妒才 群口

诬戴人 ………… 313

卷 十

撮要图 …………… 315
风木郁之病 ……… 318
暑火郁之病 ……… 319
湿土郁之病 ……… 319
燥金郁之病 ……… 319
寒水郁之病 ……… 320
初之气 …………… 320
二之气 …………… 320
三之气 …………… 321
四之气 …………… 321
五之气 …………… 321
终之气 …………… 322
风木肝酸 达针 … 322
暑火心苦 发针 … 322
湿土脾甘 夺针 … 323
燥金肺辛 清针 … 323
寒水肾咸 折针 … 323
大寒子上初之气 … 324
春分卯上二之气 … 324
小满巳上三之气 … 325
大暑未上四之气 … 325
秋分酉上五之气 … 326
小雪亥上终之气 … 326
肝之经足厥阴
风乙木 ………… 327
胆之经足少阳
风甲木 ………… 327
心之经手少阴
暑丁火 ………… 327
小肠经手太阳
暑丙火 ………… 328
脾之经足太阴
湿己土 ………… 328
胃之经足阳明
湿戊土 ………… 329
心包络手厥阴
为母血 ………… 329
三焦经手少阳
为父气 ………… 330

大肠经手阳明
燥庚金 ………… 330
肺之经手太阴
燥辛金 ………… 330
肾之经足少阴
寒癸水 ………… 331
膀胱经足太阳
寒壬水 ………… 331
六门病证药方 …… 333
《内经》湿变五泄 … 334
胃泄风湿 ………… 335
脾泄暑湿 ………… 335
大肠泄燥湿 ……… 335
小肠泄热湿 ……… 336
大瘕泄寒湿 ……… 336
《金匮》十全之法 … 336
《金匮》十全五泄法
后论 ………… 338

卷十一

风论 ……………… 342
论火热二门 ……… 347
湿热门 …………… 352
风门 ……………… 354
湿门 ……………… 363
寒门 ……………… 365
内伤 ……………… 365
外伤治法 ………… 366
妇人风门 ………… 367
火类门 …………… 368
湿门 ……………… 372
寒门 ……………… 372
半产 ……………… 373
小儿风门 ………… 374
二火类 …………… 375

卷十二

吐剂 …………… 379
汗剂 …………… 381
下剂 …………… 383
风门 …………… 390
暑门疟附 ………… 395
湿门嗽附 ………… 397
火门 …………… 401
燥门 …………… 403
寒门 …………… 405
兼治于内者 ……… 407
兼治于外者 ……… 408
独治于内者 ……… 409
独治于外者 ……… 413
调治 …………… 418

卷十三

刘河间先生三消论因在前此书未传于世，恐为沉没，故刊而行之 …………… 422

卷十四

扁鹊华佗察声色定死生诀要 ……… 441
诊百病死生诀第七… 445
病机 …………… 451
标本运气歌 ……… 453
辨十二经水火分治法 ………… 453
治病 …………… 454
六陈 …………… 454
十八反 …………… 454

运气歌 …………… 455
五不及 …………… 455
断病人生死 ……… 455
四因 …………… 456
五苦六辛 ……… 457

卷十五

疮疡痈肿第一 …… 458
口齿咽喉第二 …… 474
目疾证第三 ……… 477
头面风疾第四 …… 483
解利伤寒第五 …… 487
诸腰脚疼痛第六 … 489
妇人病证第七 …… 489
咳嗽痰涎第八 …… 493
心气疼痛第九 …… 496
小肠疝气第十 …… 497
肠风下血第十一 … 499
小儿病证第十二 … 502
破伤风邪第十三阴毒伤寒亦附于此 … 505
诸风疾证第十四 … 507
水肿黄疸第十五 … 512
下痢泄泻第十六 … 513
诸杂方药第十七 … 515
辟谷绝食第十八 … 518

方剂索引 …………………………… 521

卷　一

七方十剂绳墨订一

方有七，剂有十，旧矣。虽有说者，辨其名而已，敢申昔人已创之意而为之订。夫方者，犹方术之谓也。《易》曰：方以类聚。是药之为方，类聚之义也。或曰：方，谓五方也。其用药也，各据其方。如东方濒海卤斥而为痈疡，西方陵居华食而多颣腄赘瘿；南方瘴雾卑湿而多痹疝，北方乳食而多脏寒满病，中州食杂而多九疸、食痨、中满、留饮、吐酸、腹胀之病。盖中州之地，土之象也，故脾胃之病最多。其食味、居处、情性、寿夭，兼四方而有之。其用药也，亦杂诸方而疗之。如东方之藻带，南方之丁木，西方之姜附，北方之参苓，中州之麻黄、远志，莫不辐辏而参尚。故方不七，不足以尽方之变；剂不十，不足以尽剂之用。剂者，和也。

方者，合也。故方如瓦之合，剂犹羹之和也。方不对病则非方，剂不蠲疾则非剂也。七方者，大、小、缓、急、奇、偶、复也；十剂者，宣、通、补、泻、轻、重、滑、涩、燥、湿也。

夫大方之说有二，有君一臣三佐九之大方，有分两大而顿服之大方。盖治肝及在下而远者，宜顿服而数少之大方；病有兼证而邪不专，不可以一二味治者，宜君一臣三佐九之大方。王太仆以人之身三折之，上为近，下为远。近为心肺，远为肾肝，中为脾胃。胞、脏、胆亦有远近。以予观之，身半以上其气三，天之分也；身半以下其气三，地之分也；中脘，人之分也。又手之三阴阳亦天也，其气高；足之三阴阳亦地也，其气下；戊己之阴阳亦人也，其气犹中州。故肝之三服可并心之七服，肾之二服可并肺之七服也。

小方之说亦有二，有君一臣二之小方，有分两微而频服之小方。盖治心肺及在上而近者，宜分两微而少服而频之小方，徐徐而呷之是也。病无兼证，邪气专，可一二味而治者，宜君一臣二之小方。故肾之二服，可分为肺之九服及肝之三服也。

缓方之说有五。有甘以缓之之缓方，糖、蜜、枣、葵、甘草之属是也。盖病在胸膈，取甘能恋也。有丸以缓之之缓方，盖丸之比汤散，其气力宣行迟故也。有品件群众之缓方，盖药味众则各不得骋其性也，如万病丸，七八十味递相拘制也。有无毒治病之缓方，盖性无毒则功自缓矣。有气味薄药之缓方，盖药气味薄，则长于补上治上，比至其下，药力已衰。故补上治上，制之以缓，缓则气味薄也。故王太仆云治上补上，方若迅急，则上不任而迫走于下。制缓方而气味厚，则势与急同。

急方之说有四。有急病急攻之急方，如心腹暴痛，两阴溲便闭塞不通，借备急丹以攻之。此药用不宜恒，盖病不容俟也。又如中风牙关紧急，浆粥不入，用急风散之属亦是也。有汤散荡涤之急方，盖汤散之比丸下咽易散而施用速也。有药性有毒之急方，盖有毒之药能上涌下泄，可以夺病之大势也。有气味厚药之急方，药之气味厚者直趣于下而气力不衰也。故王太仆云：治下补下，方之缓慢，则滋道路而力又微。制急方而气味薄，则力与缓等。

奇方之说有二。有古之单方之奇方，独用一物是也。病在上而近者，宜奇方也。有数合阳数之奇方，谓一、三、五、七、九，皆阳之数也，以药味之数皆单也。君一臣三，君三臣五，亦合阳之数也。故奇方宜下不宜汗。

偶方之说有三。有两味相配之偶方，有古之复方之偶方。盖方相合者是也。病在下而远者，宜偶方也。有数合阴数之偶方，谓二、四、六、八、十也，皆阴之数也。君二臣四，君四臣六，亦合阴之数也。故偶方宜汗不宜下。

复方之说有二。方有二方三方相合之复方，如桂枝二越婢一汤。如调胃承气汤方，芒硝、甘草、大黄，外参以连翘、薄荷、黄芩、栀子，以为凉膈散，是本方之外，别加余味者，皆是也。有分两均剂之复方，如胃风汤各等分是也。以《内经》考之，其奇偶四则，反以味数奇者为奇方，味数偶者为偶方。下复云：汗者不以奇，下者不以偶。及观仲景之制方，桂枝汤，汗药也，反以五味为奇；大承气汤，下药也，反以四味为偶，何也？岂临事制宜，复有增损者乎？考其大旨，王太仆所谓汗药如不以偶则气不足以外发，下药如不以奇则药毒攻而致过。必如此言，是奇则单行，偶则并行之谓也。急者下，本易行，故宜单；汗或难出，故宜并。盖单行则力孤而微，并行则力齐而大，此王太仆之意也。然太仆又以奇方为古之单方，偶为复方，今此七方之中已有偶又有复者，何也？岂有偶方者，二方相合之谓也；复方者，二方、四方相合之方欤！不然，何以偶方之外又有复方者欤？此"复"字，非"重复"之"复"，乃"反覆"之"复"。何以言之？盖《内经》既言奇偶之方，不言又有重复之方，惟云奇之不去则偶之，是为重方，重方者，即复方也，下又云偶之不去则反佐以取之，所谓寒热温凉，反从其病也。由是言之，复之为方反复，亦不远《内经》之意也。

所谓宣剂者，俚人皆以宣为泻剂，抑不知十剂之中已有泻剂。又有言宣为通者，抑不知十剂之中已有通剂。举世皆曰春宜宣，以为下夺之药，抑不知仲景曰大法春宜吐，以春则人病在头故也。况十剂之中，独不见涌剂，岂非宣剂即所谓涌剂者乎。《内经》曰：高者因而越之，木郁则达之。宣者，升而上也，以君召臣曰宣，义或同此。伤寒邪气在上，宜瓜蒂散。头痛，葱根豆豉汤。伤寒懊侬，宜栀子豆豉汤。精神昏愦，宜栀子厚朴汤。自瓜蒂以下皆涌剂也，乃仲景不传之妙。今人皆作平剂用之，未有发其秘者。予因发之，然则为涌明矣。故风痫中风，胸中诸实痰饮，寒结胸中，热蔚化上，上而不下，久则嗽喘、满胀、水肿之病生焉，非宣剂莫能愈也。

所谓通剂者，流通之谓也。前后不得溲便，宜木通、海金沙、大黄、琥珀、八正散之属；里急后重，数至圊而不便，宜通因通用。虽通与泻相类，大率通为轻而泻为重也。凡痹麻蔚滞，经隧不流，非通剂莫能愈也。

所谓补剂者，补其不足也。俚人皆知山药丸、鹿茸丸之补剂也，然此乃衰老下脱之人方宜用之，今往往于少年之人用之，其舛甚矣。古之甘平、甘温、苦温、辛温皆作补剂，岂独硫黄、天雄然后为补哉！况五脏各有补泻，肝实泻心，肺虚补肾。经曰：东方实，西方虚，泻南方，补北方。大率虚有六，表虚、里虚、上虚、下虚、阴虚、阳虚。设阳虚则以干姜、附子，阴虚则补以大黄、硝石。世传以热为补，以寒为泻，讹非一日，岂知酸苦甘辛咸各补其脏。《内经》曰：精不足者，补之以味。善用药者，使病者而五谷进者，真得补之道也。若大邪未去，方满方闷，心火方实，肾水方耗，而骤言鹿茸、附子，庸讵知所谓补剂者乎！

所谓泻剂者，泄泻之谓也。诸痛为实，痛随利减。经曰：实则泻之。实则散而泻之，中满者泻之于内。大黄、牵牛、甘遂、巴豆之属，皆泻剂也，惟巴豆不可不慎焉。盖巴豆其性燥热，毒不去，变生他疾，纵不得已而用之，必以他药制其毒。盖百千证中或可一二用之，非有暴急之疾，大黄、牵牛、甘遂、芒硝足矣。今人往往以巴豆热而不畏，以大黄寒而反畏，庸讵知所谓泻剂者哉！

所谓轻剂者，风寒之邪始客皮肤，头痛身热，宜轻剂消风散，升麻、葛根之属也。故《内经》曰：因其轻而扬之。发扬，所谓解表也。疥癣痤痱，宜解表，汗以泄之，毒以熏之，皆轻剂也，故桂枝、麻黄、防风之流亦然。设伤寒冒风，头痛身热，三日内用双解散及嚏药解表出汗，皆轻剂之云耳。

所谓重剂者，镇缒之谓也。其药则朱砂、水银、沉香、水石、黄丹之伦，以其体重故也。久病咳嗽，涎潮于上，咽喉不利，形羸不可峻攻，以此缒之。故《内经》曰：重者因而减之。贵其渐也。

所谓滑剂者，《周礼》曰：滑以养窍。大便燥结，小便淋涩，皆宜滑剂。燥结者，其麻仁、郁李之类乎。淋涩者，其葵子、滑石之类乎。前后不通者，前后两阴俱闭也，此名曰三焦约也，约犹束也。先以滑剂润养其燥，然后攻之，则无失矣。

所谓涩剂者，寝汗不禁，涩以麻黄根、防己；滑泄不已，涩以豆蔻、枯白矾、木贼、乌鱼骨、罂粟壳。凡酸味亦同乎涩者，收敛之意也。喘嗽上奔，以齑汁、乌梅煎宁肺者，皆酸涩剂也。然此数种，当先论其本，以攻去其邪，不可执一以涩，便为万

或泣或歌，喜怒失常，顿僵暴仆，昏不知人，兹又非风木之象乎？故善行而数变者，皆是厥阴肝之用也。夫肝木所以自甚而至此者，非独风为然，盖肺金为心火所制，不能胜木故也。此病之作，多发于每年十二月，大寒中气之后，及三月四月之交，九月十月之交。何以言之？大寒中气之后厥阴为主气，巳亥之月亦属厥阴用事之月，皆风主之时也。故三月四月之交多疾风暴雨，振拉摧拔，其化为冰雹，九月十月之交多落木发屋之变，故风木郁极甚者必待此三时而作。凡风病之人，其脉状如弓弦而有力，岂敢以热药投之，更增其热哉。

今人论方者，偶得一方，间曾获效，执以为能。著灸施针，岂由病者，巧说病人，使从己法。不问品味刚柔，君臣轻重，何脏何经，何部何气，凡见风证偏枯，口眼㖞斜，涎潮昏愦，便服灵宝、至宝、清心、续命等药。岂知清心之杂以姜桂，灵宝之乱以起石、硫黄，小续命汤藏以附子，惟夫至宝，其性尚温。经曰：风淫于内，治以辛凉。如之何以金石大热之药以治风耶？有以热治热者，一之为甚，其可再乎？故今之刘河间自制防风通圣散、搜风丸之类，程参政祛风丸、换骨丹，用之者获效者多矣，而谤议百出，以诬其实。余尝见《内经·气交变论》中言五郁之法，郁极则为病，况风病之作，仓卒之变生，尝治惊风痫病，屡用汗下吐三法，随治随愈，《内经》中明有此法。五郁中木郁达之者，吐之令其条达也。汗者，是风随汗出也。下者，是推陈致新也。此为汗下吐三法也。愈此风病，莫知其数，如之何废而不用也？余恐来者侮此法，故表而出之。昔项关完颜氏风病，搐，先右臂并右足约搐六七十数，良久，左臂并左足亦搐六七十数，不瘥，两目直视，昏愦不识人。几月余，求治于余，先逐其寒痰三四升；次用导水、禹功丸散，泄二十余行；次服通圣散辛凉之剂，不数日而瘥，故书此以证之。

夫痹之为状，麻木不仁，以风寒湿三气合而成之。故《内经》曰：风气胜者为行痹。风则阳受之，故其痹行，旦剧而夜静，世俗莫知，反呼为走注疼痛虎咬之疾。寒气胜者为痛痹，寒则阴受之，故其痹痛，旦静而夜剧，世俗不知，反呼为鬼忤。湿气胜者为著痹。湿胜则筋脉皮肉受之，故其痹著而不去，肌肉削而著骨，世俗不知，反呼为偏枯。此病之作多在四时阴雨之时，及三月九月，太阳寒水用事之月，故草枯水寒为甚；或濒水之地，劳力之人，辛苦失度，触冒风雨，寝处津湿，痹从外入。况五方七地，寒暑殊气，刚柔异禀，饮食起居，莫不相戾，故所受之邪各有浅深。或痛或不痛，或仁或不仁，或筋屈而不能伸，或引而不缩。寒则虫行，热则纵缓，不相乱也。皮痹不已而成肉痹，肉痹不已而成脉痹，脉痹不已而成筋痹，筋痹不已而成骨痹，久而不已，内舍其合。若脏腑俱病，虽有智者不能善图也。凡病痹之人，其脉沉涩。

今人论方者，见诸痹证，遽作脚气治之，岂知《内经》中本无脚气之说。或曰：诸方亦有脚气统论，又有脚气方药，若止取《素问》，则诸方皆非耶？曰：痹病以湿热为源，风寒为兼，三气合而为痹。奈何治此者不问经络，不分脏腑，不辨表里，便作寒湿脚气，乌之，附之，乳之，没之，种种燥热攻之，中脘灸之，脐下烧之，三里火之，蒸之，熨之，汤之，炕之，以至便旋涩滞，前后俱闭，虚燥转甚，肌肤日削，食饮不入，邪气外侵，虽遇扁、华，亦难措手。若此者何哉？胸膈间有寒痰在故也。痹病本不死，死者医之误也。虽亦用蒸之法，必先涌去其寒痰，然后诸法皆效。《内经》曰：五脏有俞穴，六腑有合穴。循脉之本分，各有所发之源，以砭石补之，则痹病瘳。此在《内经》中明白具载，如之何不读也？陈下酒监魏德新，因赴冬选，犯寒而行，真气元衰，加之坐卧冷湿，食饮失节，以冬遇此，遂作骨痹。骨属肾也。腰之高骨坏而不用，两胯似折，面黑如炭，前后廉痛，痿厥嗜卧，遍问诸医，皆作肾虚治之。余先以玲珑灶熨蒸数日，次以苦剂，上涌讫，寒痰三二升，下虚上实，明可见矣。次以淡剂，使白术除脾湿，令茯苓养肾水，责官桂伐风木。寒气偏胜，则加姜、附，否则不加。又刺肾俞、太溪二穴，二日一刺。前后一月，平复如故。仆尝用治伤寒汗、下、吐三法，移为治风痹痿厥之法，愈者多矣。

痿之为状，两足痿弱，不能行用。由肾水不能胜心火，心火上烁肺金，肺金受火制，六叶皆焦，皮毛虚弱，急而薄著，则生痿躄。躄者，足不能伸而行也。肾水者乃肺金之子也，令肾水衰少，随火上炎，肾主两足，故骨髓衰竭，由使内太过而致然。《至真要大论》云诸痿喘呕皆属于上者，上焦也。三焦者，手少阳相火也。痿、喘、呕三病皆在膈上，属肺金之部分也，故肌痹传为脉痿；湿痹不仁，传为肉痿；髓竭足躄，传为骨痿；房室太过为筋痿，传为白淫。大抵痿之为病皆因客热而成，好欲贪色，强力过极，渐成痿疾。故痿躄属肺，脉痿属心，筋痿属肝，肉痿属脾，骨痿属肾，总因肺受火热，叶焦之故，相传于四脏，痿病成矣，直断曰痿病无寒。故痿之作也，五月、六月、七月皆其时也。午者，少阴君火之位；未者，湿土庚金伏火之地；申者，少阳相火之分，故痿发此三月之内以为热也，故病痿之人其脉浮而大。

今之行药者，凡见脚膝痿弱，难于行步，或一足不伸，便作寒湿脚气治之，骤用乌、附、乳、没、自然铜、威灵仙之类，燔针、艾火、汤煮、袋蒸，痿弱转加，如此而死，岂亦天乎！夫治痿与治痹，其治颇异。风寒湿痹犹可蒸汤灸燔，时或一效，惟痿用之转甚者，何也？盖痿以肺热为本，叶焦而成痿，以此传于五脏，岂有寒者欤？若痿作寒治，是不刃而杀之也。夫痿病不死，死者用药之误也。陈下一武弁宋子玉，因驻军息城，五六月间暴得痿病，腰胯两足皆不任用，躄而不行，求治于予。察其两手脉俱滑之而有力，予凭《内经》火淫于内，治以咸寒，以盐水越其膈间寒热宿痰，新者为热，旧者为寒，或宿食宿饮在上脘者皆可涌之。宿痰既尽，因而下之，节次数十行，觉神志日清，饮食日美，两足渐举，脚膝渐伸，心降肾升，便继以黄连解毒汤加当归等药，及泻心汤、凉膈散、柴胡饮子大作剂煎，时时呷之。经曰：治心肺之病最近，用药剂不厌频而少；治肾肝之病最远，用药剂不厌顿而多。此法人皆怪之。

然余治痿，寻常用之，如拾遗物。予若以此诳人，其如获罪于天何？此宋子玉之证，所以不得不书也，且示信于来世。故《内经》谓治痿之法独取阳明经，阳明经者，胃脉也，五脏六腑之海也，主润养宗筋。宗筋主束骨，束骨在脐下阴毛际上是也。又主大利机关，机关者，身中大关节也，以司曲伸。是以阳明虚则宗脉纵，宗脉纵则六脉不伸，两足痿弱。然取阳明者，胃脉也，胃为水谷之海。人之四季以胃气为本，本固则精化，精化则髓充，髓充则足能履也。《阴阳应象论》曰：形不足者，温之以气。精不足者，补之以味。味者，五味也。五味调和，则可补精益气也。五味、五谷、五菜、五果、五肉，五味贵和，不可偏胜。又曰：恬憺虚无，真气从之，精神内守，病安从来。若用金石草木补之者，必久而增气，物化之常，气增而久，夭之由也。所以久服黄连、苦参者而反化为热，久服热药之人可不为寒心哉。余尝用汗下吐三法治风痹痿厥，以其得效者众，其敢诬于后人乎！

厥之为状，手足及膝下或寒或热也。举世传脚气寒湿之病，岂知《内经》中无脚气之说。王太仆亦云本无脚气，后世广饰方论，而立此名。古之方谓厥者，即今所谓脚气者也。然厥当分两种，次分五脏。所谓两种者，有寒厥亦有热厥，阳气衰于下则为寒厥，阴气衰于下则为热厥，热厥为手足热也，寒厥为手足寒也。阳经起于足指之表，阴经起于足心之下。阳气盛，足下热；阴气盛，足下寒。又曰：阳主外而厥在内，阴主内而厥在外。若此者，阴阳之气逆而上行故也。夫春夏则阳多阴少，秋冬则阴壮阳衰。人或恃赖壮勇，纵情嗜欲于秋冬之时，则阳夺于内，精气下溢，邪气上行。阳气既衰，真精又竭，阳不荣养，阴气独行，故手足寒，发为寒厥也。人或醉饱入房，气聚于脾胃主行津液，阴气虚，阳气入，则胃不和，胃不和则精气竭，精气竭则四肢不荣。酒气与谷气相薄，则内热而溺赤，气壮而慓悍。肾气既衰，阳气独胜，故手足热，发而为热厥也。

厥亦有令人腹暴满不知人者，或一二日稍知人者，或卒然闷乱无觉知者，皆因邪气乱，阳气逆，是少阴肾脉不至也。肾气微少，精血奔逸，使气促迫，上入胸膈，宗气反结心下，阳气退下，热归阴股，与阴相助，令身不仁。又五络皆会于耳中。五络俱绝，则令人身脉皆动，而形体皆无所知，其状如尸，故曰尸厥。有涎如拽锯声在喉咽中，为痰厥；手足搐搦者为风厥；因醉而得之为酒厥；暴怒而得之为气厥；骨痛爪枯为骨厥；两足指挛急，屈伸不得，爪甲枯结，为臂厥；身强直如椽者为肝厥；喘而啘者，狂走攀登，为阳明厥，皆气逆之所为也。

今人见兹厥者，皆谓之亟著、掠著，此是何等语也，非徒其名之谬，因其名之谬而乖其实也。既言亟著、中著、掠著，必归之风，此清心、灵宝、至宝又为先驱矣。鼻中嗃药，身上焫火，岂知厥之为病如前所说者耶。顷西华季政之病寒厥，其妻病热厥，前后十余年，其妻服逍遥十余剂，终无寸效。一日命余诊之，二人脉皆浮大而无力。政之曰：吾手足之寒，时时渍以热汤，渍而不能止；吾妇手足之热，终日以冷水沃而不能已者，何也？余曰：寒热之厥也。此皆得之贪饮食，纵嗜欲。遂出《内经·厥论篇》证之。政之喜曰：《内经》真圣书也！十余年之疑，今而释然，纵不服药，愈过半矣。仆曰：热厥者，寒在上也；寒厥者，热在上也。寒在上者，以温剂补肺金；热在上者，以凉剂清心火。分处二药，令服之不辍。不旬日，政之诣门谢曰：寒热之厥皆愈矣。其妻当不过数月而有娠，何哉？阴阳皆和故也。凡尸厥、痿厥、风厥、气厥、酒厥，可一涌而醒，次服降心火、益肾水，通血和气之药，使粥食调养，无不瘥者。若其余诸厥仿此行之，慎勿当疑似之间便作风气，相去邈矣。

立诸时气解利禁忌式三

春之温病，夏之热病，秋之疟及痢，冬之寒气及咳嗽，皆四时不正之气也，总名之曰伤寒。人之劳役辛苦者，触冒此四时风寒暑湿不正之气，遂成此疾。人之伤于寒也，热郁于内，浅则发，早为春温。若春不发而重感于暑，则夏为热病。若夏不发，而重感于湿，则秋变为疟痢。若秋不发而重感于寒，则冬为伤寒。故伤寒之气最深。然而伤寒及温热但发，必先发热恶寒，头项痛，腰脊强者，一日在太阳经故也。《内经》中虽言一日太阳者，传受常也。

亦有太阳证至了不传者，止可汗之，如升麻汤、解肌汤、逼毒散、五积散之类，发散则愈也。盖病人热甚，更以辛温，则病必转加。今代刘河间先生自制辛凉之剂，以通圣散、益元散相合，各五七钱，水一中碗，入生姜十余片，葱须头二十余根，豆豉一撮，同煎至五七沸，去滓，分作二服，先以多半服之，顷以钗股于喉中探引，尽吐前药。因其一涌，腠理开发，汗出周身，复将余药温热而服之，仍以酸醋辛辣浆粥投之，可以立愈。

解利伤寒、湿瘟、热病，治法有二。天下少事之时，人多静逸，乐而不劳，诸静属阴，虽用温剂解表发汗亦可获愈。及天下多故之时，荧惑失常，师旅数兴，饥馑相继，赋役既多，火化大扰属阳，内火又侵，医者不达时变，犹用辛温，兹不近于人情也。止可用刘河间辛凉之剂，三日以里之证十痊八九。予用此药四十余年，解利伤寒、温热、中暑、伏热，莫知其数。非为炫也，将以证后人之误用药者也。

予尝见世医用升麻、五积解利伤寒、温疫等

病，往往发狂谵语、衄血泄血、喘满昏瞀、懊侬闷乱、劳复。此数证非伤寒便有此状，皆由辛温之剂解之不愈，而热增剧，以致然也。凡解利伤寒、时气、疫疾，当先推天地寒暑之理，以人参之。南陲之地多热，宜辛凉之剂解之；朔方之地多寒，宜辛温之剂解之。午未之月多暑，宜辛凉解之；子丑之月多冻，宜辛温解之。少壮气实之人宜辛凉解之，老耆气衰之人宜辛温解之。病人因冒寒食冷而得者宜辛温解之，因役劳冒暑而得者宜辛凉解之。病人禀性怒急者可辛凉解之，病人禀性和缓者可辛温解之。病人两手脉浮大者可辛凉解之，两手脉迟缓者，可辛温解之。如是之病，不可一概而用偏热、寒凉及与辛温，皆不知变通者。夫地有南北，时有寒暑，人有衰旺，脉有浮沉，剂有温凉，服有多少，不可差玄。病人禁忌，不可不知。

昔有人春月病瘟，三日之内以驴车载百余里，比及下车，昏瞀不知人，数日而殂。又有人饮酒过伤，内外感邪，头痛身热，状如伤寒，三四日间以马驮还家，六七十里，到家百骨节皆痛，昏愦而死。

此余亲睹，若此之类，不容更述。假如瘟病、伤寒、热病、中暑、冒风、伤酒，慎勿车载马驮，摇撼顿挫大忌。夫动者，火之化；静者，水之化也。静为阴，动为阳；阳为热，阴为寒。病已内扰，又复外扰，是为重扰，奈人之神讵能当之？故远行得疾者宜舟泛床抬，无使外扰，故病不致增剧。

又若伤寒、时气、瘟病，尝六七日之间不大便，心下坚硬，腹胁紧满，止可大小承气汤下之。其肠胃积热，慎勿用巴豆、杏仁性热大毒之药，虽用一二丸下之，利五七行，必反损阴气，涸枯津液，燥热转增，发黄谵语，狂走斑毒，血泄闷乱。轻者为劳复，重者或至死，间有愈者，幸矣，不可以为法。故伤寒新愈之人，慎勿食猪、鱼、杂果、酽酒、湿面及沐浴、房室事，如犯病必再发。爱其身者，不可不慎。

又如正二三月，人气在上，瘟疫大作，必先头痛，或骨节疼，与伤寒、时气、冒暑、风湿及中酒之人其状皆相类，慎勿便用巴豆大毒之药治之。元光春，京师翰林应泰李屏山得瘟疫证，头痛身热，口干，小便赤涩。渠素嗜饮，医者便与酒癥丸，犯巴豆，利十余行，次日头痛诸病仍存。医者不识，复以辛温之剂解之，加之卧于暖炕，强食葱醋汤，图获一汗。岂知种种客热，叠发并作，目黄斑生，潮热血泄，大喘大满，后虽有承气下之者，已无及矣。至今议者纷纷，终不知热药之过，往往独归罪于承气汤。用承气汤者不知其病已危，犹复用药，学经不明故也，良可罪也，然议者不归罪于酒癥丸者，亦可责也。夫瘟证在表不可下，况巴豆之丸乎！巴豆不已，况复发以辛温之剂乎！必有仲尼方明冶长之非罪，微生高之非直。终不肯以数年之功苦读《内经》，但随众好恶，为之毁誉，若此者皆妄议者也。不真知其理，遽加毁誉，君子之所不取。

以予论之，凡伤寒之气有六禁。初病之时，甚似中酒伤食者，禁大下之，一禁也。当汗之时，宜详时之寒暑，用衾衣之厚薄，禁沐浴之火炕、重被、热粥、燔针，二禁也。当汗之时，宜详解脉之迟数，用辛凉之剂，禁妄用热药，三禁也。当下之时，宜审详证下之药，禁巴豆银粉丸方，四禁也。远来之病人，禁车载马驮，五禁也。大汗之后，禁杂食、嗜欲、忧思、作劳，六禁也。故凡有此者，宜清房凉榻，使不受客热之邪；明窗皓室，使易见斑出黄生之变。病者喜食凉则从其凉，喜食温则从其温，清之而勿扰，休之而勿劳。可辛温则辛温解之，可辛凉则辛凉解之。所察甚微，无拘彼此。欲水之人，慎勿禁水，但饮之后，频与按摩其腹，则心下自动。若按摩其中脘，久则必痛，病人获痛，复若有水结，则不敢按矣。盖当禁而不禁者，轻则危，重则死，不当禁而禁者亦然。今之士大夫多为俗论先锢其心，虽有正论，不得而入矣。昔陆象先尝云：天下本无事，庸人扰之为烦耳。余亦云：正气本不乱，庸医扰之为剧耳。

疟非脾寒及鬼神辨四

夫疟，犹酷疟之疟也。以夏伤酷暑而成痎疟也。又有痞疟，连岁不已，此肝经肥气之积也。多在左胁之下，状如覆杯，是为痞疟，犹痞也。久而不已，令人瘦也。内伤既以夏伤于暑而为疟，何后世之医者皆以脾寒治之？世医既不知邪热蓄积之深为寒战，遂为寒战所惑，又不悟邪热入而后出于表，发为燥渴，遂为交争所惑。相传以姜、附、硫黄、平胃、异功散、交解饮子治之，百千之中，幸其一效。执以为是，至使父子兄弟相传，及其疟之甚者，则归之祟怪，岂可不大笑耶！《内经》拘于鬼神者不可与言至德，何世俗之愚而难化也？又或因夏日饮冷过常，伤食生硬、瓜果、梨枣之属，指为食疟，此又非也。岂知《内经》之论则不然。夏伤于暑，遇秋之风，因劳而汗，玄府受风，复遇凄怆之水，风闭而不出，舍于肠胃之外，与荣卫并行，昼行于阳，夜行于阴。邪热浅，则连日而作；邪热深，则间日而作。并入于里则热，并入于表则寒。若此而论，了不干于脾。

后世论药，如此之差误也。以时言之，治平之时，常疟病少；扰攘之时，常疟病多。治平之时，虽用砒石、辰砂有毒之药治之亦能取效，缘治平之时，其民夷静，故虽以热攻热，亦少后患。至于扰攘之时，其民劳苦，不可遽用大毒、大热之药，若以热攻其热，甚则转为吐血、泄血、痈疽、疮疡、呕吐之疾。盖扰攘之时，政令烦乱，徭役纷冗，朝戈暮戟，略无少暇，内火与外火俱动，在侯伯官吏尤甚，岂可与夷静之人同法而治哉？余亲见泰和六年丙寅，征南师旅大举，至明年军回，是岁瘴疠杀人，莫知其数，昏瞀懊侬，十死八九，皆火之化也。次岁疟病大作，侯王官吏，上下皆病，轻者旬月，甚者弥年。夫富贵之人劳心役智，不可骤用砒石大毒之药，止宜先以白虎汤加人参、小柴胡汤、五苓散之类，顿服立解，或不愈者，可服神祐丸、藏用、神芎等。甚者可大小承气汤下之五七行或十余行，峻泄夏月积热暑毒之气，此药虽泄而无损于脏腑，乃所以安脏腑也。次以桂苓甘露散、石膏知母汤、大小柴胡汤、人参柴胡饮子，量虚实加减而用之。此药皆能治寒热往来、日晡发作，与治伤寒其法颇同。更不愈者，以常山散吐之，无不愈者。

余尝用张长沙汗、下、吐三法愈疟极多，大忌错作脾寒，用暴热之药治之，纵有愈者，后必发疮疽、下血之病，不死亦危。余自先世授以医方，至于今日五十余年，苟不谙练，岂敢如是决也！又尝观《刺疟论》五十九刺，一刺则衰，再刺则去，三刺则已。会陈下有病疟二年不愈者，止服温热之剂，渐至衰羸，命予药之。余见其羸，亦不敢便投寒凉之剂，乃取《内经·刺疟论》详之曰：诸疟不已，刺十指间出血。正当发时，余刺其十指出血，血止而寒热立止，咸骇其神。余非炫术，窃见晚学之人不考诰典，谬说鬼疾，妄求符箓，祈祷辟匿，法外旁寻，以致病人迁延危殆。

疟病，除岚瘴一二发必死，其余五脏六腑疟皆不死，如有死者，皆方士误杀之也。或曰：汝言疟因于暑者，春发之疟，亦伤暑乎？余曰：此疟最深，何哉？暑伏于秋冬而不发，至春始发，此疟之深者。《内经·气交变大论》：岁火太过，炎暑流行，金肺受邪。启玄子云：火不以德，邪害于肺金也。故金肺先病，以金气不及，故为病。又经曰：岁火太过，大热先发，故民病疟，少气咳喘、血溢血泄、注下、嗌燥、耳聋、中热、肩背热。上应荧惑星，见则山泽燔燎，雨乃不降，烁石消金，涸泉焦草，火星大而明见。注曰：火无德令，纵热害金，水复制心，故心火自病。荧惑见则酷法大，故疟常与酷吏之政并行，或酷政行于先，而疟气应于后；或疟气行于先，而酷政应于后。昔人有诗云：大暑去酷吏。此言虽不为医设，亦于医巫之旨有以暗相符者也。以前人论疟者未尝及于此，故予发之，及知圣人立疟之名，必有所谓云。

小儿疮疱丹熛瘾疹旧蔽记五

儿之在母腹也，胞养十月，蕴蓄浊恶热毒之气非一日，及岁年而后发，虽至贵与至贱莫不皆然。轻者稀少，重者稠密，皆因胞胎时所感浊恶热毒之气有轻重。非独人有此疾，凡胎生血气之属，皆有蕴蓄浊恶热毒之气。有一二岁而发者，有三五岁至七八岁而作者，有年老而发丹熛瘾疹者，亦有伤寒中温毒而发斑者，亦有阳毒发斑者。斑有大小，色有轻重，大者为阴，小者为阳，均是热也，但色重赤者热深，色轻红者热浅。

凡治者，轻者因而扬之，重者因而减之。《内经》曰：少阳客胜则丹疹外发，及为丹熛。手少阳者，三焦少阳相火也。启玄子云：是五寅五申之岁，即少阳相火司天故也。他岁亦有之，但《内经》独明疮疹者，少阳相火之所为也。俗呼曰瘫疹伤寒，此言却有理。为此证时与伤寒相兼而行，必先发热恶寒，头项痛，腰脊强。从太阳传至四五日熛疹始发，先从两胁下有之，出于胁肋，次及身表，渐及四肢。故凡小儿疮疱、丹熛、瘾疹，皆少阳相火客气胜也。《内经》曰：诸痛痒疮疡，皆属心火。岂有寒乎？故治疮疱与治伤寒时气同法。初觉头痛、身热、恶寒，此小儿初发疮疱之候也，其脉息皆浮大而有力，亦与伤寒、时气、冒风、惊风、宿乳一概难辨。宜先解之，有二法，遇亢阳炎热之时，以辛凉解之；遇久寒凝冽之时，以辛温解之。辛凉之剂者，凉膈、通圣之类是也；辛温之剂者，升麻、葛根之类是也。此二法慎勿互用之。既用此二法之后，次以白虎汤加人参冷服之勿辍，盖防疮疹发喘，喘者必死，人参止喘故也。或云立秋之后不宜服白虎汤者，非也。假如秋深发疟，疟者中暑而得之，白虎大解暑毒，既有白虎汤证，岂可间以秋冬乎？疮疱、瘾疹、丹熛皆是火之用也，是肺金之不及也，故曰白虎汤加人参，一日不可阙也。

疮疱熛疹，或出不均，大小如豆黍相亲，见其不齐也。相天之寒温，以蝉壳烧灰，抄半字或一字，以淡酒调少许饮之。大人以淡酒温调之，不半日则均齐。如或用百祥丸、紫草饮子皆可服之。俗以酒醋熏之者，适足增其昏瞀耳。至六七日疱疹出全，可调胃、凉膈下之，同调理伤寒法。或言疮疹首尾俱不可下者，此朱奉议公之言也，适足使人战战兢兢而不敢用药也。钱仲阳之用百祥丸，其间有大戟，岂奉议公独不见耶？自奉议公斯言一出，死者塞路矣。

予家其亲属故旧小儿，有患疮疱黑陷，腹内喘者，余以白虎汤加人参，凉膈散加当归、桔梗，连进数服，上灌下泄，昼夜不止，又使睡卧于寒凉之处，以新水灌其面目手足，脓水尽去。盖四肢者，诸阳之本也。儿方为疮疱外燔，沃以寒水，使阴气循经而入，达于心肺，如醉得醒，是亦开昏破郁之端也，如此救活者岂啻千数。夫疮疱黑陷，喘而满者，十死八九，若依此法，尚能活其六七，何世医与病家至今犹未悟也？

近年，予之庄邻沿蔡河，来往之舟常舣于此。一日，舟师偶见败蒲一束沿流而下，渐迫舟次，似闻啼声而微。舟师疑其人也，探而出之，开视之，惊见一儿，四五岁许，疮疱周匝，密不容隙，两目皎然，饥而索食，因以粥饱。其舟师之妻怒曰：自家儿女多，惹疮疱传染奈何？私料此儿沿蔡河来，其流缓，必不远。持儿一鞋，逆流而上，遍河之人皆曰无此儿。行且二十里，至一村落，舟师高唱曰：有儿年状如许，不知谁氏，疮疱病死，弃之河中，今复活矣！闻酒邸中饮者喧哗，有人出曰：我某村某人也，儿四五岁，死于疮疱。舟师出其鞋以示之，其父泣曰：真吾儿也。奔走来视，惊见儿活，大痛流涕，拜谢舟师，喜抱儿归，今二十余岁矣。此儿本死，得水而生。

伏谂来者，疮疱之疾，热耶寒耶？经曰：诸痛痒疮疡，皆属心火。启玄子注云：心寂则痛微，心燥则痛甚。百端之起，皆自心生，疮疱之疾，岂有寒欤？余承医学于先人，阅病多矣。苟诳后人，罪将安逃？诚如此法，则原上之丘，以疮疱而死者，皆误杀人也。故疗小儿，惟钱仲阳书中可采者最多。但其方为阎孝忠所乱，有识者宜择而取之。

证妇人带下赤白错分寒热解六

君子非好与昔人辨以要誉也。盖昔人有一误，流为千百世之祸者，苟不证其非，虽曰谦让，其如人命何？如精选《圣惠方》二十三卷，论妇人赤白带下云：妇人带下者，由劳神过度，损动经血，致令身虚，受于风冷，风冷入于脬络，传其血之所成也。又有《巢氏内篇》四十四卷，论任脉为经之海，其任之为病，女子则为带下。手太阳为小肠之经也，手少阴为心之经也，心为脏，主于里；小肠为腑，主于表。二经之血在于妇人，上为乳汁，下为月水，冲任之所统也。冲任之脉既起于脬内，阴阳过度则伤脬络，故风邪乘虚而入于脬中，损冲任之经，伤太阳、少阴之血，致令脬络之间秽与血相兼带而下，冷则多白，热则多赤。二家之说皆非也。

夫治病当先识经络。《灵枢》十二经中有是动之病，有所生之病。大经有十二，奇经有八脉，言十二经之外复有此八道经脉也。十二经与八道经脉通身往来，经络共二十道，上下流走，相贯周环，昼夜不息，与天同度。自手太阴肺经起，行阳二十五度，行阴亦二十五度，复会于手太阴肺经也。然此二十道经络上下周流者，止一十九道耳，惟带脉起少腹侧季胁之端，乃章门穴是也，环身一周，无上下之源，络脬而过，如束带之于身。《难经》曰：带之为病，溶溶如坐水中。冲任者，是经脉之海也，循腹胁，夹脐傍，传流于气冲，属于带脉，络于督脉。督脉者起于关元穴，任脉者，女子在养胎孕之所，督脉乃是督领妇人经脉之海也。冲、任、督三脉同起而异行，一源而三歧，皆络带脉。冲、任、督三脉皆统于篡户，巡阴器，行廷孔、溺孔上端。冲、任、督三脉以带脉束之。

因余经上下往来，遗热于带脉之间。热者，血也。血积多日不流，火则从金之化，金曰从革而为白，乘少腹间冤热，白物满溢，随溲而下，绵绵不绝，多不痛也。或有痛者则壅碍，因壅而成痛也。《内经》曰：少腹冤热，溲出白液。冤者，屈滞也。病非本经，为他经冤抑而成此疾也。冤，一作客，客犹寄也。遗客热于少腹，久不去，从金化而为白。设若赤白痢，赤者新积也，从心火；白者旧积也，从肺金，故赤白痢不可曲分寒热，止可分新旧而治之。假如痈疖，始赤血，次溃白脓，又岂为寒者哉？而病者未信也，此今之刘河间常言之矣。皆云寒多则白，以干姜、赤石脂、桃花丸治痢，虽愈，后必生血疾。如白带下病，径以白芍药、干姜，白带虽愈，则小溲必不利。治泻痢与治带下皆不可骤用峻热之药燥之，燥之则内水涸，内水涸则必烦渴，烦渴则小溲不利，小溲不利则足肿面浮，渐至不治。

《内经》曰：思想无穷，所愿不得，意淫于外，入房太甚，发为筋痿。淫衍白物，如精之状，男子因溲而下，女子绵绵而下。《左传》曰：少男惑长女，风落山之象，是为惑蛊之疾。其文三虫同皿曰蛊，乃是思慕色欲，内生后蚀，甚不可便用燥热之药攻之，渐至形削羸瘦，脉大者必死而不救。且赤白痢者是邪热传于大肠，下广肠，出赤白也。带下者传于小肠，入脬经，下赤白也。据此，二证皆可同治湿法治之，先以导水、禹功，泻讫，次以淡剂降心火，益肾水，下小溲，分水道，则自愈矣。

顷顿丘一妇人，病带下，连绵不绝，白物或来，已三载矣。命予脉之，诊其两手脉俱滑大而有力，得六七至，常上热口干眩运，时呕醋水。余知其实有寒痰在胸中，以瓜蒂散吐讫，冷痰三二升，皆醋水也，间如黄涎，状如烂胶。次以浆粥养其胃气，又次用导水、禹功以泻其下，然后以淡剂渗泄之药利其水道，不数日而愈。

余实悟《内经》中所云：上有病下取之，下有病上取之，又上者下之，下者上之，然有此法亦不可偏执，更宜详其虚实而用之。故知精选《圣惠方》带下风寒之言，与巢氏论中赤热白寒之说正与《难》

《素》相违。予非敢妄论先贤，恐后学混而不明，未免从之而行也。如其寡学之人，不察病人脉息，不究病人经脉，妄断寒热，信用群方暴热之药，一旦有失，虽悔何追。呜呼！人命一失，其复能生乎？赤白痢与赤白带下皆不死人，《内经》惟肠澼便血，血温身热者死。赤白带下、白液白物、蛊病肾消皆不能死人，有死者，药之误也。

霍乱吐泻死生如反掌说七

巢氏，先贤也，固不当非，然其说有误者，人命所系，不可不辨也。今之医者家置本以为绳墨，呜呼！何今之人信巢氏而不信《素问》也？此予不得不为之说。且巢氏论霍乱吐泻皆由温凉不调，阴阳清浊二气相干，致肠胃之间变而为霍乱，寒气客于脾则泻，寒气客于胃则吐。亦由饮酒食肉，腥脍生冷过度，或因居处坐卧湿地，当风取凉，风之气归于三焦，传于脾胃，脾胃得冷，水谷不消，皆成霍乱。其名有三，一曰胃反，胃气虚逆，反吐饮食；

二曰霍乱，言其病挥霍之间便致撩乱也；三曰哺食变逆者也。霍乱者，脉必代。又云：七月间食蜜，令人暴下霍乱。此皆巢氏霍乱之论也，予以为不然。

夫医之治病，犹书生之命题，如秋伤于湿，冬生咳嗽，是独以湿为主，此书生之独脚题也；风湿暍三气合而成霍乱，吐泻转筋，此犹书生之鼎足题也。风者，风木也，内应足厥阴肝木；湿者，雨化也，内应于足太阴脾土；暍者，火热也，内应于手少阴心火，此风湿暍三气之所生也。《内经》曰：土气之下，木气乘之。是肝木乘脾土也。又曰：厥阴所至为胁痛、呕泄，少阳所至为呕涌。注云：食不下也。太阴所至为中满、霍乱吐下，太阴所至为濡化也。注云：湿化也。又曰：太阴所至为湿生，终为注雨。故转筋者，风主肝，肝主筋，风急甚，故转筋也。吐者，暍也。火主心，心主炎上，故呕吐也。泄注者，土主湿，湿主脾，湿下注，故泄注也。此三者，岂非风湿暍如书生鼎足题耶？脾湿，土气为风木所克，土化不行矣。亢无雨，火盛过极，土怒发焉，极则为雷霆、骤雨、烈风，盖土气在上，木气乘之故也。是以大水横流，山崩岸落，石迸沙飞，岂非太阴湿土怒发之象耶？故人病心腹满胀，肠鸣而为数便，甚则心痛胁䐜，呕吐霍乱，厥发则注下，胕肿身重。启玄子云：以上病证皆脾热所生也。乃知巢氏所论正与《素问》、启玄子相违。

故《内经》治法，病急则治其标，缓则治其本。先可用淡剂流其湿，辛凉以退其风，咸苦以解其暍，冰水以救其内涸，大忌食粟米粥，饮者立死。伟哉王冰之言，脾热一句可以为方。世俗止知取其头巾而濯之，以饮其水，亦取黑豆、皂矾。头垢寒凉，然近似终不足以制其甚也。又有以寒水沃其手足者，大非也，四肢已厥，更以寒水沃之，则益厥矣，曷若以寒水沃其心之为愈也。

泰和间，余亲见陈下广济禅院，其主僧病霍乱。一方士用附子一枚及两者，干姜一两炮，水一碗同煎，放冷服之，服讫，呕血而死。顷合流镇李彦甫，中夜忽作吐泻，自取理中丸而服之。医者至，以为有食积，以巴豆下之，三五丸药亦不动，至明而死，可不哀哉！遂平李仲安，携一仆一佃客至郾城，夜宿邵辅之书斋中，是夜仆逃，仲安觉其逃也，骑马与佃客往临颍急追之。时七月，天大热，炎风如箭，埃尘幔天，至辰时而还。曾不及三时，往返百二十里，既不获其人，复宿于邵氏斋。忽夜间闻呻呼之声，但言救我，不知其谁也，执火寻之，乃仲安之佃客也。上吐下泄，目上视而不下，胸胁痛不可动摇，口欠而脱臼，四肢厥冷，此正风、湿、暍三者俱合之证也。其婿曾闻余言，乃取六一散，以新汲水剉生姜而调之，顿服半升，其人复吐，乃再调半升而令徐服之，良久方息。至明又饮数服，遂能调养，三日平复而去。呜呼！若此三人，其生死岂不如反掌哉？彼世医往往以谓六一散治得甚病，此无学之辈也，可胜恨哉！

目疾头风出血最急说八

《内经》曰：目得血而能视，此一句圣人论人气血之常也。后世之医不达其旨，遂有惜血如金之说，自此说起，目疾头风诸证不得而愈矣。何以言之？

圣人虽言目得血而能视，然血亦有太过不及也，太过则目壅塞而发痛，不及则目耗竭而失睛。故年少之人多太过，年老之人多不及。但年少之人则无不及，但年老之人其间犹有太过者，不可不察也。

夫目之内眦，太阳经之所起，血多气少。目之锐眦，少阳经也，血少气多。目之上网，太阳经也，亦血多气少。目之下网，阳明经也，血气俱多。然阳明经起于目两傍，交鼻頞之中，与太阳、少阳俱会于目，惟足厥阴肝经连于目系而已。故血太过者，太阳、阳明之实也；血不及者，厥阴之虚也。故血出者宜太阳、阳明，盖此二经血多故也；少阳一经不宜出血，血少故也。刺太阳、阳明出血，则目愈明；刺少阳出血，则目愈昏。要知无使太过不及，以血养目而已，此《内经》所谓目得血而能视者，此也。

凡血之为物，太多则溢，太少则枯。人热则血行疾而多，寒则血行迟而少，此常理也。至于目者，肝之外候也。肝主目，在五行属木。然木之为物，太茂则蔽密，太衰则枯瘁。蔽密则风不疏通，故多摧拉；枯瘁则液不浸润，故无荣华。又况人之有目，如天之有日月也；人目之有翳，如日月之有云雾也。凡云之兴，未有不因蒸腾而起者。虽隆冬之时犹且然耳，况于炎夏之时乎。

故目暴赤肿起，羞明隐涩，泪出不止，暴寒目瞒，皆火热之所为也。夫目之五轮，乃五脏六腑之精华，宗脉之所聚。其气轮属肺金，肉轮属脾土，赤脉属心火，黑水神光属肾水，兼属肝木，此世俗皆知之矣。及有目疾，则又不知病之理，岂知目不因火则不病，何以言之？气轮变赤，火乘肺也；肉轮赤肿，火乘脾也；黑水神光被翳，火乘肝与肾也；赤脉贯目，火自甚也。能治火者，一句可了，故《内经》曰：热胜则肿。

治火之法，在药则咸寒吐之下之；在针则神庭、上星、囟会、前顶、百会，血之翳者可使立退，痛者可使立已，昧者可使立明，肿者可使立消。惟小儿不可刺囟会，为肉分浅薄，恐伤其骨。然小儿水在上，火在下，故目明；老人火在上，水不足，故目昏。《内经》曰：血实者宜决之。又经曰：虚者补之，实者泻之。如雀目不能夜视及内障，暴怒大忧之所致也，皆肝主目，血少，禁出血，止宜补肝养肾。至于暴赤肿痛，皆宜以铍针刺前五穴出血而已。次调盐油以涂发根，甚者虽至于再、至于三可以也。量其病势平为期。少白可黑，落发可生，有此神验，不可轻传。人年四十、五十，不问男女，目暴赤肿，隐涩难开者，以三棱针刺前顶、百会穴，出血大妙。至如年少发早白落，或白屑者，此血热而太过也。世俗止知发者血之余也，血衰故耳，岂知血热而寒，发反不茂。肝者，木也，火多水少，木反不荣，火至于顶，炎上之甚也。大热病汗后，劳病之后，皆发多脱落，岂有寒耶？故年衰火胜之人最宜出血，但人情见出血皆不悦矣，岂知出血者乃所以养血也。凡兔鸡猪狗酒醋湿面，动风生冷等物，及忧忿劳力等事，如犯之则不愈矣。惟后顶、强间、脑户、风府四穴不可轻用针灸，以避忌多故也。若有误，不幸令人喑，固宜慎之。其前五穴非徒治目疾，至于头痛、腰脊强、外肾囊燥痒，出血皆愈。凡针此勿深，深则伤骨，唐甄权尤得出血之法。

世俗云：热汤沃眼十日明，此言谬之久矣。火方乘目，更以热汤沃之，两热相搏，是犹投贼以刃也。岂知凉水沃之，暂涩而久滑；热水沃之，暂滑而久涩。不然，曷以病目者忌沐浴？或曰：世俗皆言凉水沃眼，血脉不行。余闻大笑之。眼药中用黄连、硼砂、朴硝、龙脑、熊胆之属，皆使人血脉不行耶？何谬之甚也！又若头风之甚者，久则目昏。偏头风者，少阳相火也，久则目束小。大肠闭涩者目必昏，何也？久病滑泄者目皆明，惟小儿利久，反疳眼昏，盖极则反，与此稍异，其余皆宜出血而大下之。余尝病目赤，或肿或翳，作止无时，偶至亲息帅府间，病目百余日，羞明隐涩，肿痛不已。忽眼科姜仲安云：宜上星至百会，速以铍针刺四五十刺，攒竹穴、丝竹穴上兼眉际一十刺，及鼻两孔内以草茎弹之出血。三处出血如泉，约二升许。来日愈大半，三日平复如故。余自叹曰：百日之苦，一朝而解，学医半世，尚阙此法，不学可乎？惟小儿疮疱入眼者乃余热不散耳，止宜降心火，泻肝风，益肾水，则愈矣。若大人目暴病者宜汗下吐，以其血在表，故宜汗；以其火在上，故宜吐；以其热在中，故宜下。出血之与发汗，名虽异而实同，故录《铜人》中五穴照用。

过爱小儿反害小儿说九

小儿初生之时肠胃绵脆，易饥易饱，易虚易实，易寒易热，方书旧说，天下皆知之矣。然《礼记·曲礼》及《玉符潜诀论》所云天下皆不知。《曲礼》云：童子不衣裘裳。《说》云：裘大温，消阴气。且人十五岁成童，尚不许衣裘，今之人养稚子，当正夏时，以绵夹裹腹，日不下怀，人气相蒸，见天稍寒，即封闭密室，睡毡下幕，暖炕红炉，使微寒不入，大暖不泄。虽衰老之人尚犹不可，况纯阳之小儿乎。然君子当居密室，亦不当如是之暖也。《玉符潜诀论》云：婴儿之病，伤于饱也。今人养稚子，不察肠胃所容几何，但闻一声哭，将谓饥号，急以潼乳纳之儿口，岂复知量，不吐不已。及稍能食，应口辄与。夫小儿初生，别无伎俩，惟善号泣为强良耳。此二者乃百病之源也。

小儿除胎生病外有四种：曰惊，曰疳，曰吐，曰泻。其病之源止有二：曰饱，曰暖。惊者，火乘肝之风木也。疳者，热乘脾之湿土也。吐者，火乘胃膈，甚则上行也。泻者，火乘肝与大肠而泻者也。夫乳者，血从金化而大寒，小儿食之肌肉充实。然其体为水，故伤乳过多，反从湿化，湿热相兼，吐痢之病作矣。医者不明其本，辄以紫霜进食比金、白饼之属，其中皆巴豆、杏仁，其巴豆大热有大毒，杏仁小热有小毒。小儿阳热，复以热毒之药留毒在内，久必变生。故刘河间先生以通圣、凉膈、神芎、益元治之，皆无毒之药。或曰：此大人所服之药，非小儿所宜也。余闻笑曰：大人、小儿虽年壮不同，其五脏六腑岂复殊耶？大人服多，小儿服少，其实一也。故不可下者宜解毒，可下者宜调胃泻心。然有逐湿为之方者，故余尝以牵牛、大黄、木通三味末之为丸，以治小儿诸病皆效，盖食乳小儿多湿热相兼故也。今之医者多以此药谤予，彼既不明造化，难与力辩，故予书此方，以俟来世知道者。

然善治小儿者，当察其贫富贵贱治之。盖富贵之家衣食有余，生子常夭；贫贱之家衣食不足，生子常坚。贫家之子不得纵其欲，虽不如意而不敢怒，怒少则肝病少；富家之子得纵其欲，稍不如意则怒多，怒多则肝病多矣。夫肝者，木也，甚则乘脾矣。又况贫家无财少药，故死少；富家有财多药，故死多。故贫家之育子虽薄于富家，其成全小儿反出于富家之右，其暗合育子之理者有四焉，薄衣淡食，少欲寡怒，一也；无财少药，其病自痊，不为庸医热药所攻，二也；在母腹中，其母作劳，气血动用，形得充实，三也；母既作劳，多易生产，四也。此四者，与富家相反也。

俚谚曰：儿哭即儿歌，不哭不偻儸。此言虽鄙，切中其病。世俗岂知号哭者，乃小儿所以泄气之热也。《老子》曰：终日号而不嗄。余尝授人以养子之法，儿未坐时，卧以赤地，及天寒时不与厚衣，布而不绵。及能坐时，以铁铃、木壶、杂戏之物连以细绳，置之水盆中，使一浮一沉，弄之有声。当炎暑之时，令坐其傍，掬水弄铃，以散诸热。《内经》

曰：四肢者，诸阳之本也。手得寒水，阴气达于心中，乃不药之药也。余尝告于陈敬之，若小儿病缓急无药，不如不用庸医，但恐妻妾怪其不医，宜汤浸蒸饼令软，丸作白丸，给其妻妾，以为真药，使儿服之，以听天命，最为上药。忽岁在丙戌，群儿皆病泄泻，但用药者皆死，盖医者不达湿热之理，以温燥行之，故皆死。惟陈敬之不与药，用余之言，病儿独存。噫，呜呼！班固真良史，尝云有病不治得中医，除暴得大疾病服药者，当谨熟阴阳，无与众谋。若未病之前，从予奉养之法，亦复不生病，纵有微疾，虽不服药可也。

服药一差转成他病说十

《语》云：子之所慎，齐、战、疾。又曰：丘未达，不敢尝。此言服药不可不畏慎也。然世有百十年相袭之弊，至今不除者，敢略数一二，使后车改辙，不蹈前覆。夫伤寒、温疫、时气、中暑、风温、风疟，与中酒伤食者，其初相类，此最误人。或先一日头痛，曾伤酒便归过于酒，曾伤食便归过于食。初觉满闷，医者不察其脉，不言其始，径用备急丹、缠积丹、软金丸、酒癥丸。此药犯巴豆，或出油不尽，大热大毒，走泄五七行或十余行，其人必津液枯涸，肠胃转燥，发黄瘀热，目赤口干，恍惚潮热，昏愦惑狂，诸热交作，如此误死者，不可胜举。若其人或本因酒食致过，亦能头痛身热，战栗恶寒。医者不察其脉，不究其原，反作伤寒发之，桂枝、麻黄、升麻之属以汗解之，汗而不解，辗转疑惑，反生他证。如此误死者，可胜计哉。

又如久病咳嗽，形体羸瘦，食饮减少，旦静夜剧。医者不察，便与乌梅、罂粟壳、紫菀、枯矾。如此峻攻，嗽疾未除，涩滞之病作矣。嗽加之涩，饮食弥减，医者不察，更以热剂养胃，温剂和脾，致令头面汗出，燥热潮发，形容瘦瘁，涎液上出，流如涌泉。若此死者不可胜数。

又如妇人产余之疾，皆是败血恶物发作寒热，脐腹撮痛，乳湩枯涸，食饮稍减。医者不察，便谓产后血出数斗，气血俱虚，便用温热之剂养血补虚，止作寒治，举世皆然。岂知妇人之孕如天地之孕物也，物以阴阳和合而后生，人亦以阴阳和合而后孕，偏阴偏阳，岂有孕乎？此与禾黍瓜果之属何异哉！若水旱不时，则华之与实俱痿落矣，此又与孕而不育者复何异哉？七月立秋后十八日，寸草不结者，犹天寒故也。今妇人妊娠，终十月无难而生，反谓之寒，何不察其理之甚也。窃譬之冶砖者，炎火在下，以水沃其窑之巅，遂成砖矣，砖既出窑，窑顿寒耶。世俗竟传黑神散之属治产后一十八证，非徒其不愈，则经脉涸闭，前后淋闭，呕吐嗽痰，凡百热证生矣，若此误死者不可计之。曷若四物汤与凉膈散停对，大作汤剂而下之，利以数行，恶物俱尽，后服淡甘之剂自愈矣。

又如小儿腹满喘嗽，痰涎不利，医者不察，便用白饼子之属。夫白饼子，巴豆大热有大毒，兼用腻粉，其后必生口疮、上喘咳嗽、呕吐、不嗜饮食之疾。然此治贫家小儿犹或可效，膏粱之家必生他病，又何疑哉。

又如泻利之疾岁岁有之，医者不察，便用圣散子之属，干姜、赤石脂、乌梅、罂粟壳、官桂、石榴皮、龙骨、牡蛎之属，变生小便癃闭，甚者为胀，又甚者水肿之疾生矣。间有愈者，病有微者也，甚则必不愈矣。

又如人病停饮，或因夏月伤冷过多，皆为脾胃客气有余也，宜逐而去之。医者不可以为脾衰而补之，则痞者更痞，满者更满。复有巴豆丸下之者，病虽少解，必不嗜食，上燥之病生矣。

又如人因闪肭，膝髁肘腕大痛，医者不察，便用铍针出血，如未愈者再三刺血。出血既多，遂成跛躄。《内经》曰：足得血而能步。血尽安得步哉？若余治闪肭则不然，以禹功散或通经二三钱下，神祐丸或除湿丹百余丸，峻泻一二十行，则痛出当痒发。痛属夏，痒属秋，出则夏衰矣，此五行胜复之理也。

故凡腰胯胁痛，杖疮落马，坠堕打扑，莫不同然，盖此痛得之于外，非其先元虚元弱。古人云：痛随利减，宜峻泻一二十行毕，但忌热酒，可一药而愈，勿谓峻泻，轻侮此法。昔有齿痛连月不止，以铁铃钮取之，血不止而死。又有人因上下齿痛，凡治痛者辄取，不数年上下齿尽，至五十岁，生硬之物皆不能食。夫上下齿痛，皆由手足阳明二经风热甚而痛矣，可用大小承气汤、藏用丸、祛风丸等药泻之，则痛当自止。《内经》曰：诸痛痒疮疡，皆属心火。启玄子云：百端之起，皆自心生。心者，火也。火生土之故也。出牙之误，不可不知。又如治水肿痛者，多用水银、轻粉、白丸子大毒之药下之，水肿未消而牙齿落，牙齿落而不进食，水尽而立毙。复有人于两足针之，水出如泉，水尽亦毙。

卷 二

偶有所遇厥疾获瘳记十一

余昔过夏邑西，有妇人病腹胀如鼓，饮食乍进乍退，寒热更作而时吐呕，且三载矣。师觋符咒，无所不至，惟俟一死。会十月农隙，田夫聚猎，一犬役死，磔于大树根盘，遗腥在其上。病妇偶至树根，顿觉昏愦，眩瞀不知人，枕于根侧，口中虫出，其状如蛇，口眼皆具，以舌舐其遗腥。其人惊见长虫，两袖裹其手，按虫头极力而出之，且二尺许，重几斤。剖而视之，以示诸人，其妇遂愈，虫亦无名。此正与华元化治法同，盖偶得吐法耳。

又有一书生，疟间日一作，将秋试，及试之日乃疟之期，书生忧甚。误以葱蜜合食，大吐涎数升，瘀血宿食皆尽，同室惊畏。至来日入院，疟亦不发，亦偶得吐法耳。

正隆间有圣旨取汴梁诸匠氏，有木匠赵作头、铁匠杜作头，行次失路，迷至大宅乞宿。主人不纳，曰：家中有人重病，不敢纳君。杜作头绐曰：此赵公乃汴梁太医之家，今蒙上司见召，迷路至此，盖病者当愈，而遇此公也。主人默而入，良久复出，将邀二人入室。与之食已，主人起请曰：烦太医看病何如？赵见而笑曰：一药可愈。二人窃议曰：来时所携熟药寄他车上，此中实无，奈何？杜曰：此甚易耳。潜出门，得牛粪一块，作三十粒，下以温水。少顷，病人觉胸中如虫行，一涌而出，状若小蜣螂一二升，以手探之，又约一升，顿觉病去。明日主人出谢曰：百岁老人未尝见此神效之药也。礼饯二人，遂归。呜呼！此二子，小人也，欲苟一时之寝，遂以秽物治人，亦偶得吐法耳。

又有一妇，病风痫，从六七岁因惊风得之。自后三二年，间一二作，至五七年，五七作。逮三十余岁至四十岁，日作或一日十余作，以至昏痴健忘，求死而已。会兴定岁大饥，遂采百草而食，于水濒采一种草，状若葱属，泡蒸而食之。食讫，向五更觉心中不安，吐涎如胶，连日不止，约一二斗，汗出如洗。初昏困，后三日轻健非曩之比，病去食进，百脉皆和。省其所食，不知何物，访问诸人，乃憨葱苗也。憨葱苗者，《本草》所谓藜芦苗是也。《图经》云：藜芦苗吐风病。此亦偶得吐法耳。

又有一妇，年三十余，病滑泄经年，皆云虚中有积，以无忧散五七日一服，至二十服不效。又服缠积丹、软金丸诸药，皆不效。其人服药愈速，病势愈甚，食饮日减。人或谓曰：此休息痢也，宜灸中脘及左右穴，脐下气海及膀胱穴，以三里引之。每年当冬至、夏至日灸之，前后仅万余壮。忽门外或者曰：此病我屡谙，盖大伤饮之故。即日桃花正开，俟其落时，以长棘针刺之，得数十萼，勿犯人手，以白面和作饼子，文武火烧令熟，嚼烂，以米饮汤下之。病人如其言服之，不一二时泻如倾，前后泻六七日，仅数百行，昏困无所知觉，惟索冷水，徐徐而饮。至六七日少省，尔后食日进，神日昌，气血日和，不数年生二子。此人本不知桃花萼有取积之神效，亦偶得泻法耳。

余昔过株林，见一童子误吞铜铁之物，成疾而羸，足不胜身。会六七月，淫雨不止，无薪作食，过饥数日。一旦邻牛死，闻作葵羹粳饭，病人乘饥顿食之，良久泻注如倾，觉肠中痛，遂下所吞之物。余因悟《内经》中肝苦急，食甘以缓之，牛肉、大枣、葵菜皆甘物也，故能宽缓肠胃。且肠中久空，又遇甘滑之物，此铜铁所以下也。亦偶得泻法耳。

顿有老人，年八十岁。脏腑涩滞，数日不便，每临后时，目前星飞，头目昏眩，鼻塞腰痛，积渐食减。纵得少便，结燥如弹。一日，友人命食血脏、葵羹、油煠菠薐菜，遂顿食之，日日不乏。前后皆利，食进神清，年九十岁无疾而终。《图经》云：菠菜寒，利肠胃。芝麻油炒而食之利大便，葵宽肠利小溲。年老之人大小便不利最为急切，此亦偶得泻法耳。

昔一士人赵仲温，赴试暴病，两目赤肿，睛翳不能识路，大痛不任，欲自寻死。一日，与同侪释闷，坐于茗肆中，忽钩窗脱钩，其下正中仲温额上，发际裂长三四寸，紫血流数升。血止自快，能通路而归。来日能辨屋脊，次见瓦沟，不数日复故。此不药不针，误出血而愈矣。夫出血者，乃发汗之一端也，亦偶得出血法耳。

呜呼！世人欲论治大病，舍汗、下、吐三法，其余何足言哉！此一说，读之者当大笑耳，今之医者，宜熟察之可也。人能谨察其真中之误，精究其误中之真，反覆求之，无病不愈。余之所以书此者，庶后之君子知余之用心非一日也。又有病目不睹者，思食苦苣，顿顿不阙，医者以为有虫。曾不周岁，两目微痛如虫行，大眦渐明，俄然大见。又如北方贵人爱食乳酪、牛酥、羊、生鱼脍、鹿脯、猪腊、海味甘肥之物，皆虫之萌也。然而不生虫者，盖筵会中多胡荽、芜荑、酱卤汁，皆能杀九虫。此二者亦偶得服食法耳，智者读此，当触类而长之。

攻里发表寒热殊涂笺十二

有一言而可以该医之旨者，其惟发表攻里乎！虽千枝万派，不过在表在里而已矣。欲攻其里者宜以寒为主，欲发其表者宜以热为主，虽千万世不可易也，《内经》言之详矣。今人多错解其旨，故重为之笺。

发表不远热，攻里不远寒。此寒热二字谓六气中司气之寒热，司气用寒时，用药者不可以寒药；司气用热时，用药者不可以热药，此常理也，惟攻里发表则反之。然而攻里发表常分作两涂，若病在表者，虽畏日流金之时不避司气之热，亦必以热药发其表；若病在里者，虽坚冰积雪之时不避司气之寒，亦必以寒药攻其里。所谓发表者，出汗是也。所谓攻里者，涌泄是也。王太仆注云：汗泄下痢，皆以其不住于中也。夫不住其中，则其药一去不留，虽以寒药犯司气之寒，热药犯司气之热，亦无害也。若其药留而不出，适足以司气增邪，是谓不发不攻。寒热内贼，其病益甚，无病者必生病，有病者必甚。若司气用寒之时，病在表而不在里，反以寒药冰其里，不涌不泄，坚否腹满、痛急下痢之病生矣；若司气用热之时，病在里而不在表，反以热药燥其中，又非发汗，则身热、吐下霍乱、痈疽疮痒、瞀郁注下、瞤瘛肿胀、呕吐、鼽衄头痛、骨节挛、肉痛、血泄淋闭之病生矣。以此知非热不能解表，非寒不能攻里，是解表常宜热，攻里常宜寒，若反此法，是谓妄造。今之用药者，以荆黄汤解表，以姜桂药攻里，此与以水济水、以火济火何异哉？故非徒不效，轻者危，甚者死。

夫《本草》一书，不过酸、苦、甘、辛、咸、淡六味而已。圣人既以辛甘发散为阳，酸苦涌泄为阴，又以淡味渗泄为阳，是辛、甘、淡三味以解表，酸、苦、咸三味以攻里。发表与渗泄非解表而何？涌泄非攻里而何？此二者，圣人之法尽矣，蔑以加矣。然则医之法果多乎哉？攻里以寒，解表以热而已矣。虽然，表病而里不病者可专以热药发其表，里病而表不病者可专以寒药攻其里，表里俱病者，虽可以热解表，亦可以寒攻里。此仲景之大小柴胡汤虽解表亦兼攻里，最为得体。今之用药者只知用热药解表，不察里之已病，故前所言热证皆作矣。医者不知罪由己作，反谓伤寒变证，以诬病人，非一日也。故刘河间自制通圣散加益元散，名为双解，千古之下，得仲景之旨者，刘河间一人而已。然今之议者，以为双解不可攻里，谤议纷纭，坐井小天，诚可憾也。岂知双解煎以葱须、豆豉，涌而汗之，一剂立雪所苦，纵不全瘥，亦可小瘳，向所谓热证亦复不作，俟六经传毕，微下而已。今医者不知其济物无穷之功，乃妄作损胃无穷之谤，愤刘河间有能医之名，设坚白之论，以求世誉，孰肯剖璞一试，而追悔和氏之刖足哉！余之所以屡书此者，叹知音之难遇也。

近者余之故人某官，不欲斥言其名，因病头项强，状类伤寒，服通圣散，虽不得其法，犹无害也。医者见其因通圣散也，立毁其非仲景之药也，渠不察其热已甚矣，复以辛热发之，汗出不解，发黄血泄，竟如前所言。后虽以承气下之不能已，又复下之，至绝汗出，其脉犹搏击。然余亲见其子，言之甚详。至今士大夫皆不知辛热一发之过也，独归罪于通圣散。呜呼！甚矣，道之难明也。

顷余之旧契，读孟坚《汉书·艺文志》载五苦六辛之说，而颜师古辈皆无注解，渠特以问余，余顾其《内经》诸书中亦不见其文。既相别矣，乘蹇且十里外，飒然而悟，欲复回以告，予之旧契已归且远，乃令载之以示来者。夫五者，五脏也。脏者，里也。六者，六腑也。腑者，表也。病在里者属阴分，宜以苦寒之药涌之泄之；病在表者属阳分，宜以辛温之剂发之汗之，此五苦六辛之意也。颜师古不注，盖阙其疑也，乃知学不博而欲为医难矣。余又徐思五积六聚，其用药亦不外于是。夫五积在脏，有常形，属里，宜以苦寒之药涌之泄之；六聚在腑，无常形，属表，宜以辛温之药发之汗之，与前五苦六辛亦合。亦有表而可用柴胡之凉者，犹宜热而行之；里寒而可用姜附之热者，犹宜寒而行之。余恐来者不明《内经》发表攻里之旨，故并以孟坚五苦六辛之说附于卷末。

汗下吐三法该尽治病诠十三

人身不过表里，气血不过虚实。表实者里必虚，里实者表必虚；经实者络必虚，络实者经必虚，病之常也。良工之治病者，先治其实，后治其虚，亦有不治其虚时。粗工之治病，或治其虚，或治其实，有时而幸中，有时而不中。谬工之治病，实实虚虚，其误人之迹常著，故可得而罪也。惟庸工之治病，纯补其虚，不敢治其实，举世皆曰平稳，误人而不见其迹，渠亦自不省其过，虽终老而不悔。且曰：吾用补药也，何罪焉？病人亦曰：彼以补药补我，彼何罪焉？虽死而亦不知觉。夫粗工之与谬工非不误人，惟庸工误人最深，如鲧湮洪水，不知五行之道。夫补者人所喜，攻者人所恶，医者与其逆病人之心而不见用，不若顺病人之心而获利也，岂复计病者之死生乎？呜呼！世无真实，谁能别之？今余著此吐汗下三法之诠，所以该治病之法也，庶几来者有所凭藉耳。

夫病之一物，非人身素有之也，或自外而入，或由内而生，皆邪气也。邪气加诸身，速攻之可也，速去之可也，揽而留之可乎？虽愚夫愚妇，皆知其不可也。及其闻攻则不悦，闻补则乐之，今之医者曰：当先固其元气，元气实，邪自去。世间如此妄人何其多也！夫邪之中人，轻则传久而自尽，颇甚则传久而难已，更甚则暴死。若先论固其元气，以补剂补之，真气未胜而邪已交驰横骛而不可制矣。惟脉脱下虚，无邪无积之人始可议补，其余有邪积之人而议补者，皆鲧湮洪水之徒也。今予论吐汗下三法，先论攻其邪，邪去而元气自复也。况予所论之法谙练日久，至精至熟，有得无失，所以敢为来者言也。

天之六气，风、暑、火、湿、燥、寒；地之六气，雾、露、雨、雹、冰、泥；人之六味，酸、苦、甘、辛、咸、淡。故天邪发病，多在乎上；地邪发病，多在乎下；人邪发病，多在乎中，此为发病之三也。处之者三，出之者亦三也。诸风寒之邪结搏皮肤之间，藏于经络之内，留而不去，或发疼痛走注，麻痹不仁，及四肢肿痒拘挛，可汗而出之。风痰宿食在膈或上脘，可涌而出之。寒湿固冷，热客下焦，在下之病，可泄而出之。《内经》散论诸病，非一状也，流言治法，非一阶也。《至真要大论》等数篇言运气所生诸病，各断以酸苦甘辛咸淡以总括之。其言补时见一二，然其补非今之所谓补也，文具于补论条下，如辛补肝，咸补心，甘补肾，酸补脾，苦补肺。若此之补，乃所以发腠理，致津液，通血气。至其统论诸药，则曰辛、甘、淡三味为阳，酸、苦、咸三味为阴。辛甘发散，淡渗泄，酸苦咸涌泄。发散者归于汗，涌者归于吐，泄者归于下。渗为解表归于汗，泄为利小溲归于下。殊不言补，乃知圣人止有三法，无第四法也。

然则圣人不言补乎？曰：盖汗、下、吐，以若草木治病者也。补者，以谷、肉、果、菜养口体者也。夫谷、肉、果、菜之属犹君之德教也，汗、下、吐之属犹君之刑罚也。故曰：德教，兴平之粱肉；刑罚，治乱之药石。若人无病，粱肉而已，及其有病，当先诛伐有过。病之去也，粱肉补之，如世已治矣，刑措而不用，岂可以药石为补哉？必欲去大病大瘵，非吐、汗、下末由也已。然今之医者不得尽汗、下、吐法，各立门墙，谁肯屈己之高而一问哉？且予之三法能兼众法，用药之时，有按有跷，有揃有导，有减有增，有续有止。今之医者不得予之法，皆仰面傲笑曰：吐者，瓜蒂而已矣；汗者，麻黄、升麻而已矣；下者，巴豆、牵牛、朴硝、大黄、甘遂、芫花而已矣。既不得其术，从而诬之，予固难与之苦辩，故作此诠。

所谓三法可以兼众法者，如引涎、漉涎、嚏气、追泪，凡上行者，皆吐法也。灸、蒸、熏、渫、洗、熨、烙、针刺、砭射、导引、按摩，凡解表者，皆汗法也。催生下乳、磨积逐水、破经泄气，凡下行者，皆下法也。以余之法所以该众法也，然予亦未尝以此三法遂弃众法，各相其病之所宜而用之。以十分率之，此三法居其八九，而众所当才一二也。或言《内经》多论针而少论药者，盖圣人欲明经络，岂知针之理即所谓药之理。即今著吐、汗、下三篇，各条药之轻重寒温于下，仍于三法之外别著原补一篇，使不预三法，恐后之医者泥于补，故置之三篇之末，使用药者知吐中有汗，下中有补，止有三法。《内经》曰：知其要者，一言而终。是之谓也。

凡在上者皆可吐式十四

夫吐者，人之所畏，且顺而下之尚犹不乐，况逆而上之，不悦者多矣。然自胸以上大满大实，病如胶粥，微丸微散皆儿戏也，非吐病安能出？仲景之言曰大法春宜吐，盖春时阳气在上，人气与邪气亦在上，故宜吐也。涌吐之药或丸或散，中病则止，不必尽剂，过则伤人。然则四时有急吐者，不必直待春时也，但仲景言其大法耳。今人不得此法，遂废而不行，试以名方所记者略数之。如仲景《伤寒论》中以葱根白豆豉汤以吐头痛，栀子厚朴汤以吐懊憹，瓜蒂散以吐伤寒六七日，因下后腹满无汗而喘者，如此三方，岂有杀人者乎？何今议予好涌者多也！又如孙氏《千金方》风论中数方往往皆效；近代《本事方》中稀涎散，吐膈实中满、痰厥失音、牙关紧闭、如丧神守；《万全方》以郁金散吐头痛眩运、头风恶心、沐浴风；近代《普济方》以吐风散、追风散吐口噤不开、不省人事，以皂角散吐涎潮；

《总录》方中以常山散吐疟;《孙尚方》以三圣散吐发狂，神验方吐舌不正;《补亡篇》以远志去心，春分前服之，预吐瘟疫。此皆前人所用之药也，皆有效者，何今之议予好涌者多也。

惟《养生必用方》言如吐其涎，令人跛躄，《校正方》已引风门中碧霞丹为证，予不须辨也。但《内经》明言高者越之，然《名医录》中惟见太仓公、华元化、徐文伯能明律用之，自余无闻，乃知此法废之久矣。今予骤用于千载寂寥之后，宜其惊且骇也。惜乎黄帝、岐伯之书，伊挚、仲景之论，弃为闲物，纵有用者，指为山野无韵之人，岂不谬哉？予之用此吐法非偶然也。曾见病之在上者，诸医尽其技而不效，余反思之，投以涌剂，少少用之，颇获征应。既久，乃广访多求，渐臻精妙，过则能止，少则能加，一吐之中，变态无穷，屡用屡验，以至不疑。

故凡可吐令条达者，非徒木郁然，凡在上者皆宜吐之。且仲景之论，胸上诸实郁而痛不能愈，使人按之，及有涎唾，下痢十余行，其脉沉迟，寸口脉微滑者，此可吐之，吐之则止。仲景所谓胸上诸实，按之及有涎唾者，皆邪气在上也。《内经》曰：下痢脉迟而滑者，内实也；寸口脉微滑者，上实也。皆可吐之。王冰曰：上盛不已，吐而夺之。仲景曰：宿食在上脘，当吐之。又如宿饮酒积在上脘者亦当吐之，在中脘者当下而去之。仲景曰：病人手足厥冷，两手脉乍结，以客气在胸中，心下满而烦，欲食不能食者，知病在胸中，当吐之。余尝用吐方，皆是仲景方中瓜蒂散吐伤寒头痛，用葱根白豆豉汤以吐杂病头痛，或单瓜蒂，名独圣，加茶末少许以吐痰饮食，加全蝎梢以吐两胁肋刺痛、濯濯水声者。《内经》所谓湿在上，以苦吐之者，其是谓欤。

今人亦有窃予之法者，然终非口授，或中或否，或涌而不能出，或出而不能止。岂知上涌之法名曰撩痰，撩之一字自有擒纵卷舒。顷有一工，吐陈下一妇人，半月不止，涎至数斗，命悬须臾，仓皇失计，求予解之。予使煎麝香汤，下咽立止。或问：麝香何能止吐？予谓之曰：瓜苗闻麝香即死。吐者，瓜蒂也，所以立解。如藜芦吐者不止，以葱白汤解之；以石药吐者不止，以甘草、贯众解之；诸草木吐者，可以麝香解之。以《本草》考之，吐药之苦寒者，有豆豉、瓜蒂、茶末、栀子、黄连、苦参、大黄、黄芩；辛苦而寒者，有郁金、常山、藜芦；甘苦而寒者，有地黄汁；苦而温者，有木香、远志、厚朴；辛苦而温者，有薄荷、芫花；辛而温者，有谷精草、葱根须；辛而寒者，有轻粉；辛甘而温者，有乌头、附子尖；酸而寒者，有晋矾、绿矾、齑汁；酸而平者，有铜绿；甘酸而平者，有赤小豆；酸而温者，有饭浆；酸辛而寒者，有胆矾；酸而寒者，有青盐、白米饮；辛咸而温者，有皂角；甚咸而寒者，有沧盐；甘而寒者，有牙硝；甘而微温且寒者，有参芦头；甘辛而热者，有蝎梢。凡此三十六味，惟常山、胆矾、瓜蒂有小毒，藜芦、芫花、轻粉、乌附尖有大毒，外二十六味皆吐药之无毒者，各对证擢而用之。此法宜先小服，不满，积渐加之。

余之撩痰者，以钗股、鸡羽探引不出，以齑投之，投之不吐，再投之，且投且探，无不出者。吐至昏眩，慎勿惊疑。《书》曰：若药不瞑眩，厥疾弗瘳。如发头眩，可饮冰水立解。如无冰时，新汲水亦可。强者可一吐而安，弱者可作三次吐之，庶无损也。吐之次日，有顿快者，有转甚者，盖饮之而吐未平也，俟数日当再涌之。如觉渴者，冰水、新水、瓜、梨、柿及凉物皆不禁，惟禁贪食过饱，硬物、干脯难化之物。心火既降，中脘冲和，阴道必强，大禁房劳、大忧悲思。病人既不自责，众议因而噪之，归罪于吐法，起谤其由此也。故性行刚暴、好怒喜淫之人不可吐；左右多嘈杂之言不可吐；病人颇读医书，实非深解者不可吐；主病者不能辨邪正之说不可吐；病人无正性，妄言妄从，反覆不定者不可吐；病势巇危，老弱气衰者不可吐；自吐不止，亡阳血虚者不可吐；诸吐血、呕血、咯血、衄血、嗽血、崩血、失血者皆不可吐。吐则转生他病，浸成不救，反起谤端。虽恳切求，慎勿强从，恐有一失，愈令后世不信此法，以小不善累大善也。必标本相得，彼此相信，真知此理，不听浮言，审明某经某络，某脏某腑，某气某血，某邪某病，决可吐者，然后吐之。是予之所望于后之君子也，庶几不使此道湮微，以新传新耳。

凡在表者皆可汗式十五

风、寒、暑、湿之气入于皮肤之间而未深，欲速去之，莫如发汗。圣人之刺热五十九刺，为无药而设也，皆所以开玄府而逐邪气，与汗同。然不若以药发之，使一毛一窍无不启发之为速也。然发汗亦有数种，世俗止知惟温热者为汗药，岂知寒凉亦能汗也，亦有熏渍而为汗者，亦有导引而为汗者。如桂枝汤、桂枝麻黄各半汤、五积散、败毒散，皆发汗甚热之药也；如升麻汤、葛根汤、解肌汤、逼毒散，皆辛温之药也；如大柴胡汤、小柴胡汤、柴胡饮子，苦寒之药也；如通圣散、双解散、当归散子，皆辛凉之药也。故外热内寒宜辛温，外寒内热宜辛凉。平准所谓导引而汗者，华元化之虎、鹿、熊、猴、鸟五禽之戏，使汗出如傅粉，百疾皆愈。所谓熏渍而汗者，如张苗治陈廪丘，烧地布桃叶蒸之，大汗立愈。又如许胤宗治许太后感风不能言，作防风汤数斛，置于床下，气如烟雾，如其言，遂愈能言。此皆前人用之有验者。

以《本草》校之，荆芥、香白芷、陈皮、半夏、细辛、苍术，其辛而温者乎；蜀椒、胡椒、茱萸、大蒜，其辛而大热者乎；生姜，其辛而微温者乎；天麻、葱白，其辛而平者乎；青皮、薄荷，其辛苦而温者乎；防己、秦艽，其辛而且苦者乎；麻黄、人参、大枣，其甘而温者乎；葛根、赤茯苓，其甘而平者乎；桑白皮，其甘而寒者乎；防风、当归，其甘辛而温者乎；附子，其甘辛而大热者乎；官桂、桂枝，其甘辛而大热者乎；厚朴，其苦而温者乎；桔梗，其苦而微温者乎；黄芩、知母、枳实、地骨皮，其苦而寒者乎；前胡、柴胡，其苦而微寒者乎；羌活，其苦辛而微温者乎；升麻，其苦甘且平者乎；芍药，其酸而微寒者乎；浮萍，其辛酸而寒者乎。凡此四十味，皆发散之属也。

惟不善择者，当寒而反热，当热而反寒，此病之所以变也。仲景曰：大法春夏宜汗。春夏阳气在外，人气亦在外，邪气亦在外，故宜发汗。然仲景举其略耳，设若秋冬得春夏之病，当不发汗乎？但春夏易汗而秋冬难耳。凡发汗欲周身漐漐然，不欲如水淋漓，欲令手足俱周遍，汗出一二时为佳。若汗暴出，邪气多不出，则当重发汗，则使人亡阳。凡发汗中病则止，不必尽剂，要在剂当，不欲过也。此虽仲景调理伤寒之法，至于杂病，复何异哉？且如伤寒，麻黄之类为表实而设也，桂枝汤之类为表虚而设也，承气汤为阴虚而设也，四逆汤为阳虚而设也。表里俱实者，所谓阳盛阴虚，下之则愈；表里俱虚者，所谓阴盛阳虚，汗之则愈也，所谓阳为表而阴为里也。如表虚亡阳，发汗则死。发汗之法，辨阴阳，别表里，定虚实，然后汗之，随治随应。

设若飧泄不止，日夜无度，完谷下出，发汗可也。《内经》曰：春伤于风，夏生飧泄。此以风为根，风非汗不出。昔有人病此者，腹中雷鸣泄注，水谷不分，小便涩滞，皆曰脾胃虚寒故耳。豆蔻、乌梅、罂粟壳、干姜、附子曾无一效，中脘脐下，灸已数千，燥热转甚，小溲涸竭，瘦削无力，饮食减少。命予视之，余以谓《应象论》曰：热气在下，水谷不分，化生飧泄；寒气在上，则生瞋胀。而气不散，何也？阴静而阳动故也。诊其两手脉息俱浮大而长，身表微热。用桂枝麻黄汤，以姜枣煎，大剂连进三服，汗出终日，至旦而愈。次以胃风汤和平脏腑，调养阴阳，食进病愈。

又贫家一男子年二十余，病破伤风，搐，牙关紧急，角弓反张，弃之空室，无人问者，时时呻呼。余怜其苦，以风药投之，口噤不能下，乃从两鼻窍中灌入咽喉，约一中碗，死中求生，其药皆大黄、甘遂、牵牛、硝石之类。良久，上涌下泄，吐且三四升，下一二十行，风搐立止，肢体柔和，旦已自能起。口虽开，尚未能言，予又以桂枝麻黄汤三两，作一服，使啜之，汗出周匝如洗，不三日而痊。

又如小儿之病，惊风搐搦，涎潮热郁，举世皆用大惊丸、抱龙丸、镇心丸等药，间有不愈者。余潜用瓜蒂、赤小豆等分，共为细末，以猪胆汁浸，蒸饼为丸，衣以螺青或丹砂，以浆水、乳汁送之。良久，风涎涌出一两掬，三五日一涌，涌三五次。

渐以通圣散稍热服之，汗漐漐然，病日已矣。

顷又治一狂人，阴不胜其阳，则脉流薄厥，阳并乃狂。《难经》曰：重阳者狂，重阴者癫。阳为腑，阴为脏，非阳热而阴寒也。热并于阳则狂，狂则生寒；并于阴则癫，癫则死。《内经》曰：足阳明胃实则狂，故登高而歌，弃衣而走，无所不为，是热之极也。以调胃承气大作汤，下数十行，三五日复上涌一二升，三五日又复下之。凡五六十日，下百余行，吐亦七八度，如吐时，暖室置火，以助其热，而汗少解，数汗方平。

又治一酒病人，头痛、身热、恶寒，状类伤寒，诊其脉，两手俱洪大，三两日不圊。余以防风通圣散约一两，用水一中碗，生姜二十余片，葱须根二十茎，豆豉一大撮，同煎三五沸，去滓，稍热，分作二服。先服一服多半，须臾以钗股探引咽中，吐出宿酒，酒之香味尚然，约一两掬，头上汗出如洗。次服少半，立愈。《内经》曰：火郁发之。发为汗之，令其疏散也。

又尝治一税官，病风寒湿痹，腰脚沉重，浮肿，夜则痛甚，两足恶寒，经五六月间犹绵胫靴足，腰膝皮肤少有跣露，则冷风袭之，流入经络，其痛转剧，走注上下，往来无定。其痛极处，便挛急而肿起，肉色不变，腠理间如虫行，每遇风冷，病必转增，饮食转减，肢体瘦乏，须人扶掖，犹能行立。所服者，乌附姜桂，种种燥热；燔针著灸，莫知其数，前后三年，不获一愈。一日，命予脉之，其两手皆沉滑有力。先以导水丸、通经散各一服，是夜泻三十余行，痛减半。遂渐服赤茯苓汤、川芎汤、防风汤，此三方在《宣明论》中治痹方是也。日三服，煎七八钱，漐漐然汗出。余又作玲珑灶法熏蒸，血热病必增剧。诸汗法古方亦多有之，惟以吐发汗者，世罕知之。故予尝曰：吐法兼汗，良以此夫！

凡在下者皆可下式十六

下之攻病，人亦所恶闻也。然积聚陈莝于中，留结寒热于内，留之则是耶？逐之则是耶？《内经》一书惟以气血通流为贵，世俗庸工惟以闭塞为贵，又止知下之为泻，又岂知《内经》之所谓下者，乃所谓补也。陈茎去而肠胃洁，癥瘕尽而荣卫昌，不补之中有真补者存焉。然俗不信下之为补者，盖庸工妄投下药，当寒反热，当热反寒，未见微功，转成大害，使聪明之士亦复不信者此也。

所以谓寒药下者，调胃承气汤泄热之上药也，大、小、桃仁承气次也，陷胸汤又其次也，大柴胡又其次也。以凉药下者，八正散泄热兼利小溲，洗心散抽热兼治头目，黄连解毒散治内外上下蓄热而不泄者，四物汤凉血而行经者也，神芎丸解上下蓄热而泄者也。以温药而下者，无忧散下诸积之上药也，十枣汤下诸水之上药也。以热药下者，煮黄丸、缠金丸之类也。急则用汤，缓则用丸，或以汤送丸，量病之微甚，中病即止，不必尽剂，过而生愆。

仲景曰：大法秋宜泻。谓秋则阳气在下，人气与邪气亦在下，故宜下。此仲景言其大概耳，设若春夏有可下之疾，当不下乎？此世之庸工跼蹐迁延，误人大病者也。皆曰：夏月岂敢用过药泻脱胃气？呜呼！何不达造化之甚也？《内经》称土火之郁，发四时之气，以五月先取化源，泻土补水。又曰：土郁则夺之。王太仆注云：夺，谓下之令无壅碍也。然则于五月先防土壅之发，令人下夺，《素问》之言非欤？然随证不必下夺，在良工消息之也。予所以言此者，矫世俗，期不误大病、暴病者耳。故土郁之为夺，虽大承气汤亦无害也。试举大承气之药论，大黄苦寒，通九窍，利大小便，除五脏六腑积热；芒硝咸寒，破痰散热，润肠胃；枳实苦寒为佐使，散滞气，消痞满，除腹胀；厚朴辛温，和脾胃，宽中通气。此四味虽为下药，有泄有补，卓然有奇功。刘河间又加甘草以为三一承气，以甘和其中，最得仲景之秘也。余尝以大承气改作调中汤，加以姜枣煎之，俗见姜枣，以为补脾胃而喜服，不知其中有大黄、芒硝也。恶寒喜暖取补，故自古及今，天下皆然，此《内经》之法抑屈而不伸也。此药治中满痞气不大便者，下五七行，殊不困乏，次日必神清气快，膈空食进。《内经》曰：脾为之使，胃为之市。人之食饮酸咸甘苦，百种之味杂凑于此，壅而不行，荡其旧而新之，亦脾胃之所望也，况中州之人食杂而不劳者乎！中州土也，兼载四象，木金水火皆聚此中。故脾胃之病，奈何中州之医不善扫除仓廪，使陈莝积而不能去也。犹曰我善补，大罪也。此药有奇功，皆谓服之便成伤败，乃好丹而非素者也。

或言，男子不可久泄，妇人不可久吐，何妄论之甚也。可吐则吐，可下则下，岂问男女乎？大人小儿，一切所伤之物在胃脘，如两手脉迟而滑者，内实也，宜下之。何以别乎？盖伤宿食者恶食，伤风者恶风，伤寒者恶寒，伤酒者恶酒，至易辨也。故凡宿食在胃脘皆可下之，则三部脉平，若心下按之而硬满者，犹宜再下之。如伤寒大汗之后，重复劳发而为病者，盖下之后热气不尽故也，当再下之。若杂病腹中满痛不止者，此为内实也。《金匮要略》曰：痛而腹满，按之不痛为虚，痛者为实。《难经》曰：痛者为实。腹中满痛，里壅为实，故可下之。不计杂病、伤寒，皆宜急下之，宜大承气汤，或导水丸，或泄水丸等药，过十余行，如痛不已，亦可再服，痛已则止。至如伤寒大汗之后发热，脉沉实，及寒热往来，时时有涎嗽者，宜大柴胡汤加当归煎服之，下三五行立愈。产后慎不可作诸虚不足治之，必变作骨蒸寒热，饮食不入，肌肤瘦削，经水不行。经曰：寒则衰饮食，热则消肌肉。人病瘦削，皆粗工以药消烁之故也。呜呼！人之死者，岂为命乎？《难经》曰：实实虚虚。损不足而益有余，如此死者，医杀之耳！至如目黄、九疸、食劳，皆属脾土，可下之，宜茵陈蒿汤，或用导水丸、禹功散泻十余行，次以五苓散、桂苓甘露散、白术丸等药服之则愈矣。或腰脚胯痛，可用甘遂粉二三钱，以猪腰子薄批七八片，掺药在内，以湿纸包数重，文武火烧熟，至临卧细嚼，以温酒或米饮汤调下。至平明见一二十行，勿讶，意欲止泻，则饮水或新水顿服之，泻立止。次服通经、和气、定痛、乌金丸、蹁马丹之类则愈矣。《内经》有不因气动而病生于外者，太仆以为瘴气贼魅虫毒、蜚尸鬼击、冲薄坠堕、风寒暑湿、斫射剥割撞扑之类。至如诸落马堕井、打扑闪肭损折、汤沃火烧、车碾犬伤、肿发焮痛、日夜号泣不止者，予寻常谈笑之间立获大效。可峻泻三四十行，痛止肿消，乃以通经散下导水丸等药。如泻水少，则可再加汤剂泻之，后服和血消肿散毒之药，病去如扫。此法得之睢阳高大明、侯德和，使外伤者不致癃残跛躄之患，余非敢掩人之善，意在救人耳。

曾有邻人，杖疮发作，肿痛焮及上下，语言错乱，时时呕吐，数日不食，皆曰不救。余以通经散三四钱下神祐丸百余丸，相并而下，间有呕出者，大半已下膈矣。良久大泻数行，秽不可近，脓血涎沫瘀毒约一二斗，其病人困睡不省一日一夜。邻问予，予曰：喘息匀停，肿消痛减，故得睡也。来旦语清食进，不数日痊。救杖疮欲死者，四十年间二三百，余追思举世杖疮死者，皆枉死也。自后凡见冤人被责者，急以导水丸、禹功散大作剂料，泻惊涎一两盆，更无发肿痛焮之难。如导水丸、禹功散泄泻不动，更加之通经散、神祐丸泻之。泻讫须忌热物，止可吃新汲水一二顿，泻止立愈。至如沉积多年羸劣者，不可便服陡攻之药，可服缠积丹、三棱丸之类。《内经》曰：重者因而减之。若人年老衰弱，有虚中积聚者，止可五日一服万病无忧散。故凡积年之患岂可一药而愈，即可减而去之。

以《本草》考之：下之寒者，有戎盐之咸，犀角之酸咸，沧盐、泽泻之甘咸，枳实之苦酸，腻粉之辛，泽漆之苦辛，杏仁之苦甘；下之之微寒者，有猪胆之苦；下之大寒者，有牙硝之甘，大黄、瓜蒂、牵牛、苦瓠子、蓝汁、牛胆、羊蹄苗根之苦，大戟、甘遂之苦甘，朴硝、芒硝之苦辛；下之温者，有槟榔之辛，芫花之苦辛，石蜜之甘，皂角之辛咸；下之热者，有巴豆之辛；下之辛凉者，有猪羊血之咸；下之平者，有郁李仁之酸，桃花萼之苦。上三十味，惟牵牛、大戟、芫花、皂角、羊蹄苗根、苦瓠子、瓜蒂有小毒，巴豆、甘遂、腻粉、杏仁之有大毒，余皆无毒。

设若疫气，冒风中酒，小儿疮疹，及产后潮热，中满败血，勿用银粉、杏仁大毒之药，下之必死，不死即危。且如槟榔、犀角、皂角皆温平，可以杀虫透关节，除肠中风火燥结；大黄、芒硝、朴硝等咸寒，可以治伤寒热病，时气瘟毒，发斑泻血，燥热发狂，大作汤剂，以荡涤积热；泽泻、羊蹄苗根、牛胆、蓝叶汁、苦瓠子亦苦寒，可以治水肿遍身，腹大如鼓，大小便不利，及目黄、湿毒、九疸、食痨、疳虫、食土生米等物，分利水湿，通利大小便，荡涤肠胃间宿谷相搏。又若备急丸，以巴豆、干姜、大黄三味，蜜和丸之，亦是下药，然止可施于辛苦劳力，贫食粗辣之辈，或心腹胀满，胁肋刺痛，暴痛不住，服五七丸或十丸，泻五七行以救急。若施之富贵城郭之人则非矣，此药用砒石治疟相类，止可施之于贫食之人。若备急丸治伤寒风温，中酒冒风，及小儿疮疹，产后满闷，用之下膈，不死则危。及夫城郭之人，富贵之家，用此下药，亦不死则危矣。奈何庸人畏大黄而不畏巴豆，粗工喜巴豆而不喜大黄，盖庸人以巴豆性热而不畏，以大黄性寒而畏，粗工以巴豆剂小而喜，以大黄剂大而不喜，皆不知理而至是也。岂知诸毒中惟巴豆为甚，去油匮之蜡犹能下后使人津液涸竭，留毒不去，胸热口燥，他病转生，故下药以巴豆为禁。

余尝用前十余药，如身之使臂，臂之使手。然诸洞泄寒中者不可下，俗谓休息痢也。伤寒脉浮者不可下，表里俱虚者不宜下，《内经》中五痞心证不宜下。厥而唇青，手足冷，内热深者宜下。寒者不宜下，以脉别之。小儿内泻，转生慢惊及两目直视，鱼口出气者，亦不宜下。若十二经败甚，亦不宜下，止宜调养，温以和之，如下则必误人病耳，若其余大积大聚，大病大秘，大涸大坚，下药乃补药也。余尝曰泻法兼补法，良以此夫。

推原补法利害非轻说十七

原补一篇不当作，由近论补者与《内经》相违，不得不作耳。夫养生当论食补，治病当论药攻，然听者皆逆耳，以予言为怪，盖议者尝知补之为利，而不知补之为害也。论补者盖有六法，平补，峻补，温补，寒补，筋力之补，房室之补。以人参、黄芪之类为平补，以附子、硫黄之类为峻补，以豆蔻、官桂之类为温补，以天门冬、五加皮之类为寒补，以巴戟、苁蓉之类为筋力之补，以石燕、海马、起石、丹砂之类为房室之补。此六者，近代之所谓补者也，若施之治病，非徒功效疏阔，至其害不可胜言者。

《难经》言东方实，西方虚，泻南方，补北方。此言肝木实而肺金虚，泻心火，补肾水也。以此论之，前所谓六补者了不相涉。试举补之所以为害者，如疟，本夏伤于暑，议者以为脾寒而补之，温补之则危，峻补之则死。伤寒热病下之后，若以温辛之药补之，热当复作，甚则不救。泻血，血止之后，若温补之，血复热，小溲不利，或变水肿。霍乱吐泻，本风湿暍合而为之，温补之则危，峻补之则死。小儿疮疱之后，有温补之，必发痈肿焮痛。妇人大产之后，心火未降，肾水未升，如黑神散补之，轻则危，甚则死。老人目暗耳聩，肾水衰而心火盛也，若峻补之则肾水弥涸，心火弥盛。老人肾虚腰脊痛，肾恶燥，腰者肾之府也，峻补之则肾愈虚矣。老人肾虚无力，夜多小溲，肾主足，肾水虚而火不下，故足痿；心火上乘肺而不入脬囊，故夜多小溲。若峻补之则火益上行，脬囊亦寒矣。老人喘嗽，火乘肺也，若温补之则甚，峻补之则危。停饮之人不可补，补则痞闷转增。脚重之人不可补，补则胫膝转重。

男子二十上下而精不足，女人二十上下而血不流，皆二阳之病也。时人不识，便作积冷极惫治之，以温平补之。夫积温尚成热，而况燔针于脐下，火灸手足腕骨。《内经》本无劳证，由此变而为劳。烦渴，咳嗽涎痰，肌瘦，寒热往来，寝汗不止，日高则颜赤，皆以为传尸劳，不知本无此病，医者妄治而成之耳。夫二阳者，阳明也，胃之经也。心受之则血不流，脾受之则味不化。故男子少精，女子不月，皆由使内太过，故隐蔽委屈之事各不能为也，惟深知涌泻之法者能治之。又如春三月风伤于荣，荣为血，故阴受之。温伤于卫，卫为气，故阳受之。初发之后多与伤寒相似，头痛身热，口干潮热，数日不大便，仲景所谓阴阳俱浮，自汗出，身重多眠睡，目不欲开者是也。若以寒药下之则伤脏气，若以温药补之，则火助风温，发黄发斑，温毒热增剧矣。风温外甚，则直视，潮热谵语，寻衣撮空，惊惕而死者，温补之罪也。《内经》虽言形不足者温之以气，精不足者补之以味，气属阳，天食人以五气，血属阴，地食人以五味者，戒乎偏胜，非便以温为热也。又若经云：损者补之，劳者温之。此温乃温存之温也，岂以温为热哉？又如虚则补其母，实则泻其子者，此欲权衡之得其平也，又乌在燔针壮火，炼石烧砒，硫姜乌附然后为补哉？所谓补上欲其缓，补下欲其急者，亦焉在此等而为急哉？自有酸苦甘辛咸淡，寒凉温热平，更相君臣佐使耳。所谓平补者，使阴阳两停，是谓平补。奈时人往往恶寒喜温，甘受酷烈之毒，虽死而不悔也，可胜叹哉。

余用补法则不然，取其气之偏胜者，其不胜者自平矣。医之道，损有余乃所以补其不足也。余尝曰吐中自有汗，下中自有补，岂不信然。余尝用补法，必观病人之可补者然后补之。

昔维阳府判赵显之，病虚羸，泄泻褐色，乃洞泄寒中证也，每闻大黄气味即注泄。余诊之，两手脉沉而软，令灸分水穴一百余壮，次服桂苓甘露散、胃风汤、白术丸等药，不数月而愈。

又息城酒监赵进道，病腰痛，岁余不愈。诊其两手脉沉实有力，以通经散下五七行，次以杜仲去粗皮，细切，炒断丝，为细末，每服三钱，猪腰子一枚，薄批五七片，先以椒盐淹，去腥水，掺药在内，裹以荷叶，外以湿纸数重封，以文武火烧熟，临卧细嚼，以温酒送下。每旦以无比山药丸一服，数日而愈。

又相台监酒岳成之，病虚滑泄，日夜不止，肠鸣而口疮，俗呼为心劳口疮，三年不愈。予以长流水同姜枣煎五苓散五七钱，空心使服之，以治其下；以宣黄连与白茯苓去皮，二味各等分为末，以白面糊为丸，食后温水下三五十丸，以治其上，百日而愈。

又汝南节度副使完颜君宝，病脏毒，下衃血，发渴，寒热往来，延及六载，日渐瘦弱无力，面黄如染。余诊其两手脉沉而身凉，《内经》寒以为荣气在，故生，可治。先以七宣丸下五七行，次以黄连解毒汤加当归、赤芍药，与地榆散同煎服之，一月而愈。

若此数证，余虽用补，未尝不以攻药居其先，何也？盖邪未去而不可言补，补之则适足资寇。故病蠲之后，莫若以五谷养之，五果助之，五畜益之，五菜充之，相五脏所宜，毋使偏倾可也。凡药皆毒也，非止大毒、小毒谓之毒，虽甘草、苦参不可不谓之毒，久服必有偏胜。气增而久，夭之由也。是以君子贵流不贵滞，贵平不贵强。卢氏云强中生百病，其知言哉！人惟恃强，房劳之病作矣，何贵于补哉？以太宗、宪宗高明之资，犹陷于流俗之蔽，为方士燥药所误。以韩昌黎、元微之犹死于小溲不通、水肿。有服丹置数妾而死于暴脱，有服草乌头如圣丸而死于须疮，有服乳石、硫黄，小溲不通，有习气求嗣而死于精血，有嗜酒而死于发狂见鬼；有好茶而为癖。乃知诸药皆不可久服，但可攻邪，邪去则已。近年运使张伯英病宿伤，服硫黄、姜、附数月，一日丧明。监察陈威卿病嗽，服钟乳粉数年，呕血而殒。呜呼！后之谈补者，尚监兹哉。

证口眼㖞斜是经非窍辩十八

口眼㖞斜者，俗工多与中风掉眩证一概治之，其药则灵宝、至宝、续命、清心、一字急风、乌犀、铁弹丸。其方非不言治此证也，然而不愈者，何也？盖知窍而不知经，知经而不知气故也。何谓知窍而不知经？盖人之首有七窍，如日月、五星、七政之在天也。故肝窍目，目为肝之外候；肺窍鼻，鼻为肺之外候；心窍舌，舌无窍，心与肾合而寄窍于耳。故耳与舌俱为心之外候。俗工止知目病归之肝，口病归之脾，耳病归之肾，舌病归之心，更无改张。岂知目之内眦上下二网，足太阳及足阳明起于此；目之锐眦，足少阳起于此，手少阳至于此；鼻之左右，足阳明、手阳明侠乎此；口之左右，亦此两经环乎此。故七窍有病不可独归之五脏，当归之六阳经也。予曰俗工知窍而不知经者，此也。

何谓知经而不知气？盖世之谈方药者不啻千万，止不过坚执《本草》性味，其知十二经所出所入，所循所环，所交所合，所过所注，所起所会，所属所络，所上所下，所侠所贯，所布所散，所结所绕，所抵所连，所系所约，所同所别，千万人中或见一二名明，可谓难其人矣。然而不过执此十二经便为病本，将阳经为热，阴经为寒，向《本草》中寻药，药架上检方而已矣。病之不愈，又何讶焉？岂知《灵枢经》曰：足之阳明，手之太阳，筋急则口目为辟，此十二经乃受病之处也，非为病者也。及为病者，天之六气也。六气者何？风暑燥湿火寒是也。故曰俗工知经而不知气者，此也。

然则口目㖞斜者，此何经也？何气也？足之太阳，足之阳明，左目有之，右目亦有之；足之阳明，手之阳明，口左有之，口右亦有之，此两道也。《灵枢》又言：足阳明之筋，其病颊筋，有寒则急引颊移口，热则筋弛纵，缓不胜收，故僻。是左寒右热，则左急而右缓；右寒左热，则右急而左缓。故偏于左者，左寒而右热；偏于右者，右寒而左热也。夫寒不可径用辛热之剂，盖左中寒则逼热于右，右中寒则逼热于左，阳气不得宣行故也。而况风者，甲乙木也。口眼阳明皆为胃土，风偏贼之，此口目之所以僻也，是则然矣。

七窍惟口目㖞斜，而耳鼻独无此病者，何也？盖动则风生，静者风息，天地之常理也。考之《易》象，有足相符者。震巽主动，坤艮主静。动者皆属木，静者皆属土。观卦者，视之理也。视者，目之用也。目之上网则眨，下网则不眨。故观卦上巽而下坤。颐卦者，养之理也。养者，口之用也。口之下颔则嚼，上颔则不嚼。故颐卦上艮而下震。口目常动，故风生焉。耳鼻常静，故风息焉。当思目虽斜，而目之眦眶未尝斜；口之㖞，而口之辅车未尝㖞。此经之受病非窍之受病明矣，而况目有风轮，唇有飞门者耶。

余尝治此证，未尝用世俗之药，非故与世参商，方凿圆枘，自然龃龉者。过颍，一长吏病此，命予疗之。目之斜灸以承泣，口之㖞灸以地仓，俱效。苟不效者，当灸人迎。夫气虚风入而为偏，上不得出，下不得泄，真气为风邪所陷，故宜灸。《内经》曰：陷下则灸之。正谓此也，所以立愈。又尝过东杞，一夫亦患此，予脉其两手，急数如弦之张，甚力而实。其人齿壮气充，与长吏不同，盖风火交胜。予调承气汤六两，以水四升，煎作三升，分四服，令稍热啜之。前后约泻四五十行，去一两盆，次以苦剂投之解毒，数服，以升降水火，不旬日而愈。《脉诀》云：热则生风。若此者，不可纯归其病于窗隙之间而得，亦风火素感而然也。盖火胜则制金，金衰则木茂，木茂则风生。若东杞之人止可流湿润燥，大下之后，使加餐通郁为大。

《灵枢》虽有马膏桂酒双涂之法，此但治其外耳，非治其内也。今人不知其本，欲以单服热水，强引而行之，未见其愈者也。向之用姜、附、乌、桂、起石、硫黄之剂者，是耶？非耶？

疝本肝经宜通勿塞状十九

疝有七，前人论者甚多，非《灵枢》《素问》《铜人》之论予皆不取，非予好异也，但要穷其原耳。七疝者何？寒疝、水疝、筋疝、血疝、气疝、狐疝、㿗疝，是谓七疝。俗工不识，因立谬名，或曰膀胱，或曰肾冷，或曰小肠气，小儿曰偏气，立名既谬，并丧其实，何哉？盖医者既断为膀胱、肾冷、小肠气，又曰虚寒所致，其药之用也，不鹿茸、巴戟，则杜仲、苁蓉；不附子、乌头，则干姜、官桂；不楝实、茴香，则金铃、补骨脂。朝吞暮饵，曾无殊效，三二十年，牢不可去。间因微病，稍似开通，执此微芒，浸成大错，标既不除，本必归甚，处处相传，曾无觉者。

岂知诸疝皆归肝经，其奈痛流归之小肠脬囊。夫膀胱水府专司渗泄，小肠水道专主通流。肾为少阴，总统二水，人之小溲自胃入小肠，渗入膀胱。膀胱者，脬囊也。气化则水出茎端，此常道也。及其为疝，乃属足厥阴肝经，盖环阴器而上入小腹者，足厥阴肝经也。夫肝肾皆属于下，与冲任督相附。然《灵枢经》言足厥阴肝经病则有遗溺、癃闭、狐疝，主肾与膀胱、小肠三经则不言疝，是受疝之处乃肝之部分也。且《内经》男子宗筋为束骨之会也，而肝主筋，睾者，囊中之丸，虽主外肾，非厥阴环而引之，与玉茎无由伸缩。在女子则为篡户，其内外为二，其一曰廷孔，其二曰窈漏，此足厥阴与冲任督之所会也。《灵枢》言足厥阴之经筋聚于阴器，其病伤于寒则阴缩入，伤于热则纵挺不收。治在行水清阴气。故阳明与太阴厥阴之筋皆会于阴器，惟厥阴主筋，故为疝者必本之厥阴。《灵枢》又言足厥阴之别名曰蠡沟，去内踝五寸，别走少阳，循胫上睾，结于茎。其病气逆，睾肿卒疝，实则挺长，虚则暴痒，取之所别矣，岂非厥阴为受病之处耶？《灵枢》又言邪在小肠，连睾系，属于肾，贯肝络肺，心系。气盛厥逆，上冲肠胃，熏肝，散于肓，结于脐。故取之肓原以散之，刺太阴以平之，取厥阴以下之，取巨虚下廉以去之，按其所过之经以调之。此其初虽言邪在小肠，至其治法，必曰取厥阴以下之，乃知诸疝关于厥阴可以无疑。

以脉考之，《素问》云：厥阴滑为狐疝，少阳滑为肺风疝，太阴滑为脾风疝，阳明滑为心风疝，太阳滑为肾风疝，少阴滑为肝风疝。凡此六疝，虽见于他脉中，皆言风疝者，足厥阴肝经之气也。《灵枢》亦曰：心脉微滑为心疝，肝脉滑甚为㿗癃，肾脉滑甚为癃㿗。凡此三脏脉之疝亦以滑为疝也。《素问》又云：脉大急皆为疝。心脉滑，传为心疝；肺脉沉，传为肺疝。三阴急为疝，三阳急为瘕。王太仆云：太阳受寒，血凝为瘕；太阴受寒，气聚为疝。此言太阴受寒，传之肝经也。可以温药逐之，不可以温药补之。若补之者，是欲病去而强挽留之也。历考《素问》，三阳为病，发寒热，其传为㿗疝。此亦言膀胱非受病之处，必传于厥阴部分，然后为疝也。又言病在少腹，腹痛，不得大小便，病名曰疝。得之寒，言脉急者曰疝瘕，少腹痛。凡言少腹者，岂非厥阴之部分耶？又言脾风传胃，名曰疝瘕。此谓非肝木不能为风气，名曰厥疝。盖脾土虚而不能制水，又为肝木所凌也。又言督脉为冲疝，盖厥阴与冲任督俱会于前阴也，岂不明哉。至如运气中又言岁太阳在泉，寒淫所胜，民病少腹控睾，盖寒客于小肠、膀胱，则肝木缩而不得伸行，母传之子也。阳明司天，燥淫所胜，丈夫㿗疝，妇人少腹痛，此言肝气不得上行，为金所抑，鬼贼故也。又言太阴在泉，土胜则寒气逆满，食饮不下，甚则为疝，此亦言寒客太阴湿土，土不胜水，水传之肝经也。

又尝遍阅《铜人》，俞穴亦相表里。如背上十三椎俞，肝经言寒疝。腹部中行惟阴交一穴言寒疝，任脉之所发也；关元一穴言暴疝，小肠之募，足三阴、任脉之会也；中极一穴言疝瘕，膀胱之募，亦足三阴、任脉之会也；曲骨一穴言㿉疝，任脉、足厥阴之会也。其腹部第二行，肓腧二穴言寒疝，冲脉、足少阴之会也；四满二穴言疝瘕，冲、任脉、足少阴肾之会也；其腹部第三行，大巨二穴言㿉疝，足阳明脉气之所发也；气冲二穴言㿗疝，茎中痛，两丸寒痛，亦足阳明脉气之所发也。其腹部第四行，府舍二穴言疝痛，足太阴、厥阴、阴维之交会也，亦太阴部三阴、阳明支别也；冲门二穴言阴疝，足太阴、厥阴之会也；其在侧胁者，五枢二穴言寒疝，阴邪上入少腹，带脉下三寸也。其在足六经者，足厥阴穴十名，言疝者七，谓大敦、行间、太冲、中封、蠡沟、中都、曲泉。足少阳穴十四名，言疝者一，谓丘墟穴也。足太阴穴十一名，言疝者一，谓阴陵泉也。足阳明穴十五名，言疝者一，谓阴市穴也。足少阴穴十名，言疝者五，谓然谷、太溪、照海、交信、筑宾也。足太阳穴十八名，言疝者二，谓金门、合阳也。由是言之，惟厥阴言疝独多，为疝之主也。其余经穴虽亦治疝，终非受疝之地，但与足厥阴相连耳。或在泉寒胜，木气挛缩，禁于此经；或司天燥胜，木气抑郁于此经；或忿怒悲哀，忧抑顿挫，结于此经；或药淋外固，闭尾缩精，壅于此经，其病差别如此。

不知世间之药多热补，从谁而受其方也？信其方，则《素问》《灵枢》《铜人》皆非也。信《素问》《灵枢》《铜人》，则俗方亦皆非也。不知后之君子以孰为是。呜呼！余立于医四十余岁，使世俗之方人人可疗，余亦莫知敢废也。谙练日久，因经识病，然后不惑。且夫遗溺、闭隆，阴痿、脬痹，精滑、白淫，皆男子之疝也，不可妄归之肾冷。血涸不月，月罢腰膝上热，足躄，嗌干，癃闭，少腹有块，或定或移，前阴突出，后阴痔核，皆女子之疝也。但女子不谓之疝而谓之瘕。若年少而得之，不计男子妇人皆无子，故隐蔽委曲之事，了不干脬肾小肠之事，乃足厥阴肝经之职也。奈俗方止言脬、肾、小肠，殊不言肝木一句，惑人甚矣。且肝经，乙木也，木属东方，为心火之母也。凡疝者，非肝木受邪则肝木自甚也，不可便言虚而补之。《难经》所谓东方实，西方虚，泻南方，补北方，此言泻火木自平，金自清，水自旺也。

昔审言为蔡之参军也，因坐湿地，疝痛不可堪，诸药莫救。予急以导水丸、禹功散泻三十余行，肿立消，痛立减。又项关一男子，病卒疝暴痛不任，倒于街衢，人莫能动，呼予救之。余引经证之，邪气客于足厥阴之络，令人卒疝，故病阴丸痛也。余急泻大敦二穴，大痛立已。夫大敦穴者，乃是厥阴之二穴也。殄寇镇一夫，病痞疟发渴，痛饮蜜浆，剧伤冰水。医者莫知泻去其湿，反杂进姜附，湿为燥热所壅，三焦闭溢，水道不行，阴道不兴，阴囊肿坠，大于升斗。余先以导水百余丸，少顷以猪肾散投之，是夜泻青赤水一斗，遂失痛之所在。近颍尾一夫病卒疝，赤肿大痛，数日不止，诸药如水投石。予以导水一百五十丸，令三次咽之，次以通经散三钱，空腹淡酒调下。五更，下脏腑壅积之物数行，痛肿皆去，不三日，平复如故。《内经》曰：木郁则达之。达，谓吐也，令条达。肝之积本当吐者，然观其病之上下，以顺为贵，仲景所谓上宜吐，下宜泻者，此也。敢列七疝图于下，以示后之君子，庶几有所凭藉者焉。

寒疝，其状囊冷，结硬如石，阴茎不举，或控睾丸而痛。得于坐卧湿地，或寒月涉水，或冒雨雪，或卧坐砖石，或风冷处使内过劳。宜以温剂下之，久而无子。

水疝，其状肾囊肿痛，阴汗时出，或囊肿而状如水晶，或囊痒而燥出黄水，或少腹中按之作水声。得于饮水醉酒，使内过劳，汗出而遇风寒湿之气聚于囊中，故水多，令人为卒疝。宜以逐水之剂下之，有漏针去水者，人多不得其法。

筋疝，其状阴茎肿胀，或溃或脓，或痛而里急筋缩，或茎中痛，痛极则痒，或挺纵不收，或白物如精，随溲而下。久而得于房室劳伤，及邪术所使，宜以降心之剂下之。

血疝，其状如黄瓜，在少腹两旁，横骨两端约中，俗云便痈。得于重感春夏大燠，劳动使内，气血流溢，渗入脬囊，留而不去，结成痈肿，脓少血多，宜以和血之剂下之。

气疝，其状上连肾区，下及阴囊，或因号哭忿怒，则气郁之而胀，怒哭号罢则气散者是也。有一治法，以针出气而愈者，然针有得失，宜以散气之药下之。或小儿亦有此疾，俗曰偏气，得于父已年老，或年少多病，阴痿精怯，强力入房，因而有子，胎中病也。此疝不治，惟筑宾一穴言之。

狐疝，其状如瓦，卧则入小腹，行立则出小腹，入囊中。狐则昼出穴而溺，夜则入穴而不溺，此疝出入上下往来，正与狐相类也，亦与气疝大同小异，今人带钩钤是也。宜以逐气流经之药下之。

㿗疝，其状阴囊肿缒，如升如斗，不痒不痛者是也。得之地气卑湿所生，故江淮之间，湫塘之处多感此疾，宜以祛湿之药下之。女子阴户突出，虽亦此类，乃热则不禁固也，不可便谓虚寒而涩之、燥之、补之。本名曰瘕，宜以苦下之，以苦坚之。王冰云：阳气下坠，阴气上争，上争则寒多，下坠则筋缓，故睾垂纵缓，因作㿗疝也。

以上七疝，下去其病之后，可调则调，可补则补，各量病势，勿拘俗法。经所谓阴盛而腹胀不通者，㿗癃疝也，不可不下。

五虚五实攻补悬绝法二十

虚者补之，实者泻之，虽三尺之童皆知之矣。至于五实五虚，岂可与泛泛虚实用药哉？《内经》明言其状，如俗工不识何？此二证所以见杀于委靡之手也。坐视人之死，犹相夸曰："吾药稳"，以诳病家，天下士大夫亦诚以为然，以诳天下后世，岂不怪哉！夫一身犹一国也，如寻邑百万围昆阳，此五实证也，故萧王亲犯中原而笃战。如河内饥而又经火灾，此五虚证也，故汲黯不避矫诏而发仓。此可与达权知变者论，不可与贪常嗜琐者说也。故曰：庸人误天下，庸工误病人。正一理也。

《内经》曰：五实者死，五虚者亦死。夫五实者，谓五脏皆实也；五虚者，谓五脏皆虚也。腑病为阳，易治而鲜死；脏病为阴，难治而多死。经明言脉盛、皮热、腹胀、前后不通、闷瞀者，五实也。脉盛为心，皮热为肺，腹胀为脾，前后不通为肾，闷瞀为肝，五脏皆实之证也。五虚者反是脉细、皮寒、气少、泻利前后、饮食不入者，五虚也。脉细为心，皮寒为肺，气少为肝，泄利前后为肾，饮食不入为脾，此五脏皆虚之证也。夫五实为五脏俱太过，五虚为五脏俱不及。《内经》言此二证皆死，非谓必死也，谓不救则死，救之不得其道亦死也。其下复言浆粥入胃则虚者活，身汗后利则实者活，此两证自是前二证之治法也。后人不知是治法，只作辨验生死之断句，直谓病人有此则生，无此则死，虚者听其浆粥自入胃，实者听其自汗自利，便委之死地，岂不谬哉！夫浆粥入胃而不注泄则胃气和，胃气和则五虚皆实也，是以生也。汗以泄其表，利以泄其里，并泄则上下通，上下通则五实皆启矣，是以生也。此二证异常却不宜用，班氏所谓有病不服药之言，盖其病大且笃故也。

予向日从军于江淮之上。一舟子病，予诊之，乃五实也。予自幼读医经，尝记此五实之证，竟未之遇也。既见其人，窃私料之此不可以常法治，乃可大作剂而下之，殊不动摇，计竭智穷，无如之何。忽忆桃花萼丸，顿下七八十丸，连泻二百余行，与前药相兼而下，其人昏困，数日方已。盖大疾之已去，自然卧憩，不如此则病气无由衰也。徐以调和胃气之药，馏粥日加，自尔平复。

又尝过鸣鹿邸中，闻有人呻吟声息，瘦削痿然无力，予视之，乃五虚也。予急以圣散子，二服作一服，此证非三钱、二钱可塞也。续以胃风汤、五苓散等药各大作剂，使顿服，注泻方止，而浆粥入胃，不数日而其人起矣。

故五虚之受，不加峻塞不可得而实也。彼庸工治此二证，草草补泻，如一杯水救一车薪之火也。竟无成功，反曰：虚者不可补，实者不可泻，此何语也？吁！不虚者强补，不实者强攻，此自是庸工不识虚实之罪也。岂有虚者不可补，实者不可泄之理哉？予他日又思之，五实证，汗、下、吐三法俱行更快；五虚证，一补足矣。今人见五实证犹有塞之者，见五虚证，虽补之而非其药，本当生者，反钝滞迁延，竟至于死耳。夫圣散子有干姜，寻常泻利勿用，各有标本；胃风、五苓有桂，所以温经散表而分水道。圣散子之涩燥，胃风、五苓之能分，皆辛热辛温之剂也。俗工往往聚讪，以予好用寒凉，然予岂不用温补，但不遇可用之证也。谗谗谤喙，咸欲夸己以标名，从谁断之？悲夫！

卷　三

喉舌缓急砭药不同解二十一

咽与喉，会厌与舌，此四者同在一门而其用各异。喉以呼气，故喉气通于天。咽以咽物，故咽气通于地。会厌与喉上下以司开阖，食下则吸而掩，气上则呼而出，是以舌抵上腭，则会厌能闭其咽矣。四者相交为用，阙一则饮食废而死矣。此四者乃气与食出入之门户最急之处，故《难经》言七冲门，而会厌之下为吸门。及其为病也，一言可了，一言者何？曰火。《内经》曰：一阴一阳结，谓之喉痹。王太仆注云：一阴者，手少阴君火，心主之脉气也。手少阳相火，三焦之脉气也。二火皆主脉，并络于喉，气热则内结，结甚则肿胀，肿胀甚则痹，痹甚而不通则死矣。

夫足少阴循喉咙，侠舌本，少阴上侠咽，此二者诚是也。至于足阳明，下人迎，循喉咙，足太阴侠咽连舌本，手太阳循咽下膈，足厥阴循喉咙之后。此数经皆言咽喉，独少阳不言咽喉，而《内经》言一阴一阳，谓之喉痹，何也？盖人读十二经，多不读《灵枢经》中别十一，具载十二经之正。其文云：足少阳之正绕髀入毛际，合于厥阴，别者入季胁间，循胸里属胆，散之上肝贯心，以上侠咽，出颐颔，散于面，系目系，合少阳于外眦也。又手心主之正，别下渊腋三寸，入胸中，别属三焦，出循喉咙，出耳后，合少阳完骨之下。是手少阳三焦之气与手心主少阴之气相合而行于喉咙也。推十二经，惟足太阳别项下，其余皆凑于喉咙。然《内经》何为独言一阴一阳结为喉痹？盖君相二火独胜，则热结正络，故痛且速也。余谓一言可了者，火是也。故十二经中言嗌干嗌痛，咽肿颔肿，舌本强，皆君火为之也。唯喉痹急速，相火之所为也。

夫君火者，犹人火也；相火者，犹龙火也。人火焚木其势缓，龙火焚木其势速。《内经》之言喉痹，则咽与舌在其间耳，以其病同是火，故不分也。

后之医者各详其状，强立八名，曰单乳蛾、双乳蛾、单闭喉、子舌胀、木舌胀、缠喉风、走马喉痹。热气上行，结薄于喉之两傍，近外肿作，以其形似，是谓乳蛾。一为单，二为双也。其比乳蛾差小者，名闭喉。热结于舌下，复生一小舌子，名曰子舌胀。热结于舌中，舌为之肿，名曰木舌胀。木者，强而不柔和也。热结于咽，项肿绕于外，且麻且痒，肿而大者，名曰缠喉风。喉痹暴发暴死者，名走马喉痹。此八种之名虽详，若不归之火，则相去远矣。

其微者可以咸软之，而大者以辛散之。今之医者皆有其药也，如薄荷、乌头、僵蚕、白矾、朴硝、铜绿之类也。至于走马喉痹何待此乎？其生死人反掌之间耳。其最不误人者无如砭针出血，血出则病已。《易》曰血去惕出，良以此夫。昔余以治一妇人木舌胀，其舌满口，诸药不愈，余以铫针小而锐者砭之五七度，肿减，三日方平，计所出血几至盈斗。又治一男子缠喉风，肿，表里皆作，药不能下。余以凉药灌于鼻中，下十余行，外以拔毒散傅之，阳起石烧赤，与伏龙肝各等分，细末，每日以新水扫百遍，三日热始退，肿始消。又尝治一贵妇喉痹，盖龙火也，虽用凉剂而不可使冷服，为龙火宜以火逐之。人火者，烹饪之火是也。乃使爆于烈日之中，登于高堂之上，令侍婢携火炉，坐药铫于上，使药常极热，不至大沸，通口时时呷之，百余次龙火自散。此法以热行寒，不为热病扞格故也。

大抵治喉痹，用针出血最为上策，但人畏针，委曲旁求，瞬息丧命。凡用针而有针创者，宜捣生姜一块，调以热白汤，时时呷之，则创口易合。《铜人》中亦有灸法，然痛微者可用，病速者恐迟则杀人，故治喉痹之火与救火同，不容少待。《内经》：火郁发之，发谓发汗，然咽喉中岂能发汗？故出血者，乃发汗之一端也。后之君子毋执小方而曰吾药不动脏腑，又妙于出血，若幸遇小疾而获功，不幸遇大病而死矣，毋遗后悔可矣。

五积六聚治同郁断二十二

先贤说五积六聚甚明，惟治法独隐。其言五积曰：肝之积，名曰肥气，在左胁下，如覆杯，有头足，久不已，令人发咳逆痻疟，连岁不已者是也。心之积，名曰伏梁，起于脐，大如臂，上至心下，久不已，令人病烦心。脾之积，名曰痞气，在胃脘，大如覆盘，久不已，令人四肢不收，发黄疸，饮食不为肌肤，俗呼为食劳黄也。肺之积，名曰息贲，在右胁下，大如覆杯，久不愈，令人洒淅寒热，喘嗽，发肺痈。肾之积，名曰贲豚，发于少腹，上至心下，若豚状，或上或下无时，久不已，令人喘逆，骨痿，少气。此五积之状，前贤言之岂不分明，遍访医门，人人能道。及问治法，不过三棱、莪术、干漆、硇砂、陈皮、礞石、巴豆之类，复有不明标本者又从而补之，岂有病积之人大邪不出而可以补之乎？至于世之磨积取积之药，余初学医时苦曾用之，知其不效，遂为改辙，因考《内经》，骤然大悟。《内经》曰：木郁则达之，火郁发之，土郁夺之，金郁泄之，水郁折之。王太仆曰：达谓吐，发谓汗，夺谓下，泄谓利小便，折谓折其冲逆。此五者，五运为司天所制，故立此五法，与五积若不相似然。

盖五积者，因受胜已之邪而传于己之所胜，适当旺时，拒而不受，复还于胜已者，胜已者不肯受，因留结为积。故肝之积得于季夏戊己日，心之积得于秋庚辛日，脾之积得于冬壬癸日，肺之积得于春甲乙日，肾之积得于夏丙丁日。此皆抑郁不伸而受其邪也，岂待司天克运，然后为之郁哉？且积之成也，或因暴怒喜悲思恐之气，或伤酸苦甘辛咸之食，或停温凉热寒之饮，或受风暑燥寒火湿之邪。其初甚微，可呼吸按导方寸大而去之。不幸而遇庸医，强补而留之，留而不去，遂成五积。

夫肥气者，不独气有余也，其中亦有血矣，盖肝藏血故也。

伏梁者，火之郁也，以热药散之则益甚，以火灸之则弥聚。况伏梁证有二，名同而实异，不可不详焉。其一伏梁，上下左右皆有根，在肠胃之外，有大脓血，此伏梁义同肚痈。其一伏梁，身体髀股胻皆肿，环脐而痛，是为风根，不可动，动则为水溺涩之病。此二者，《内经》虽言不可动，止谓不可大下，非谓全不可下，恐病去而有害。

瘖气者，举世皆言寒则瘖，《内经》以为湿则瘖。虽因饮冷而得，其阳气为湿所畜，以热攻之则不散，以寒攻之则湿去而寒退矣。

息贲者，喘息愤而上行也，此旧说也。余以谓贲者，贲门也。手太阴之筋结胸里而贯贲，入贲下，抵季胁，其病支转筋，痛甚则成息贲。手心主结于臂，其病胸痛息贲。又云：肺下则居贲迫肺，善胁下痛。肝高则上支贲，两胁悗为息贲。若是言之，是积气于贲而不散。此《灵枢》说五脏处，言此贲自是多，故予发之。

贲豚者，贲与奔同。《铜人》言或因读书得之，未必皆然也。肾主骨，此积最深难疗，大忌吐涌，以其在下，止宜下之。

故予尝以独圣散吐肥气，揃以木架，必燠室中吐兼汗也。肝之积便言风也，吐出数升后，必有血一二滴，勿疑，病当然也，续以磨积之药调之。尝治伏梁，先以茶调散吐之兼汗，以禹功、导水夺之，继之以降火之药调之。又尝治瘖气，万举万全。先以瓜蒂散吐其酸苦黄胶腥腐之物三二升，次以导水、禹功下二三十行，末以五苓淡剂等药调之。又尝治息贲，用瓜蒂散，不计四时，置之燠室中，更以火一炉以助其汗，吐汗下三法齐行。此病不可逗留，久则伤人。又尝治贲豚，以导水、通经，三日一下之，一月十下，前后百行，次用治血化气磨积之药调之。此积虽不伤人，亦与人偕老。

若六聚之物，在腑属阳而无形，亦无定法，仿此而行之，何难之有？或言余之治积太峻，予曰不然。积之在脏如陈茎之在江河，且积之在脏，中间多着脂膜曲折之处，区臼之中；陈茎之在河江，不在中流，多在汀湾洄薄之地，遇江河之溢，一漂而去。积之在脏，理亦如之。故予先以丸药驱逐新受之食，使无梗塞，其碎着之积已离而未下，次以散药满胃而下，横江之筏，一壅而尽，设未尽者，以药调之。惟坚积不可用此法，宜以渐除，《内经》曰：坚者削之，今人言块癖是也。因述九积图附于篇末，以俟来哲，知余用心独苦久矣，而世无知者。

食积，酸心腹满，大黄、牵牛之类，甚者礞石、巴豆。

酒积，目黄口干，葛根、麦蘖之类，甚者甘遂、牵牛。

气积，噫气痞塞，木香、槟榔之类，甚者枳壳、牵牛。

涎积，咽如拽锯，朱砂、腻粉之类，甚者瓜蒂、甘遂。

痰积，涕唾稠黏，半夏、南星之类，甚者瓜蒂、藜芦。

癖积，两胁刺痛，三棱、莪术之类，甚者甘遂、蝎梢。

水积，足胫胀满，郁李、商陆之类，甚者甘遂、芫花。

血积，打扑肭瘀，产后不月，桃仁、地榆之类，甚者虻虫、水蛭。

肉积，瘿瘤核疠，腻粉、白丁香，砭刺出血，甚者硇砂、信石。

九积皆以气为主，各据所属之状而对治之。今人总此诸药，并为一方，曰可治诸积，大谬也。吾无此病，焉用此药？吾无彼病，焉用彼药？十羊九牧，何所适从，非徒无益，而又害之。

斥十膈五噎浪分支派疏二十三

病派之分自巢氏始也，病失其本亦自巢氏始也。何者？老子曰：少则得，多则惑。且俗谓噎食一证，在《内经》苦无多语，惟曰：三阳结，谓之膈。三阳者，谓大肠、小肠、膀胱也。结，谓结热也。小肠热结则血脉燥，大肠热结则后不圊，膀胱热结则津液涸，三阳既结则前后闭塞。下既不通，必反上行，此所以噎食不下，纵下而复出也。谓胃为水谷之海，日受其新，以易其陈，一日一便，乃常度也。今病噎者，三日、五日，或五七日不便，是乖其度也亦明矣。岂非三阳俱结于下，广肠枯涸，所食之物为咽所拒，纵入太仓，还出咽嗌，此阳火不下，推而上行也。故经曰：少阳所至为呕涌，溢食不下。此理岂不晓然？又《气厥论》云：肝移寒于心为狂。膈中阳气与寒相薄，故膈食而中不通。此膈阳与寒为之也，非独专于寒也。《六节脏象》又云：人迎四盛以上为格阳。王太仆云：阳盛之极，故膈拒而食不得入。《正理论》曰：格则吐逆。故膈亦当为格。后世强分为五噎，谓气、忧、食、思、劳也，后又分为十膈五噎，其派既多，其惑滋甚。

人之溢食，初未必遽然也。初或伤酒食，或胃热欲吐，或胃风欲吐。医氏不察本原，火里烧姜，汤中煮桂，丁香未已，豆蔻继之；荜茇未已，胡椒继之。虽曰和胃，胃本不寒；虽曰补胃，胃本不虚。设如伤饮，止可逐饮；设如伤食，止可逐食。岂可言虚，便将热补，《素问》无者，于法犹非。

素热之人，三阳必结，三阳既结，食必上潮。医氏犹云胃寒不纳，燔针钻肉，炷艾灼肌，苦楚万千。三阳热结，分明一句，到了难从，不过抽薪最为紧要，扬汤止沸，愈急愈增，岁月弥深，为医所误。人言可下，退阳养阴，张眼吐舌，恐伤元气。止在冲和，闭塞不通，经无来路，肠宜通畅，是以鸣肠。肠既不通，遂成噎病。

世传五噎宽中散有姜有桂，十膈散有附有乌。

今予既斥其方，信乎与否，以听后贤。或云：忧恚气结，亦可下乎？余曰：忧恚磐礴，便同火郁，太仓公见此皆下，法废以来，千年不复。今代刘河间治膈气噎食用承气三汤，独超近代。今用药者不明主使，如病风狂嘻嘻，不及观其效，犹昧本原，既懒问咨，妄兴非毁。

今予不恤，姑示后人用药之时更详轻重。假如闭久，慎勿陡攻，纵得攻开，必虑后患。宜先润养，小着汤丸，累累加之，关扃自透。其或咽噎上阻涎痰，轻用苦酸微微涌出，因而治下，药势易行。设或不行，蜜盐下导，始终勾引两药相通，结散阳消，饮食自下，莫将巴豆耗却天真，液燥津枯，留毒不去。人言此病曾下夺之，从下夺来，转虚转痞，此为巴豆，非大黄、牵牛之过。

箕城一酒官病呕吐，逾年不愈，皆以胃寒治之，丁香、半夏、青、陈、姜、附，种种燥热，烧锥燎艾，莫知其数。或少愈，或复剧，且十年大便涩燥，小便赤黄。命予视之。予曰：诸痿喘呕，皆属于上。王太仆云：上，谓上焦也。火气，炎上之气，谓皆热甚而为呕。以四生丸下三十行，燥粪肠垢何啻数升。其人昏困一二日，频以冰水呷之，渐投凉乳酪、芝麻饮，时时咽之。数日外大啜饮食，精神气血如昔，继生三子，至五旬而卒。

饮当去水温补转剧论二十四

留饮，止证也，不过畜水而已。王氏《脉经》中派之为四，痰饮、悬饮、支饮、溢饮。《千金方》又派之为五饮，皆观病之形状而定名也。今予皆不论此，论饮之所得，其来有五，有愤郁而得之者，有困乏而得之者，有思虑而得之者，有痛饮而得之者，有热时伤冷而得之者。饮证虽多，无出于此。

夫愤郁而不得伸，则肝气乘脾，脾气不化，故为留饮。肝主虑，久虑而不决则饮气不行。脾主思，久思而不已则脾结，故亦为留饮。人因劳役远来，乘困饮水，脾胃力衰，因而嗜卧，不能布散于脉，亦为留饮。人饮酒过多，肠胃已满，又复增之，脬经不及渗泄，久久如斯，亦为留饮。因隆暑津液焦涸，喜饮寒水，本欲止渴，乘快过多，逸而不动，亦为留饮。人若病饮者，岂能出此五者之外乎？

夫水者，阴物也。但积水则生湿，停酒则发燥，久则成痰。在左胁者同肥气，在右胁者同息贲。上入肺则多嗽，下入大肠则为泻，入肾则为涌。水濯濯如囊浆，上下无所之，故在太阳则为支饮，皆由气逆而得之。故湿在上者目黄面浮，在下者股膝肿厥，在中者支满痞膈痰逆。在阳不去者久则化气，在阴不去者久则成形。

今之用方者例言饮为寒积，皆用温热之剂以补之燥之。夫寒饮在中，反以热药从上投之，为寒所拒，水湿未除，反增心火，火既不降，水反下注，其上焦枯，其下寒栗。《内经》曰：出入废则神机化灭，升降息则气立孤危。渠不信夫？况乎留饮下无补法，气方隔塞，补则转增。岂知《内经》所谓留者攻之，何后人不师古之甚也！且以白术、参、苓，饮者服之，尚加闭塞，况燔针艾火，其痞可知。前人处五饮丸三十余味，其间有矾石、巴豆、附子、乌头，虽是下攻，终同燥热，虽亦有寒药相参，力孤无援。故今代刘河间依仲景十枣汤制三花神祐丸，而加大黄、牵牛，新得之疾，下三五十丸，气流饮去。

昔有病此者数十年不愈，予诊之，左手脉三部皆微而小，右手脉三部皆滑而大。微小为寒，滑大为燥。余以瓜蒂散涌其寒痰数升，汗出如沃；次以导水、禹功去肠胃中燥垢亦数升，其人半愈；然后以淡剂流其余蕴，以降火之剂开其胃口，不逾月而痊。夫黄连、黄柏可以清上燥湿，黄芪、茯苓可以补下渗湿，二者可以收后，不可以先驱。复未尽者，可以苦葶苈、杏仁、桑白皮、椒目逐水之药，伏水皆去矣。

夫治病有先后，不可乱投，邪未去时，慎不可补也。大邪新去，恐反增其气，转甚于未治之时也。昔河内有人病饮，医者断为脾湿，以木香、牵牛二味散之，下十余行；因绐病人，复变散为丸，又下十余行；复变丸为散，又十余行。病者大困，睡几一昼夜，既觉，肠胃宽润，惟思粥，食少许，日渐愈。虽同断为湿，但补泻不同，其差至此。

《内经》曰：岁土太过，雨湿流行，肾水受邪，甚则饮发中满。太阳司天，湿气变物，水饮内畜，中满不食。注云：此年太阴在泉，湿监于地，病之原始，地气生焉。少阴司天，湿土为四之气，民病鼽衄饮发。又土郁之发，民病饮发注下，胕肿身重。又太阴所至，为积饮痞隔。又太阴所至，畜满。又太阴之胜与太阴之复，皆云饮发于中。以此考之，土主湿化不主寒，水主寒化不主湿。天多黔雨，地有积潦，皆以为水。在《内经》属土，冰霜凝沍，风气凄凛，此水之化也。故曰：丑未太阴湿土，辰戌太阳寒水，二化本自不同，其病亦异。夫湿土太过则饮发于中，今人以为脾土不足，则轩岐千古之书可从乎？不可从乎？

嗽分六气毋拘以寒述二十五

嗽与咳一证也，后人或以嗽为阳，咳为阴，亦无考据。且《内经·咳论》一篇纯说嗽也，其中无咳字，由是言之，咳即嗽也，嗽即咳也。《阴阳应象大论》云：秋伤于湿，冬生咳嗽。又《五脏生成》篇云：咳嗽上气。又《诊要经终》云：春刺秋分，环为咳嗽。又《示从容》篇云：咳嗽烦冤者，肾气之逆也。《素问》惟以四处连言咳嗽，其余篇中止言咳，不言嗽，乃知咳嗽一证也。或言嗽为别一证，如《伤寒》书中说：咳逆即咽中作梯磴之声者是也。此一说非《内经》止以嗽为咳。《生气通天论》云：秋伤于湿，上逆而咳。《应象大论》文义同而无嗽字，乃知咳即是嗽明矣。余所以苦论此者，孔子曰：必也正名乎。

嗽之为病自古归之肺，此言固不易也。《素问》言：肺病喘咳逆。又曰：咳嗽上气，厥在胸中，过在手太阴、阳明。《灵枢》十二经，惟太阴肺经云肺胀满，膨膨而喘咳，他经则不言。《素问·咳论》虽言五脏六腑皆有咳，要之止以肺为主。《素问》言：皮毛者，肺之合也，皮毛先受邪气。注云：邪谓寒气。经又曰：邪气以从其合也。其寒饮食入胃，从脾脉上至于肺则肺寒，肺寒则内外合邪，因而客之则为肺咳。后人见是言，断嗽为寒，更不参较他篇，岂知六气皆能嗽人。

若谓咳止为寒邪，何以岁火太过，炎暑流行，金肺受邪，民病咳嗽？岁木不及，心气晚治，上胜肺金，咳而鼽。从革之纪，金不及也，其病嚏咳。坚成之纪，金太过也，上徵与正商同，其病咳。少阳司天，火气下临，肺金上从，咳、嚏、衄。少阳司天，火淫所胜，咳、唾血、烦心。少阳司天，主胜则胸满咳。少阳司天之气热郁于上，咳逆呕吐。三之气，炎暑至，民病咳呕。终之气，阳气不藏而咳。少阳之复，枯燥烦热，惊瘈咳衄，甚则咳逆而血泄。少阴司天，热气生于上，清气生于下，寒热凌犯而生于中，民病咳喘。三之气，天政布，大火行，余火内格，肿于上，咳喘，甚则血溢。少阴司天，客胜则鼽嚏，甚则咳喘。少阴之复，燠热内作，气动于左，上行于右，咳，皮肤痛，则入肺，咳而鼻渊。若此之类皆生于火与热也，岂可专于寒乎？

谓咳止于热与火耶？厥阴司天，客胜则耳鸣掉眩，甚则咳。若此之类乃生于风，岂可专于热与火也？

谓咳专于风耶？太阴司天，湿淫所胜，咳唾则有血，太阴之复，湿变乃举，饮发于中，咳喘有声。若此之类乃生于湿，岂可专于风也？

谓咳止于湿耶？金郁之发，民病咳逆，心胁痛，岁金太过，燥气流行，肝木受邪，民病咳，喘逆，逆甚而呕血。阳明司天，金火合德，民病咳，嗌塞。阳明司天，燥淫所胜，咳，腹中鸣。阳明司天，清复内余，则咳衄嗌塞，心膈中热，咳不止而目血出者死。阳明之胜，清发于中，嗌塞而咳。阳明之复，清气大举，咳哕烦心。若此之类皆生于燥，岂可专于湿也？

谓咳止于燥耶？太阳司天，客气胜则胸中不利，出清涕，感寒则咳。若此之类乃生于寒，岂可专于燥也？

又肺风之状，多汗恶风，色皏然白，时咳短气，昼日则差，夜暮则甚，亦风咳也。劳风，咳出青黄涕，其状如脓，大如弹丸，亦风咳也。有所亡失，所求不得，则发肺鸣。鸣则肺热叶焦，亦热咳也。阳明厥逆，喘咳身热，亦热咳也。一阳发病，少气善咳，亦火咳也。喘咳者，水气并于阳明，亦湿咳也。风水不能正偃则咳，亦湿咳也。肾气腹大胫肿，喘咳身重，亦湿咳也。脾痹者，四肢懈堕，发咳呕汗，上为大寒，亦寒咳也。

咳之六气，固然可以辨其六者之状。

风乘肺者，日夜无度，汗出头痛，涎痰不利，非风咳之云乎？

热乘肺者，急喘而嗽，面赤潮热，手足寒，乳子亦多有之，非暑咳之云乎？

火乘肺者，咳喘上壅，涕唾出血，甚者七窍血溢，非火咳之云乎？

燥乘肺者，气壅不利，百节内痛，头面汗出，寒热往来，皮肤干枯，细疮燥痒，大便秘涩，涕唾稠粘，非燥咳之云乎？

寒乘肺者，或因形寒饮冷，冬月坐卧湿地，或冒冷风寒，秋冬水中感之。嗽急而喘，非寒咳之云乎？

其治法也，风之嗽，治以通圣散加半夏、大人参半夏丸，甚者汗之；暑之嗽，治以白虎汤、洗心散、凉膈散，加蜜一匙为呷之；火之嗽，治以黄连解毒汤、洗心散、三黄丸，甚者加以咸寒大下之；湿之嗽，治以五苓散、桂苓甘露散及白术丸，甚者以三花神祐丸下之；燥之嗽，治以木香葶苈散、大黄黄连阿胶丸，甚者以咸寒大下之；寒之嗽，治以宁神散、宁肺散，有寒痰在上者，以瓜蒂散越之。此法虽已几于万全，然老幼强弱，虚实肥瘦不同，临时审定权衡可也。病有变态，而吾之方亦与之俱变，然则枯矾、干姜、乌梅、罂粟壳，其误人也不为少矣。

呜呼！有人自幼咳嗽，至老不愈而亦不死者，余平生见此等无限。或小年咳嗽，不计男女，不数月而殒者，亦无限矣。夫宁神、宁肺散，此等之人岂有不曾服者哉？其不愈而死者，以其非寒嗽故也。彼执款冬花、佛耳草，至死不移者，虽与之割席而坐可也。曹魏时，军吏李成苦咳嗽，昼夜不寐，时吐脓血，华佗以谓咳之所吐非从肺来，以苦剂二钱匕，吐脓血二升余而瘥。若此之嗽，人不可不知也。

九气感疾更相为治衍二十六

天以气而焘，地以气而持，万物盈乎天地之间，咸以气而生，及其病也，莫不以气而得。且风之气和平而莹启，热之气暄而舒荣，火之气炎暑而出行，湿之气埃溽而员盈，燥之气清劲而凄怆，寒之气寒雰而归藏。此六气时化，司化之常也。

及其变，风之气飘怒而反大凉，热之气大暄而反寒，火之气飘风燔燎而反霜凝，湿之气雷霆骤注而反烈风，燥之气散落而反湿，寒之气寒雪霜雹而反白埃，此六气之变也。故天久寒则治之以暑，天久凉则治之以暄，天久晦则治之以明，天久晴则治之以雨。夫天地之气常则安，变则病，而况人禀天地之气，五运迭侵于其外，七情交战于其中。是以圣人啬气如持至宝，庸人役物而反伤大和。此轩岐所以论诸痛皆因于气，百病皆生于气，遂有九气不同之说。

气本一也，因所触而为九。所谓九者，怒、喜、悲、恐、寒、暑、惊、思、劳也。其言曰：怒则气逆，甚则呕血及飧泄，故气逆上矣。王太仆曰：怒则阳气逆上而肝木乘脾，故甚则呕血及飧泄也。喜则气和志达，荣卫通利，故气缓矣。悲则心系急，肺布叶举而上焦不通，荣卫不散，热气在中，故气消矣。恐则精却，却则上焦闭，闭则气还，还则下焦胀，故气不行矣。王太仆云：恐则伤精，却上而不下流，下焦阴气亦回环而不散，故聚而胀也。然上焦固禁，下焦气还，故气不行也。《新校正》云：不行当作下行。寒则腠理闭，气不行，故气收矣。王太仆云：身凉则卫气沉，故皮肤文理及渗泄之处皆闭密而气不流行，卫气收敛于中而不散也。热则腠理开，荣卫通，汗大出，故气泄矣。王太仆云：人在阳则舒，在阴则惨。故热则肤腠开发，荣卫大通津液而汗大出也。惊则心无所依，神无所归，虑无所定，故气乱矣。劳则喘息汗出，内外皆越，故气耗矣。王太仆云：疲劳役则气奔速，故喘息。气奔速则阳外发，故汗出。内外皆逾越于常纪，故气耗损也。思则心有所存，神有所归，正气留而不行，故气结矣。王太仆云：系心不散，故气亦停留。

此《素问》之论九气，其变甚详，其理甚明。然论九气所感之疾则略，惟论呕血及飧泄，余皆不言。惟《灵枢》论思虑、悲哀、喜乐、愁忧、盛怒、恐惧而言其病。其言曰：知者，知养生也。必顺四时而适寒暑，和喜怒而安居处，节阴阳而和刚柔。如是则辟邪不至，而长生久视。是故怵惕思虑则伤神，神伤则恐惧，流淫而不止。因悲哀动中者，竭绝而失生；喜乐者，神荡散而不藏；愁忧者，气闭塞而不行；盛怒者，神迷惑而不治；恐惧者，神荡惮而不收。

怵惕思虑而伤神，神伤则恐惧自失，破䐃脱肉，毛瘁色夭，死于冬。脾忧愁而不解则伤意，意伤则悗乱，四肢不举，毛瘁色夭，死于春。肝悲哀动中则伤魂，魂伤则狂忘不精，不正当人，阴缩挛筋，两胁不举，毛瘁色夭，死于秋。肺喜乐无极则伤魄，魄伤则狂，狂者意不存人，皮革焦，毛瘁色夭，死于季夏。肾盛怒而不止则伤志，志伤则喜忘其人，腰脊不可俯仰屈伸，毛瘁色夭，死于季夏。恐惧不解则伤精，精伤则骨痿厥，精时自下。是故五脏主藏精者也，不可伤，伤则失守而阴虚，虚则无气，无气则死矣。

《灵枢》论神、意、魂、魄、志、精所主之病，然无寒暑惊劳四证，余以是推而广之。怒气所至，为呕血，为飧泄，为煎厥，为薄厥，为阳厥，为胸满胁痛。食则气逆而不下，为喘渴烦心，为消瘅，为肥气，为目暴盲，耳暴闭，筋解，发于外为疽痈。喜气所至，为笑不休，为毛发焦，为内病，为阳气不收，甚则为狂。悲气所至，为阴缩，为筋挛，为肌痹，为脉痿，男为数溲血，女为血崩，为酸鼻辛頞，为目昏，为少气不足以息，为泣，为臂麻。恐气所至，为破䐃脱肉，为骨酸痿厥，为暴下绿水，为面热肤急，为阴痿，为惧而脱颐。惊气所至，为潮涎，为目睘，为口呿，为痴痫，为不省人，为僵仆，久则为痛痹。劳气所至，为咽噎病，为喘促，为嗽血，为腰痛骨痿，为肺鸣，为高骨坏，为阴痿，为唾血，为冥视，为耳闭，男为少精，女为不月，衰甚则溃溃乎若坏都，汩汩乎不可止。思气所至，为不眠，为嗜卧，为昏瞀，为中痞，三焦闭塞，为咽嗌不利，为胆瘅呕苦，为筋痿，为白淫，为得后与气快然如衰，为不嗜食。寒气所至，为上下所出水液澄沏清冷，下痢清白，吐痢腥秽，食已不饥，坚痞腹满急痛，癥瘕癞疝，屈伸不便，厥逆禁固。炅气所至，为喘呕吐酸，暴注下迫，转筋，小便混浊，腹胀大而鼓之有声如鼓，疮疽疡疹，瘤气结核，吐下霍乱，瞀郁肿胀，鼻窒鼽衄，血溢血泄，淋闭，身热恶寒，甚则瞀瘈，目昧不明，耳鸣或聋，躁扰狂越，骂詈，惊骇禁栗，如丧神守，气逆冲上，嚏腥涌溢，食不下，跗肿疼痠，暴喑暴注，暴病暴死。凡此九者，《内经》有治法，但以五行相胜之理治之。

夫怒伤肝，肝属木，怒则气并于肝而脾土受邪，木太过则肝亦自病。喜伤心，心属火，喜则气并于心而肺金受邪，火太过则心亦自病。悲伤肺，肺属金，悲则气并于肺而肝木受邪，金太过则肺亦自病。恐伤肾，肾属水，恐则气并于肾而心火受邪，水太过则肾亦自病。思伤脾，脾属土，思则气并于脾而肾水受邪，土太过则脾亦自病。寒伤形，形属阴，寒胜热则阳受病，寒太过则阴亦自病。热伤气，气属阳，热胜寒则阴受病，热太过则阳亦自病。

凡此七者更相为治。故悲可以治怒，以怆恻苦楚之言感之；喜可以治悲，以谑浪亵狎之言娱之；恐可以治喜，以迫遽死亡之言怖之；怒可以治思，以污辱欺罔之言触之；思可以治恐，以虑彼志此之言夺之。凡此五者，必诡诈谲怪，无所不至，然后可以动人耳目，易人视听，若胸中无材器之人亦不能用此五法也。炅可以治寒，寒在外者，以焠针、爇熨、烙、灸、汤而汗之；寒在内者，以热食温剂平之。寒可以治炅，炅在外者，以清房凉榻薄衣，以清剂汗之；热在内者，以寒饮、寒剂平之。惟逸可以治劳，经曰劳者温之，温，谓温存而养之。今之医者以温为温之药，差之久矣。岐伯曰以平为期，亦谓休息之也，惟习可以治惊。经曰惊者平之，平，谓平常也。夫惊以其忽然而遇之也，使习见习闻则不惊矣。此九者，《内经》自有是理，庸工废而不行，今代刘河间治五志，独得言外之意，谓五志所发，皆从心造，故凡见喜怒悲恐思之证皆以平心火为主。至于劳者伤于动，动便属阳；惊者骇于心，心便属火，二者亦以平心为主。今之医者不达此旨，遂有寒凉之谤，群聚而谍之，士大夫又从而惑之，公议何时而定耶？

昔余治一书生劳苦太过，大便结燥，咳逆上气，时喝喝然有音，唾呕鲜血。余以苦剂解毒黄连汤加木香、汉防己煎服，时时啜之，复以木香槟榔丸泄其逆气，不月余而痊。余又尝以巫跃妓抵，以治人之悲结者。余又尝以针下之时便杂舞，忽笛鼓应之，以治人之忧而心痛者。余尝击拍门窗，使其声不绝，以治因惊而畏响，魂气飞扬者。余又尝治一妇人，久思而不眠，余假醉而不问，妇果呵怒，是夜困睡。又尝以酸枣仁丸治人多忧，以白虎汤不计四时调理人之暑。余又以无忧散泻人冬月得水中之寒痹，次以麻黄汤，数两作一剂，煎以枣姜热服，汗出而愈。如未愈者以瓜蒂散涌之，以火助其汗，治寒厥亦然。余尝治大暑之病，诸药无效，余从其头数刺其痏，出血立愈。余治此数者如探囊。

然惟劳而气耗，恐而气夺者为难治。喜者少病，百脉舒和故也。昔闻山东杨先生治府主洞泄不已，杨初未对病人，与众人谈日月星辰躔度及风云雷雨之变，自辰至未，而病者听之而忘其圊。杨尝曰：治洞泄不已之人，先问其所好之事，好棋者与之棋，好乐者与之笙笛，勿辍。又闻庄先生者治以喜乐之极而病者，庄切其脉，为之失声，佯曰：吾取药去。数日更不来，病者悲泣，辞其亲友曰：吾不久矣。庄知其将愈，慰之。诘其故，庄引《素问》曰：惧胜喜。此二人可谓得玄关者也。然华元化以怒郡守而几见杀，文挚以怒齐王而竟杀之，千万人中仅得一两人而反招暴祸。若乃医，本至精至微之术，不能自保，果贱技也哉？悲夫！

三消之说当从火断二十七

八卦之中离能烜物，五行之中惟火能焚物，六气之中惟火能消物。故火之为用，燔木则消而为炭，焚土则消而为伏龙肝，炼金则消而为汁，煅石则消而为灰，煮水则消而为汤，煎海则消而为盐，干汞则消而为粉，熬锡则消而为丹。故泽中之潦涸于炎晖，鼎中之水干于壮火。

盖五脏，心为君火正化，肾为君火对化；三焦为相火正化，胆为相火对化。得其平，则烹炼饮食，糟粕去焉；不得其平，则燔灼脏腑而津液竭焉。故入水之物，无物不长；入火之物，无物不消。

夫一身之心火甚于上，为膈膜之消；甚于中，则为肠胃之消；甚于下，为膏液之消；甚于外，为肌肉之消。上甚不已则消及于肺，中甚而不已则消及于脾，下甚而不已则消及于肝肾，外甚而不已则消及于筋骨，四脏皆消尽，则心始自焚而死矣。

故《素问》有消瘅、消中、消渴、风消、膈消、肺消之说，消之证不同，归之火则一也。故消瘅者，众消之总名；消中者，善饥之通称；消渴者，善饮之同谓。惟风消、膈消、肺消，此三说不可不分。

风消者，二阳之病。二阳者，阳明也。阳明者，胃与大肠也。心受之则血不流，故女子不月；脾受之则味不化，故男子少精，皆不能成隐曲之事。火伏于内，久而不已，为风所鼓，消渴肠胃，其状口干，虽饮水而不咽，此风热格拒于贲门也。口者病之上源，故病如是。又经曰：二阳结谓之消，此消乃肠胃之消也。其善食而瘦者，名曰食㑊，此消乃肌肉之消也。

膈消者，心移热于肺，传为膈消。王太仆云：心肺两间中有斜膈膜，下际内连横膈膜。故心移热于肺，久久传化，内为膈热。消渴而多饮者，此虽肺金受心火之邪，然止是膈消，未及于肺也，故饮水至斗亦不能已。其渴也，其状多饮而数溲，或不数溲变为水肿者皆是也。此消乃膈膜之消也。

肺消者，心移寒于肺，肺主气，经曰：饮食入胃，游溢精气，上输于脾，脾之精气上归于肺，通调水道，下输膀胱，水精四布，五经并行，以为常也。《灵枢》亦曰：上焦如雾，中焦如沤，下焦如渎。今心为阳火，先受寒邪，阳火内郁，火郁内传，肺金受制，火与寒邪皆来乘肺，肺外为寒所薄，气不得施，内为火所燥，亢极水复，故皮肤索泽而辟著，溲溺积湿而频并，上饮半升，下行十合，故曰饮一溲二者死。

膈消不为寒所搏，阳气得宣散于外，故可治。肺消为寒所搏，阳气自溃于中，故不可治，此消乃消及于肺脏者也。又若脾风传之肾，名曰疝瘕。少腹冤热而痛，出白液，名曰蛊。王太仆云：消灼脂肉，如虫之蚀，日渐损削，此消乃膏液之消也。故后人论三消，指以为肾消。此犹可治，久则变瘈，不救必死。此消乃消及于肾脏者也。

夫消者必渴，渴亦有三，有甘之渴，有石之渴，有火燥之渴。

肥者令人内热，甘者令人中满，其气上溢，转为消渴。经又曰：味厚者发热。《灵枢》亦曰：咸走血，多食之人渴。咸入于胃中，其气上走中焦，注于肺，则血气走之，血与咸相得，则凝干而善渴。血脉者，中焦之道也。此皆肥甘之渴。

夫石药之气悍，适足滋热，与热气相遇，必内伤脾，此药石之渴也。

阳明司天，四之气，嗌干引饮，此心火为寒水所郁故然。少阳司天，三之气，炎暑至，民病渴。

太阳司天，甚则渴而欲饮，水行凌火，火气郁故然。少阴之复，渴而欲饮。少阳之复，嗌络经槁，渴饮水浆，色变黄赤。又伤寒五日，少阴受之，故口燥舌干而渴。肾热病者，苦渴数饮，此皆燥热之渴也。

故膏粱之人多肥甘之渴、石药之渴，藜藿奔走之人多燥热之渴，二者虽殊，其实一也。故火在上者善渴，火在中者消谷善饥，火在上中者善渴多饮而数溲，火在中下者不渴而溲白液，火遍上中下者饮多而数溲，此其别也。

后人断消渴为肾虚，水不胜火则是也。其药则非也，何哉？以八味丸治渴，水未能生而火反助也。此等本不知书，妄引王太仆之注：益火之源，以消阴翳；壮水之主，以制阳光。但益心之阳，寒亦通行，强肾之阴，热之犹可。岂知王太仆之意以寒热而行之也，肾本恶燥，又益之以火，可乎？今代刘河间自制神芎丸，以黄芩味苦入心，牵牛、大黄驱火气而下，以滑石引入肾经。此方以牵牛、滑石为君，以大黄、黄芩为臣，以芎、连、薄荷为使，将离入坎，真得《黄庭》之秘者也。而又以人参白术汤、消痞丸、大人参散、碧玉鸡苏散数法以调之，故治消渴最为得体。

昔有消渴者日饮数升，先生以生姜自然汁一盆置于密室中，具罂杓于其间，使其人入室，从而锁其门。病人渴甚，不得已而饮汁尽，渴减，《内经》辛以润之之旨。《内经》治渴，以兰除其陈气，亦辛平之剂也。先生之汤剂虽用此一味，亦必有傍药助之。初虞世曰：凡渴疾未发疮疡，便用大黄寒药利其势，使大困大虚自胜。如发疮疡，脓血流漓而飧，此真俗言也。故巴郡太守凑三黄丸能治消渴。余尝以膈数年不愈者，减去朴硝，加黄连一斤，大作剂，以长流千里水煎五七沸，放冷，日呷之数百次，以桂苓甘露散、白虎汤、生藕节汁、淡竹沥、生地黄汁相间服之，大作剂料以代饮水，不日而痊。

故消渴一证，调之而不下，则小润小濡，固不能杀炎上之势；下之而不调，亦旋饮旋消，终不能沃膈膜之干；下之调之，而不减滋味，不戒嗜欲，不节喜怒，病已而复作。能从此三者，消渴亦不足忧矣。

况《灵枢》又说：心脉滑为善渴。经又曰：滑者阳气胜。又言：五脏脉，心脉微小为消瘅。又言：五脏脆为消瘅。又言：消瘅之人，薄肤而肉坚固以深，长冲直扬，其心刚。刚者多怒，怒则气逆上，胸中畜积，血气逆留，臗皮充肌，血脉不行，转而为热，热则消肌肤，故为消瘅。又言：五脏皆柔弱者，善病消瘅。夫柔弱者必有刚强，刚强者多怒，柔弱者易伤也。

余以是遂悟气逆之人非徒病消渴，若寒薄其外，亦为痈肿、少气、狂、膈中、肺消、涌水者。热客其脏，则亦为惊、衄、膈消、柔痓、虚、肠澼死。客其腑，则为癃、溺血、口糜、伏瘕、为沉、食㑊、辛頞鼻渊、衄衊瞑目。盖此二十一证皆在《气厥论》中，经曰：诸逆冲上，皆属于火。一言可了，善读书者以是求之。

虫䘌之生湿热为主诀二十八

巢氏之衍九虫三䘌详矣，然虫之变不可胜穷，要之皆以湿热为主，不可纯归之气虚与食生。且巢氏之衍九虫也，曰伏、蛔、白、肉、肺、胃、弱、赤、蛲。伏虫，长四分，群虫之主也。蛔虫，长一尺，亦有长五六寸，其发动则腹中痛，发作肿聚，往来上下，痛有休息，亦攻心痛，口喜吐涎，及吐清水，贯伤心则死。诊其脉，腹中痛，其脉法当沉弱，今脉反洪大，是蛔虫也。白虫，长一寸，相生子孙转多，长四五尺，亦能杀人。寸白虫色白，头扁小，因饮白酒，以桑枝贯牛肉炙食之，并生粟所成。又云：食生鱼后，即饮乳酪亦生。其发动则损人精气，腰脚疼。此虫长一尺则令人死。肉虫，状如烂杏，令人烦满。肺虫，状如蚕，令人咳嗽。胃虫，状如虾蟆，令人呕逆、吐、喜哕。弱虫，状如瓜瓣，又名鬲虫，令人多唾。赤虫，状如生肉，动则腹鸣。蛲虫至微，形如菜虫，居肚肠中，多则为痔，极则为癞，因以疮处，以生痈、疽、癣、瘘、疠、痞、疥、龋。虫无故不为人患，亦不尽有，有亦不必尽多，或偏无者。此诸虫依肠胃之间，若人脏腑气实则不为害，虚则侵蚀，随其虫之动，能变成诸疾也。

三䘌者，湿䘌由脾胃虚为水湿所乘，腹内虫动，侵蚀成䘌。若上唇生疮，是虫蚀五脏，则心烦懊。若下唇生疮，是虫蚀下部，则肛门烂开。心䘌者，因虚而动，攻食心，谓之心䘌。疳䘌者有五，曰白、赤、蛲、䘌、黑。凡五疳，白者轻，赤者次，蛲者又次，䘌者又次，黑者最重。皆从肠里上食咽喉、齿龈，并生疮，下至谷道伤烂，下利脓血，呕逆，手足心热，腰脚痛，嗜卧。秋冬可，春夏甚。巢氏之论虫䘌为病之状固详矣。然虫之变此数者，天地之间气之所至，百虫争出。如厥阴所至为毛化，其应春，其虫毛，其畜犬。其应夏，其虫羽，其畜马。其应长夏，其虫倮，其畜牛。其应秋，其虫介，其畜鸡。其应冬，其虫鳞，其畜彘。其畜犬鸡，其虫毛介。其畜马彘，其虫羽鳞。其畜牛犬，其虫倮毛。其畜鸡羊，其虫介羽。其畜彘牛，其虫鳞倮。其脏肝脾，其虫毛介。其脏心肺，其虫羽鳞。其脏脾肾，其虫倮毛。其脏肺肝，其虫介羽。其脏肾心，其虫鳞倮。

地气制己胜，天气制胜己。天制色，地制形。

色者，青、黄、赤、白、黑；形者，毛、羽、倮、介、鳞。其生也，胎卵湿化；其成也，跂行飞走。故五气、五味根于中，五色、五类形于外，而有一岁之中互有胜复。故厥阴司天，毛虫静，羽虫育，介虫不成，在泉，毛虫育，倮虫耗，羽虫不育。少阴司天，羽虫静，介虫育，毛虫不成；在泉，羽虫育，介虫耗不育。太阴司天，倮虫静，鳞虫育，羽虫不成；在泉，倮虫育，鳞虫不成。少阳司天，羽虫静，毛虫育，倮虫不成；在泉，羽虫育，介虫耗，毛虫不育。阳明司天，介虫静，羽虫育，介虫不成；在泉，介虫育，毛虫耗，羽虫不成。太阳司天，鳞虫静，倮虫育；在泉，鳞虫耗，倮虫不育。如风胜则倮虫不滋。此之类也，皆五行之相克也。惟湿复则鳞见于陆，为湿土相克，水长则反增。水鳞虽多，然见于陆，则反当死，故不同也。切巢氏言，脾胃虚而为水湿所乘者，非也。乃脾胃太甚，热为水湿多也。以《玄珠》考之，虫得木之气乃生，得雨之气乃化，以知非厥阴风木之气不生，非太阴湿土之气不成。岂非风木主热，雨泽主湿所致耶？

故五行之中皆有虫，惟金之中其虫寡，冰之中无虫。且诸木有蠹，诸果有螬，诸菜有虫，诸菽有蚄，五谷有螟、螣、蝥、蠈。麦朽蛾翻，粟破虫出，草腐而萤蚊，粪积而蛴蛴。若此者，皆木之虫也。烈火之中有鼠，烂灰之中有蝇，若此者，皆火之虫也。土中盘蛇，坯中走蚓，穴蚁墙蝎，田蝼崖蜴，若此者，皆土之虫也。科蚪孕于古池，蛭马跃于荒湫，鱼满江湖，蛟龙藏海，若此者，皆水中之虫也。昔有冶者，碎一破釜，将入火炉，其铁断处，窠臼中有一虫，如米中虫，其色正赤。此釜烹饪不啻千万，不知何以生，了不可晓，亦金火之气也。惟冰之中未尝见虫焉。北方虽有冰鼠，止是食冰，非生于冰也。乃知木火属春夏，湿土属季夏，水从土化，故多虫；金从秋气，冰从冬气，故无虫焉。若以生物有彼，麴有麴虫，酱有酱虫，醯有醯虫，饮食停久皆有虫。若以为动物不生虫，如户枢不蠹之类，然动劳之人亦有虫，岂有不动者耶？且文籍衣服，故不阅不衣而不蠹，然非经季夏阴注，或曝干不待冷纳于笥中，亦不生虫蠹也。或瓮傍地湿，鼠妇来朋，墙下壤干，狗蚤居中，岂均生于湿耶？盖蚤虽不生于湿，亦有生于冬。热则虫生，寒则不生，理故然也。

夫虫之所居，必于脾胃深处。药之所过，在于中流，虫闻药气而避之，群者安得取之？予之法，先令饥甚，次以槟榔、雷丸为引，别下虫药，大下十数行，可以搐而空。濡上张子政用此法下虫数百，相衔长丈余。若夫疮久而虫蛆者，以木香槟榔散傅之神良。别有坠蛆之药，皆具方中，此不具陈也。

补论二十九

予幼岁留心于医，而未尝见其达者。贞祐间，自沃来河之南，至顿丘，而从游张君仲杰之县舍，得遇太医张子和先生，诲仲杰以医，而及于游公君宝暨不肖。猗欤大哉，先生之学！明妙道之渊源，造化之根本，讲五运之抑郁发越，六气之胜复淫郁，定以所制之法，配以所宜之方。准绳既陈，曲直自正；规矩既设，方圆自成。先生之学，其学者之准绳规矩欤！虽为人，天师可也。望而知之以尽其神，闻而知之以尽其圣，问而知之以尽其工，切而知之以尽其巧。何假饮上池之水而照见人五脏乎？一目而无余矣。

至约之法，其治有三，所用之药，其品有六。其治三，则汗下吐，其品六，则辛甘酸苦咸淡也。虽不云补，理实具焉。予恐人之惑于补而莫之解，故续补说于先生汗下吐三论之后。我辈所当闻，医流所当观，而人之所当共知也。

予考诸经，检诸方，试为天下好补者言之。夫人之好补，则有无病而补者，有有病而补者。无病而补者谁与？上而缙绅之流，次而豪富之子。有金玉以荣其身，刍豢以悦其口；寒则衣裘，暑则台榭；动则车马，止则裀褥；味则五辛，饮则长夜。醉饱之余，无所用心，而因致力于床笫，以欲竭其精，以耗散其真，故年半百而衰也。然则奈何？以药为之补矣。或咨诸庸医，或问诸游客。庸医以要用相求，故所论者轻，轻之则草木而已，草木则苁蓉、牛膝、巴戟天、菟丝之类；游客以好名自高，故所论者重，重之则金石而已，金石则丹砂、起石、硫黄之类。吾不知此为补也而补何脏乎？以为补心耶？而心为丁火，其经则手少阴，热则疮疡之类生矣。以为补肝耶？肝为乙木，其经则足厥阴，热则掉眩之类生矣。脾为己土，而经则足太阴，以热补之，则病肿满。肺为辛金，而经则手太阴，以热补之，则病膹郁。心不可补，肝不可补，脾不可补，肺不可补，莫非为补肾乎？人皆知肾为癸水，而不知经则子午君火焉。补肾之火，火得热而益炽；补肾之水，水得热而益涸。既炽其火，又涸其水，上接于心之丁火，火独用事，肝不得以制脾土，肺金不得以制肝木。五脏之极，传而之六腑，六腑之极，遍而之三焦，则百病交起，万疾俱生。小不足言，大则可惧。不疽则中，不中则暴喑而死矣，以为无病而补之者所得也。

且如有病而补之者谁欤？上而仕宦豪富之家，微而农商市庶之辈。呕而补，吐而补，泄而补，痢而补，疟而补，咳而补，劳而补，产而补。呕吐则和胃丸、丁沉煎；泻痢，豆蔻丸、御米壳散；咳，不五味则宁神散；劳，不桂附则山药；产，不乌金则黑神，吾不知此为补果何意耶？殊不知呕得热而愈酸，吐得热而愈暴，泄得热而清浊不分，痢得热而休息继至，疟得热而进不能退，咳得热而湿不能除，劳得热而火益烦，产得热而血愈崩。盖如是而死者八九，生者一二。死者枉，生者幸，幸而一生憔悴之态，人之所不堪也。视其寒，用热以补之矣。若言其补，则前所补者，此病何如？

予请为言补之法，大抵有余者损之，不足者补之，是则补之义也。阳有余而阴不足，则当损阳而补阴；阴有余而阳不足，则当损阴而补阳。热则芒硝、大黄，损阳而补阴也；寒则干姜、附子，损阴而补阳也。岂可以热药而云补乎哉？而寒药亦有补之义也。经曰：因其盛而减之，因其衰而彰之。此之谓也。或曰：形不足者，温之以气。精不足者，补之以味。执此温补二字便为温补之法，惟用温补之药。且温补二字特为形精不足而设，岂为病不病而设哉？虽曰温之，止言其气；虽曰补之，止言其味，曷尝言热药哉？至于天之邪气，感则害人五脏，实而不满，可下而已；水谷之寒热，感则害人六腑，满而不实，可吐而已；地之湿气，感则害人皮肉筋脉，邪从外入，可汗而已。然发表不远热，而无补之意。

人之所禀，有强有弱。强而病，病而愈，愈而后必能复其旧矣。弱而病，病而愈，愈而后不必复其旧矣。是以有保养之说。然有是说，热药亦安所用哉？慎言语，节饮食是矣。以日用饮食言之，则黍稷禾麦之余，食粳者有几？鸡豚牛羊之余，食血者有几？桃杏李梅之余，食梨者有几？葱韭薤蒜之余，食葵者有几？其助则姜桂椒莳，其和则盐油醯酱，常而粥羹，别而焦炒，异而烧炙，甚则以五辣生鲊而荐酒之肴，以姜醋羹羊而按酒之病。大而富贵，比此尤甚，小而市庶，亦得以享。此吾不知何者为寒，何物为冷，而以热药为补哉？日用饮食之间已为太过矣。

尝闻人之所欲者生，所恶者死，今反忘其寒之生，甘于热之死，则何如？由其不明《素问》造化之理，《本草》药性之源，一切委之于庸医之手。医者曰：寒凉之药，虽可去疾，奈何腑脏不可使之久冷，脾胃不可使之久寒，保养则固，可温补之是宜。斯言方脱诸口，已深信于心矣，如金石之不可变，山岳之不可移，以至于杀身而心无少悔。呜呼！医者之罪固不容诛，而用之者亦当分受其责也。病者之不悔不足怪也，而家家若是，何难见而难察耶？人惟不学故耳。

亦有达者之论，以《素问》为规矩准绳，以《本草》为斤斧法则矣。其药则寒凉，其剂则两，其丸则百。人之闻者，如享美馔而见蛆蝇，惟恐去之不亟也，何哉？而所见者丘垤，及见谈泰山则必骇，不耿唾而远则幸矣，尚敢冀其言之能从乎？兹正之所以难立，而邪之所以易行也。吾实忧之。且天下之不知，过不在天下而已，在医流尚不知，何责于天下哉？噫！春秋之法，责贤不责愚。所谓我辈者犹且弃道学之本源，而拘言语之末节，以文章自富，以谈辨自强，坐而昂昂，立而行行，阔其步，翼其手，自以为高人而出尘表，以天下聪明莫己若也。一旦疾之临身，瞢然无所知，茫若搏风之不可得，迷若捕影之不可获。至于不得已则听庸医之裁判，疾之愈则以为得人，不愈则以为疾之既极，无可奈何，委之于命，而甘于泉下矣。呜呼！实与愚夫殆去相远，此吾所以言之喋喋也，然而未敢必其听之何如耳。虽然吾之说非止欲我辈共知，欲医流共知，欲天下共知也。我辈共知，医流共知，天下共知，惬吾之意，满吾所望矣。

水解三十

余昔访灵台间太史，见铜壶之漏水焉。太史召司水者曰：此水已三环周，水滑则漏迅，漏迅则刻差，当易新水。余划然而悟曰：天下之水，用之灭火则同，濡槁则同。至于性从地变，质与物迁，未尝罔焉。故蜀江濯锦则鲜，济源烹楮则溫。南阳之潭渐于菊，其人多寿；辽东之涧通于参，其人多发。晋之山产矾石，泉可愈疸；戎之麓伏硫黄，汤可浴疠。扬子宜荈，淮菜宜醪。沧卤能盐，阿井能胶。澡垢以污，茂田以苦。瘿消于藻带之波，痰破于半夏之洳。冰水咽而霍乱息，流水饮而癃闭通。雪水洗目而赤退，咸水濯肌而痨干。菜之以为齑，铁之以为浆，麹之以为酒，柏之以为醋。千派万种，言不容尽。

至于井之水一也，尚数名焉，况其他者乎？及酌而倾曰倒流，出甃未放曰无根，无时初出曰新汲，将旦首汲曰井华。夫一井之水而功用不同，岂烹者之间，将行药势，独不择夫水哉？

昔有患小溲闭者，众工不能瘥，予易之长川之急流，取前药而沸之，一饮立溲。九畴闻之曰：精乎哉论也！近读《灵枢经》，有半夏汤治不瞑，以流水千里外者八升，扬之万遍，取其清五升，炊以苇火，正与此论合。乃知子和之与医，触一事一物皆成治法，如张长史草书妙天下，得之公孙剑器，用心亦劳矣。后之用水者当以子和之言为制，余于是乎作水解。

卷 四

风 一

夫风者，厥阴风木之主也。诸风掉眩，风痰风厥，涎潮不利，半身不遂，失音不语，留饮飧泄，痰实呕逆，旋运，口㖞抽搦，僵仆目眩，小儿惊悸狂妄，胃脘当心而痛，上支两胁，咽膈不通，偏正头痛，首风沐风，手足挛急。肝木为病，人气在头。

防风通圣散　防风天麻汤　防风汤　祛风丸　排风汤　小续命汤　消风散

暑 二

夫暑者，为少阴君火之主也。诸痛痒疮疡，痈疽肿毒，及胃烦热，嗌干咳喘，唾血泄血，胕肿，肩痹皆内痛，心痛，肺胀，腹胀，郁闷。风温病多发，风伤于荣，温伤于卫。血为荣，气为卫。其脉两手多沉，自汗出，身重，多睡必鼾。三日以里且宜辛凉解之，或辛温解之，如不已，里证未罢，大不可下，如下则胃中虚空。四日之外，表热入里，则谵语口干，发疹潮热，直视失溲者十死八九。肺金为病，人气在胸。及小儿疮疹丹熛，但发人气在腹。

白虎汤　桂苓甘露散　化痰玉壶丸　益元散　玉露散　石膏散

湿　三

夫湿者，为太阴湿土之主也。诸湿肿满，霍乱泄注，胕肿骨痛，及腰膝头项痛，风痹痿厥，唾有血，心悬如饥，热痛始作。三阳受之，一日太阳，二日阳明，三日少阳，可汗而已。如四日太阴，五日少阴，六日厥阴，可下而已。或七日不愈，再传，至十三日，大邪皆去，六经悉和则愈矣。肾水为病。

五苓散　葶苈木香散　白术木香汤　益元

散　大橘皮汤　神助散　桂苓白术丸

火　四

夫火者，少阳相火之主也。诸暴死，发热恶寒，痛病大作，传为水肿，面黄身痿，泄注脓血，赤白为利，痈肿疽毒，丹熛疡疹，小儿疳泻，腹胀，暴下如水，心胸中热，甚则鼽衄，胸胁皆痛，耳聋，口苦舌干，与脏毒下血，米谷不化，肠鸣切痛，消渴上喘，肺金为病。

凉膈散　黄连解毒汤　泻心散　神芎丸　八正散　调胃散　调胃承气汤

燥　五

夫燥者，是阳明燥金之主也。诸气愤郁，肠胃干涸，皮肤皴揭，胁痛，寒疟，喘咳，腹中鸣，注泄鹜溏，胁肋暴痛，不可反侧，嗌干面尘，肉脱色恶，及丈夫癞疝，妇人少腹痛，带下赤白，疮疡痤疖，喘咳潮热，大便涩燥，及马刀挟瘿之疮，肝木为病。

神功丸　脾约丸　麻仁丸　润体丸　四生丸

寒　六

夫寒者，是太阳寒水之主也。诸寒冷湿痹，肘臂挛急。秋湿既多，寒咳为嗽。痰厥心痛，心中澹澹大动，胸胁胃脘痛，不可食，食已不饥，吐利腥秽，屈伸不便，上下所出不禁，目盲，坚痞，色炱，渴而饮冷，积水，足浮肿，囊缩，四肢冷，爪甲青，心火为病。

姜附汤　四逆汤　二姜汤　术附汤　大已寒丸　理中汤

解利伤寒七

夫冒风、时气、温病、伤寒，三日以里，头痛身热恶寒，可用通圣散、益元散各五七钱，水一大碗，入生姜十余片，葱白连须者十余茎，豆豉一撮，同煎三五沸，去滓。稍热，先以多半投之，良久，用钗子于咽喉中探引，吐了不宜漱口。次用少半，亦稍热投之，更用葱醋酸辣汤投之，衣被盖覆，汗出则愈矣。如遇世乱，《内经》曰：岁火太过，炎暑流行，火气太盛，肺金受邪，上应荧惑，大而明现。若用辛凉之剂解之则万举万全也。若遇治世人安，可用升麻汤、葛根汤、败毒散辛温之剂解之，亦加葱根白、豆豉，上涌而表汗。《内经》曰：因其轻而扬之。扬者，发扬也。吐汗发扬寒热之邪，既吐汗之后，必大将息，旬日之后，其邪不复作也。

又一法，或于无药之处可用酸齑汁一大碗，煎三五沸，去菜叶，猛服讫，少间，用钗子咽喉中探引，吐了，如此三次。后煎葱酸辣汤投之，以衣被盖覆，汗出则解。《内经》曰：酸苦涌泄为阴。涌者，吐也。伤寒三日，头痛身热，是病在上也。在上者，固宜涌之，然后以淡浆粥养之，一二日则愈矣。

又一法，可用不卧散解之，于两鼻内嗃之，连嚏喷三二十次，以衣被盖覆。用此药时当于暖室中，嚏罢，以酸辣浆粥投之，汗出如洗。嚏喷者，同吐法也，此法可与双解散为表里也。

又有导引一法，可于一闲处用之。先教病人盘脚而坐，次用两手交十指攀脑后风池、风府，二穴乃是风门也。向前叩首，几至于地，如此连点一百二十数。急以葱醋粥、辛辣汤投之，汗出立解。

伤寒、温疫、时气、冒风、中暑，俱四时不正之气也。人若初感之，皆头痛、恶寒、身热，及寒热往来，腰脊强，是太阳经受之也。《内经》曰：可先治外而后治内。先用生姜、葱白、豆豉煎双解散，上涌及汗出则解。如不解者，至五六日，或不大便，喘满谵语实热，两手脉沉，可用调胃、大小承气汤下之，慎不可用银粉、巴豆霜、杏仁、芫花热药，下之则必死。此先治外而后治内也。如大汗之后，慎不可食葵羹、藿菜、羊、猪、鸡、犬、鱼、兔等肉。惟不先明，必致重困，后必难治也。伤寒七八日，发黄有斑，潮热腹满者，或痰实作止，虽诸承气汤下过者，仲景曰：寸口脉浮滑者，可用瓜蒂散吐之。然伤寒寸口脉浮滑者可用，杂病寸口脉沉者可吐。叔和云：寸脉沉兮胸有痰。启玄子曰：上盛不已，吐而夺之是也。

风 八

夫风中，失音闷乱，㖞斜口眼。《内经》曰：风之为病，善行而数变。故百病皆生于风也，可用三圣散吐之。如不省人事，牙关紧闭，粥菜不能下者，煎三圣散鼻内灌之，吐出涎，口自开也。次服通圣散、凉膈散、大人参半夏丸、桂苓甘露散等。大忌鸡猪鱼兔、酒醋荞面动风引痰之物。吐痰之法，在方论中。

头风眩运，手足时复麻痹，胃脘发痛，心腹满闷，按之如水声，可用独圣散吐之，吐讫可服辛凉清上之药。仲景曰：此寒痰结于胸中之致然也。

痹　九

夫大人小儿，风、寒、湿三气合而为痹，及手足麻木不仁者，可用郁金散吐之。吐讫以导水丸、通经散泄之。泄讫以辛温之剂发散，汗出则可服当归、芍药、乳没行经和血等药。如不愈，则便不宜服此等药。

痿　十

夫男女年少，面黄身热肌瘦，寒热往来如疟，更加涎嗽不止，或喘满面浮，此名曰肺痿，可用独圣散吐之。吐讫，次用人参柴胡饮子、小柴胡饮子加当归、桂苓甘露散之类。《内经》曰：男女之病皆同也。男子精不足，是味不化也。女子血不流，是气不用也。又曰：形不足者温之以气，精不足者补之以味是也。

厥十一

夫厥之为病，手足及膝下或寒或热也。举世传为脚气寒湿之病，岂知《内经》中本无脚气。阳气衰于下则为寒厥，阴气衰于下则为热厥。热厥为手足热，寒厥为手足寒也。阳经起于足指之表，阴经起于足心之下。阳气胜则足下热，阴气胜则足下寒。热厥者，寒在上也；寒厥者，热在上也。寒在上者，以温剂补肺金；热在上者，以凉剂清心火则愈矣。

若尸厥、痿厥、风厥、气厥、酒厥，可以涌而醒，次服降火益水、和血通气之药，使粥食调养，无不瘥者。若其余诸厥仿此行之，慎勿当疑似之间便作风气，相去邈矣。

痫十二

夫痫病，不至于目瞪如愚者，用三圣散投之。更用大盆一个于暖室中，令汗、下、吐三法俱行，次服通圣散，百余日则愈矣。至于目瞪愚者不可治，《内经》曰：神不得守，谓神乱也。

疟十三

夫富贵膏粱之人病疟，或间日，或频日，或作热，或作寒，或多寒少热，或多热少寒，宜以大柴胡汤下之。下过三五行，次服白虎汤、玉露散、桂苓甘露散之类。如不愈者是积热大甚，宜以神芎、藏用丸、三花神祐丸、调胃承气汤等药大作剂料下之。下讫，以长流水煎五苓散服之，或服小柴胡汤数服亦可。如不愈，复以常山散吐之，后服凉膈散、白虎汤之类，必愈矣。大忌热面及羊肉、鸡、猪、鱼、兔等物，如食之，疟疾复作，以致不救。

贫贱刍荛之人病疟，以饮食粗粝，衣服寒薄，劳力动作，不可与膏粱之人同法而治。临发日，可用《野夫多效方》温脾散治之，如不愈，用辰砂丹治之则愈矣。如服药讫，宜以长流水煎白虎汤、五苓散服之，不宜食热物及燥热之药，以疟疾是伤暑伏热之故也。《内经》曰：夏伤于暑，秋必痎疟。可不信哉！忌物同前。

泄痢十四

夫大人小儿暴注泻水不已，《内经》曰：注，下也。注下者，水利也。火运太过之病，火主暴逆之故也。急宜用水调桂苓甘露散、五苓散、益元散，或以长流水煎过，放冷服则愈。慎不可骤用罂粟壳、干姜、豆蔻、圣散子之类，纵泻止则肠胃不通，转生他疾。止可以分阴阳，利水道而已。

疳利十五

夫病疳利，米谷不化，日夜无度，腹中雷鸣，下利完谷出，可用导水丸、禹功散。泻讫一二日，可服胃风汤，不愈，则又可与桂枝麻黄汤，发汗则愈矣。《内经》曰：久风入中，为肠澼、飧泄。启玄子云：风在肠中，上熏于胃，所食不化而出。又云：

飧泄者，是暮食不化也。又经云：春伤于风，夏必飧泄。故可汗而愈。《内经》曰：风随汗出，痛随利减。若服豆蔻、罂粟壳之类，久而不辍则变为水肿，以成不救也。

脏毒下血十六

夫脏毒下血，可用调胃承气汤加当归。泻讫，次用芍药柏皮丸、黄连解毒汤、五苓、益元各停调下五七钱服之。《内经》曰：肠澼便血何如？答曰：澼者，肠间积水也。身热则死，寒则生。热为血气败，故死，寒为荣气在，则生。七日而死者，死于火之成数也。

下利脓血十七

夫下利脓血，腹痛不止，可用调胃承气汤，加生姜、枣煎。更下藏用七八十丸，量虚实加减。泻讫，次用长流水，调五苓散五七钱，或加灯芯煎，调下亦得，调益元散五七钱亦可。大忌油腻、一切热物，则愈矣。

水泄不止十八

夫男子妇人病水湿泻注不止，因服豆蔻、乌梅、姜、附峻热之剂，遂令三焦闭溢，水道不行，水满皮肤，身体痞肿，面黄腹大，小便赤涩，两足按之陷而复起。《内经》曰：诸湿肿满，皆属脾土。可用独圣散吐之。如时月寒凉，宜于暖室不透风处用火一盆，以藉火力出汗。次以导水、禹功散，量虚实泻十余行，湿去肿减则愈矣，是汗、下、吐三法齐行。既汗、下、吐讫，脏脏空虚，宜以淡浆粥养肠胃二三日。次服五苓散、益元同煎，灯心汤调下。如势未尽，更宜服神助散，旧名葶苈散，可以流湿润燥，分阴阳，利小便，不利小便非其法也。既平之后，宜大将息，忌鱼、盐、酒、肉、果木、房室等事，如此三年则可矣。如或不然，决死而不救也。

痔漏肿痛十九

夫痔漏肿痛，《内经》曰：因而大饱，筋脉横解，肠澼为痔。痔而不愈，变而为漏，同治湿法而治之。可先用导水丸、禹功散泻讫，次服枳壳丸、木香槟榔丸，更加以葵羹、菠菜、猪羊血等通利肠胃。大忌房室，鸡鱼酒醋等物。

霍乱吐泻二十

夫霍乱吐泻不止者，可用五苓散、益元散各停冰水调下五七钱。如无冰水，可用新汲水调下桂苓甘露散、玉露散、清凉饮子，调下五七钱，或香薷汤调下五七钱亦可。如无以上诸药，可服地浆三五盏亦可。地浆者，可于净地掘一井子，用新汲水一桶并于井，搅令浑，候澄清，连饮三五盏立愈。大忌白术汤、姜桂乌附种种燥热之药，若服之则必死矣。巢氏云：霍者，挥霍而成疾。乱者，阴阳乱也。

皆由阴阳清浊二气相干故也。

大便涩滞二十一

夫老人久病，大便涩滞不通者，可服神功丸、麻仁丸、四生丸则愈矣。时复服葵菜、菠菜、猪羊血，自然通利也。《内经》云：以滑养窍是也。此病不愈，令人失明也。

五种淋沥二十二

夫大人小儿病沙石淋，及五种淋沥闭癃，并脐腹痛，益元散主之，以长流水调下。八正散、石苇散依方服用，此三药皆可加减服之。

酒食不消散二十三

夫一切冷食不消，宿酒不散，亦同伤寒，身热恶寒，战栗，头项痛，腰脊强，及两手脉沉，不可用双解，止可用导饮丸五六十丸，量虚实加减，利五七行。所伤冷食宿酒若推尽，则头痛等病自愈也。次以五苓散、生姜、枣，长流水煎服，五六服。不可服酒癥、进食丸，此药皆犯巴豆，有热毒之故也。

酒食所伤二十四

夫膏粱之人起居闲逸，奉养过度，酒食所伤，以致中脘留饮，胀闷，痞膈醋心，可服木香导饮丸以治之。

夫芻蕘之人饮食粗粝，衣服寒薄，劳役动作，一切酒食所伤，以致心腹满闷，时呕酸水，用进食丸治之。

沉积水气二十五

夫一切沉积水气，两胁刺痛，中满不能食，头目眩者，可用茶调散，轻涌讫冷涎一二升，次服七宣丸则愈矣。木香槟榔丸、导饮丸亦妙，不可用巴豆、银粉等药。

诸积不化二十六

夫诸积不化，可服无忧散，每月泻三五次。可用桂苓白术丸散，妙功丸。大忌生硬黏滑，动风发热等物。

骨蒸热劳二十七

夫男子妇人骨蒸热劳，皮肤枯干，痰唾稠黏，四肢疼痛，面赤唇干，烦躁，睡卧不宁，或时喘嗽，饮食少味，困弱无力，虚汗黄瘦等疾，《内经》曰：男子因精不足而成，女子因血不流而得也。可先以茶调散轻涌讫，次以导水、禹功散轻泻三两行，后服柴胡饮子、桂苓甘露散、搜风丸、白术调中汤、木香槟榔丸、人参犀角散之类，量虚实选而用之。如咯血、吐血、便血，此乃亡血也，并不宜吐，吐之则神昏。《内经》曰：血者，人之神也。故亡血则不宜吐，慎不可服峻热姜附之药。若服之则饮食难进，肌肉消削，转成危笃也。

五劳之病，乃今人不明发表攻里之过也。大忌暑月于手腕、足外踝上着灸。手腕者，阳池穴也，此穴皆肌肉浅薄之处，灸疮最难痊。可及胸次、中脘、脐下、背俞、三里等穴，或有灸数十者，及以燔针，终无一效，病人反受苦，可不思之。

劳疾多馋，所思之物，但可食者，宜《食疗本草》而与之。菠菜葵羹，冰水凉物，慎不可禁，以图水谷入胃，脉道乃行也。若过忌慎则胃口闭，胃口闭则形必瘦，形瘦脉空，乃死之候也。诸劳皆可仿此。

虚损二十八

夫病人多日虚损无力，补之以无比山药丸则愈矣。

上喘中满二十九

夫上喘中满，醋心腹胀，时时作声，痞气上下不能宣畅。叔和云：气壅三焦不得昌是也。可用独圣散吐之，吐讫，次用导水、禹功轻泻三五行，不愈，更以利膈丸泻之，使上下宣通，不能壅滞。后服平胃散、五苓散、益元散、桂苓甘露散、三和散，分阴阳、利水道之药则愈。

一切涎嗽三十

夫富贵之人一切涎嗽，是饮食厚味，热痰之致然也。先用独圣散吐之，吐讫，可服人参散、通圣散加半夏，以此止嗽，更服大人参半夏丸，以之化痰也。大忌酸咸油腻，生硬热物也。

咳嗽三十一

夫贫贱之人咳嗽，内外感风冷寒湿之致然也。《内经》曰：秋伤于湿，冬生咳嗽。可服宁神散、宁肺散，加白术之类则愈矣。忌法同前。

咳逆三十二

夫男子妇人咳逆，俗呼曰呃忒，乃阴阳不和也。乃伤寒亦有咳逆者，并可用既济散治之。忌寒热物，宜食温淡物，以养胃气耳。

风痰三十三

夫风痰酒痰，或热在膈上，头目不清，涕唾稠黏，或咳嗽上喘，时发潮热，可用独圣散吐之。吐讫，可服搜风丸、凉膈散之类。《内经》曰：流湿润燥是也。

咯血衄血嗽血三十四

夫男子、妇人咯血、衄血、嗽血、咳脓血，可服三黄丸、黄连解毒汤、凉膈散，加桔梗、当归，大煎剂料，时时呷之。《内经》曰：治心肺之病最近，药剂不厌频而少，时时呷之者是也。

消渴三十五

夫三消渴，《内经》曰：三消渴者，肺消、膈消、风消也。右以缫丝煮茧汤，澄清，顿服之则愈。或取生藕汁，顿服之亦愈矣。

雷头三十六

夫雷头懒干，乃俗之谬名也。此疾是胸中有寒痰，多沐之致然也。可以茶调散吐之，吐讫冷痰三二升，次用神芎丸下三五行然后服愈风饼子则愈矣。雷头者，是头上赤肿核，或如生姜片、酸枣之状，可用铫针刺而出血，永除根本也。

头痛不止三十七

夫头痛不止，乃三阳之受病也。三阳者各分部分，头与项痛者，是足太阳膀胱之经也；攒竹痛，俗呼为眉棱痛者，是足阳明经也；额角上痛，俗呼为偏头痛者，是少阳经也；如痛久不已，则令人丧目。以三阳受病，皆胸膈有宿痰之致然也。先以茶调散吐之，后以香薷饮、白虎汤投之则愈。然头痛不止，可将葱白须豆豉汤吐之，吐讫，可服川芎、薄荷辛凉清上，搜风丸、香芎散之类。仲景曰：葱根豆豉亦吐伤寒头痛。叔和云：寸脉急而头痛是也。

两目暴赤三十八

夫两目暴赤，发痛不止，可以长流水煎盐汤吐之。次服神芎丸、四物汤之类。《内经》曰：暴病皆属火也。又曰：治病有缓急，急则治其标，缓则治其本。标者，赤肿也。本者，火热也。以草茎鼻中，出血最妙。

目肿三十九

夫目暴赤肿痛，不能开者，以青金散鼻内搐之，鼻内出血更捷。

病目经年四十

夫病赤目，经年不愈者，是头风所加之，令人头痛，可用独圣散、八正散之类。赤目肿作，是足厥阴肝经有热，利小便能去肝经风热也。

风冲泣下四十一

夫风冲泣下者，俗呼风冷泪者是也。《内经》曰：太阳经不禁固也。又曰：热则五液皆出。肝热，故泪出。风冲于外，火发于内，风火相搏，由此而泣下也。治之以贝母一枚，白腻者，胡椒七粒，不犯铜铁，研细，临卧点之可也。

风蛀牙疼四十二

夫风蛀牙疼久不愈者，用针插巴豆一枚，于灯焰上燎之，烟尽存性，于牙窝根盘上熏之则愈。

口疮四十三

夫大人小儿口疮唇紧，用酸浆水洗去白痂，临困点绿袍散。如或不愈，贴赴筵散。又不愈，贴铅白霜散则愈矣。

喉闭四十四

夫男子妇人喉闭，肿痛不能言者，刺两手大拇指去爪甲如韭叶，是少商穴。少商是肺金之井穴也，以铫针刺，血出立愈。如不愈，以温白汤口中含漱，是以热导热也。

瘿四十五

夫瘿囊肿闷，稽叔夜《养生论》云：颈如险而瘿，水土之使然也。可用人参化瘿丹，服之则消也。又以海带、海藻、昆布三味，皆海中之物，但得三味投之于水瓮中，常食亦可消矣。

背疽四十六

夫背疮初发，便可用藏用丸、玉烛散大作剂料，下脏腑一二十行，次以铫针于肿焮处乱刺血出，如此者三，后以阳起石散傅之。不可便服内托散，内犯官桂，更用酒煎，男子以背为阳，更以热投热，无乃太热乎？如疮少愈，或疮口未合，疮痂未敛，风痒时作，可服内托散，以辟风邪耳。

瘰疬四十七

夫人头目有疮肿、瘰疬，及胸臆胠胁之间或有疮痂肿核不消，及有脓水不止，可用沧盐一二两炒过，以长流水一大碗煎，放温，作三五次顿服讫。候不多时，于咽喉中探引，吐涎三二升。后服和血通经之药，如玉烛散、四物汤之类是也。《内经》曰：咸味涌泄为阴。涌者，吐也；泻者，泄也。《铜人》曰：少阳起于目锐眦，行耳后，下胁肋，过期门。瘰疬结核，马刀挟瘿，是少阳胆经多气少血之病也。

便痈四十八

夫便痈者，乃男子之疝也，俗呼为便痈。言于不便处害一痈，故名便痈也。便痈者，谬名也，《难经》《素问》所不载也。然足厥阴肝之经络是气血行流之道路也，冲任督脉亦属肝经之旁络也。《难经》

曰：男子有七疝是也。便痈者，血疝也。治之以导水丸、桃仁承气汤，或抵当汤投之，同瘀血不散而治，大作剂料，峻泻一二十行，次以玉烛散和气血，通经络之类则是也。世之多用大黄、牡蛎而已，间有不愈者，是不知和血通经之道也。

恶疮四十九

夫一切恶疮久不愈者，以木香槟榔散贴之则愈。

下疳五十

夫下疳久不愈者，俗呼曰臊疳是也。先以导水、禹功先泻肝经，外以木香散傅之，日上三两度，然后服淡粥，一二日则止。

卷　五

疮疖瘤肿五十一

夫大人疮疖，小儿赤瘤，肿发之时，疼痛不止。《内经》曰：夫诸痛痒疮疡，皆生于心火。可用一咒法禁之，法者是心法。咒曰：

龙鬼流兮诸毒肿，痈疮脓血甚被痛。

忘心称念大悲咒，三唾毒肿随手消。

上一气念咒三遍，望日月灯火取气一口，吹在疮肿丹瘤之上，右手在疮上虚收虚撮三次，左手不动，每一气念三遍，虚收虚摄三次，百无禁忌，如用之时心正为是。此法得于祖母韩氏，相传一百余年，用之救人，百发百中，若不食荤酒之人其法更灵。病疮肿者，大忌鸡猪鱼兔发热动风之物。此法不得轻侮，无药处可用之。

疮肿丹毒五十二

夫大人小儿疮肿丹毒，发热疼痛不止者，又有一法：面北端，想北海雪浪滔天，冰山无际，大寒严冷之气，取此气一口，吹在疮肿处立止。用法之人大忌五辛之菜、五厌之肉，所病之人切忌鸡猪鱼兔，酒醋湿面等物。无药之处可用此法救之。

冻疮五十三

夫冻疮者，因寒月行于冰雪中而得之。有经年不愈，用陂野中净土曝干，以大蒜捣如泥，和土捏作饼子，如大观钱厚簿，量疮口大小而贴之，泥饼子上以火艾灸之，不计艾壮多少，以泥干为度。去干饼以换湿饼，贴定灸之，不问灸数多少，有灸一二日者，直至疮痂内觉痒微痛，是冻疮活也。然后口含浆水澄清，用鸡翎一二十茎缚作刷子，于疮口上洗净，以此而洗之后不致肌肤损痛也，用软帛拭干，次用木香槟榔散傅之。夏月医之大妙。

金疮五十四

夫一切刀箭所伤，有刀箭药。用风化石灰一斤，龙骨四两，二味为细末，先于端四日采下刺蓟菜，于端午日五更合杵臼内，捣和得所，团作饼子，若酒曲，中心穿眼，悬于背阴处阴干，捣罗为细末，于疮口上掺贴。亦治里外臁并诸疮肿，大效。

又有咒法，咒曰：

今日不祥，正被某伤。一禁不疼，二禁不痛，三禁不脓不作血。急急如律令，奉敕摄。

又每念一遍，以右手收一遍，收在左手中，如此七遍，则放手吹去，却望太阳取气一口，吹在所伤处。如阴晦夜间，望北斗取气亦得。所伤之人大忌鸡、猪、鱼、兔、酒、醋、热面，动风之物。如食之则疮必发。

又一法，默想东方日出，始取气一口，日出一半，取气一口，日大圆满，取气一口，吹在所伤之处，如此三次则止。用法之人并无所忌，所伤之人禁忌同前。可于无药之处用之。

误吞铜铁五十五

夫误吞铜铁以至羸瘦者，宜用肥猪豚与葵菜羹同飧数顿，则铜铁自然下也，神验。如不食荤腥者，宜以调胃承气汤大作其剂下之，亦可也。

鱼刺麦芒五十六

夫鱼刺麦芒，一切竹木签刺咽喉，及须发惹伴在咽嗌中不能下者，《内经》曰：不因气动而病生于外。可用《道藏经》一咒法治之。咒曰：

吾请老君东流顺，老君奉敕摄摄，摄法毒水，吾托大帝尊，不到称吾者，各各现帝身，急急如律令，奉敕摄。

一气念七遍，又以左手屈中指、无名指作三山印，印上坐净水一盏，右手掐卯文作金枪印，左手在下，右手在上，左手象地，右手象天，虚挽虚卓，九次为定。左足横，右足竖，作丁字立。如作法时，望日月灯火取气一口吹在盏内，此法百无禁忌。用法之时，以正神气是也。如所伤物下，不可便与米汤、米饭吃，恐米粒误入疮口中，溃作脓也，姑以拌面羹养之数日可也。

蛇虫所伤五十七

夫犬咬蛇伤，不可便贴膏药及生肌散之类，谓毒气不出也。《内经》曰：先治内而后治外，可也。当先用导水丸、禹功散，或通经散泻十余行，即时痛减肿消，然后用膏药生肌散傅贴愈。此是先治内而后治外之法也。

杖疮五十八

夫一切虫兽所伤，及背疮肿毒，杖疮焮发，或透入里者，可服木香槟榔丸七八十丸至百丸，或百五十丸至二百丸，生姜汤下，过五七行，量虚实加减则可矣。

禁蝎五十九

夫禁蝎有一咒法，咒曰：

玉女传仙摄，敕斩蚰蜥灭。

上如有蝎螫之人来求治者，于蝎螫处望而取气一口，默念七遍，怒着作法，吹在蝎螫处。《内经》曰：蜂虿之毒，皆属于火。可用新水一盆浸之，如浸不得处，速以手帛蘸水搭之，则痛止也。用法之人大忌五厌肉。

落马坠井六十

夫一切男子妇人落马坠井，因而打扑，便生心恙，是痰涎发于上也。《内经》曰：不因气动而病生于外。可用三圣散空心吐讫。如本人虚弱疲瘁，可用独圣散吐之，吐讫，可服安魂宁魄之药，定志丸、酸枣仁、茯神之类是也。

妇人月事沉滞六十一

夫妇人月事沉滞，数月不行，肌肉不减。《内经》曰：此名为瘕为沉也。沉者，月事沉滞不行也。急宜服桃仁承气汤加当归，大作剂料服，不过三服立愈。后用四物汤补之，更可用《宣明方》槟榔丸。

血崩六十二

夫妇人年及四十以上，或悲哀太甚，《内经》曰：悲哀太甚则心系急，心系急则肺布叶举，上焦不通，热气在中，故经血崩下。心系者，血山也。如久不愈，则面黄肌瘦，慎不可与燥热之药治之，岂不闻血得热而流散。先以黄连解毒汤，次以凉膈散、四物汤等药治之而愈。四物者，是凉血也，乃妇人之仙药也。量虚实加减，以意消息用之。

腰胯疼痛六十三

夫妇人腰胯疼痛，两脚麻木，恶寒喜暖者，《内经》曰：乃是风寒湿痹。先可服除湿丹七八十丸，量虚实以意加减，次以禹功散投之，泻十余行清冷积水、青黄涎沫为验，后以长流水同生姜、枣煎五苓散服之，风湿散而血气和也。

头风眩运六十四

夫妇人头风眩运，登车乘船亦眩运眼涩，手麻发脱，健忘喜怒，皆胸中有宿痰之使然也。可用瓜蒂散吐之。吐讫，可用长流水煎五苓散、大人参半夏丸，兼常服愈风饼子则愈矣。

经血暴下六十五

夫妇人年及五十以上，经血暴下者，妇人经血终于七七之数，数外暴下，《内经》曰：火主暴速。亦因暴喜暴怒，忧结惊恐之致然也。慎不可作冷病治之，如下峻热之药则死。止可用黄连解毒汤以清于上，更用莲壳灰、棕毛以渗于下，然后用四物汤加玄胡散，凉血和经之药是也。

赤白带下六十六

夫妇人赤白带下，或出白物如脂，可服导水丸、禹功散，或单用无忧散，量虚实加减。泻讫，次用桂苓丸、五苓散、葶苈木香散，同治湿、治泻法治之，或用独圣散上涌亦可也。室女亦可。

月事不来六十七

夫妇人月事不来，室女亦可，《内经》曰：月事不来者，是胞脉闭也。胞脉者，属火而络于脬中，令气上迫肺，心气不得下通，故月事不来也。可用茶调散吐之，吐讫，可用玉烛散、当归散，或三和汤、桂苓白术散、柴胡饮子，量虚实选而用之，降心火，益肾水，开胃进食，分阴阳，利水道之药是也。慎勿服峻热之药，若服之则变成肺痿，骨蒸潮热，咳嗽咯脓，呕血而喘，小便涩滞，寝汗不已，渐至形瘦脉大，虽遇良医，亦成不救。呜呼！人之死者，岂为命耶？

妇人无子六十八

夫妇人年及二三十者，虽无病而无子，经血如常，或经血不调，乃阴不升、阳不降之故也。可独圣散上吐讫冷痰三二升，后用导水丸、禹功散泻讫三五行及十余行，或用无忧散泻十余行，次后吃葱醋白粥三五日。胃气既通，肠中得实，可服玉烛散，更助以桂苓白术丸散。二药是降心火，益肾水，既济之道，不数月而必有孕也。

若妇人有癃闭、遗溺、嗌干之诸证，虽服药、针灸亦不能孕也。盖冲任督三脉之病，故不治也。表证见内证及《热论》中。

小产六十九

夫妇人半产，俗呼曰小产也。或三月，或四五六月，皆为半产，已成男女故也。或因忧恐暴怒，悲哀太甚，或因劳力，打扑伤损，及触风寒，或著暴热，不可用黑神散、乌金散之类，内犯干姜之故，止可用玉烛散、和经散汤之类是也。

大产七十

夫妇人大产，十月满足降诞者是也。或脐腰痛，乃败血恶物之致然也。举世便作虚寒，以燥热治之，误人多矣。《难经》曰：诸痛为实。实者，热也。可用导水丸、禹功散泻五七行，慎不可便服黑神散、乌金散燥之，同半产治之则可矣。

产后心风七十一

夫妇人产后心风者，则用调胃承气汤一二两，加当归半两，细剉，用水三四盏同煎去滓，分作二服，大下三五行则愈。如不愈，三圣散吐之。

乳汁不下七十二

夫妇人有天生无乳者，不治。或因啼哭、悲怒郁结，气溢闭塞，以致乳脉不行。用精猪肉清汤调和美食，于食后调益元散五七钱，连服三五服，更用木梳梳乳，周回百余遍，则乳汁自下也。

又一法：猪蹄汤调和美味服之，乳汁亦下。合用熟猪蹄四枚食之亦效。

又一法：针肩井二穴亦效。

产后潮热七十三

夫妇人产后一二日潮热口干，可用新汲水调玉露散，或冰水调服之亦可，或服小柴胡汤加当归，及柴胡饮子亦可。慎不可作虚寒治之。

乳痈七十四

夫乳痈发痛者，亦生于心也，俗呼曰吹乳是也。吹者，风也。风热结薄于乳房之间，血脉凝注，久而不散，溃腐为脓也。可用一法禁之。咒曰：

谨请东方护司族，吹奶是灰奶子。

上用之时，当先问病人曰：甚病？病人答曰：吹奶。取此气一口，但吹在两手坎字文上，用大拇指紧捏定，面北立，一气念七遍，吹在北方，如此者三遍。若作法时，以左右二妇人面病人立，于病乳上痛揉一二百数，如此亦三次则愈。

双身大小便不利七十五

夫妇人双身，大小便不利者，可用八正散大作剂料，除滑石，加葵菜籽煎服。《内经》曰：膀胱不利为癃。癃者，是小便闭而不通也。如八正散加木香取效更捷，经曰：膀胱气化则能出。然后服五苓散，三五服则愈矣。

双身病疟七十六

夫双身妇人病疟，可煎白虎汤、小柴胡、柴胡饮子等药。如大便结硬，可用大柴胡散微溏过，不可大吐泻，恐伤其孕也。《内经》曰：夏伤于暑，秋必病疟。

双身伤寒七十七

夫双身妇人伤寒时气，温疫头痛身热，可用升麻散一两，水半碗，大煎剂料，去滓，分作二服，先一服吐了，后一服不吐。次以长流水加生姜、枣，煎五苓散热啜之，汗出尽，头痛立止。

身重喑哑七十八

夫妇人身重，九月而喑哑不言者，是脬生络脉不相接也，则不能言。经曰无治也。虽有此论，可煎玉烛散二两，水一碗，同煎至七分，去滓，放冷，入蜜少许，时时呷之，则心火下降而肺金自清，故能作声也。

怀身入难七十九

夫妇人怀身入难月，可用长流水调益元散，日三服，欲其易产也，产后自无一切虚热、血气不和之疾。如未八月则不宜服也，以滑石滑胎故也。

眉炼八十

夫小儿眉炼，在面曰眉炼，在耳曰辄耳，在足曰靴癣。此三者，皆谬名也。《内经》曰：诸痛痒疮疡，皆属心火。乃心火热盛之致然也。可用铍针刺之而出血，一刺不愈，当再刺之，二刺则必愈矣。《内经》云：血实者宜决之。决者，破其血也。眉炼者不可用药傅之，其疮多痒则必爬，若药入眼，则眼必损矣。

牙疳八十一

夫小儿牙疳，牙疳者，齿䶩也。䶩者，是牙龈腐烂也。上下牙者，是手足阳明二经也。或积热于内，或服银粉、巴豆大毒之药入于肠胃，乳食不能胜其毒，毒气循经而上，至于齿龈，齿龈牙缝为嫩薄之分，反为害也。可以麝香玉线子治之。乳母临卧，当服黄连解毒汤一服，疳病则愈。

夜啼八十二

夫小儿夜啼不止者，当用灯花一枚研细，随乳汁下，并三服。则每服用灯花一枚，服罢此药，于净室中卧一两日则止也。

丹瘤八十三

夫小儿丹瘤，浮赤走引或遍身者，乃邪热之毒在于皮肤，以磁片撤出血则愈，如不愈，则以拔毒散扫三二十度，必愈矣。《内经》曰：丹熛赤瘤，火之色也，相火之病是也。

痄眼八十四

夫小儿痄涩眼，数日不开者，乃肝木风热之致然也。可调服凉膈散数服，眼开而愈。

身瘦肌热八十五

夫小儿身瘦肌热，面黄腹大，或吐泻，腹有青筋，两胁结硬如碗之状，名乳癖，俗呼曰奶脾是也。乳癖得之绵帛太厚，乳食伤多。大热则病生于肌表，大饱则必伤于肠胃。生于肌表者，赤眼、丹瘤、疥癣、痈疖、眉炼、赤白口疮、牙疳宣烂及寒热往来。此乳母抱不下怀，积热熏蒸之故，两手脉浮而数也。伤于肠胃者，吐泻惊疳，哽气腹胀，肌瘦面黄，肚大筋直，喜食泥土，揉鼻窍，头发作穗，乳瓣不化，此皆大饱之致然也，久而不愈，则成乳癖，两手脉沉而紧也，此其辨也。以上诸证，皆乳母怀抱奉养过度之罪。

乳癖之疾，可以丁香化癖散取过数服，牛黄通膈丸、甘露散、益黄散等药磨之。如不愈者，有揉癖一法。咒曰：

日精月华，助吾手法，敕斩减消，驱毒敕摄。

上用法之人，每念一遍，望日取气一口吹在手心，自揉之。如小儿病在左臂上，用法之人亦左手揉之，在右臂以右手揉之。亦吹在乳癖上，令母揉之。男孩儿用单日，女孩儿用双日。大忌风雨、阴晦、产妇、孝子见之。用法之时宜于日中前，晴明好日色则可矣。

大小便不利八十六

夫小儿大小便不通利者，《内经》曰：三焦约也。约者，不行也。可用长流水煎八正散时时灌之，候大小便利即止。

久泻不止八十七

夫小儿久泻不止者，至八九月间变为秋深冷利，泄泻清白，时复撮痛，乳瓣不化，可用养脾丸。丸如黍米大，每服二三十丸，米饮下，日三服则愈。若治刍荛之儿，万举万全，富家且宜消息。

通身浮肿八十八

夫小儿通身浮肿，是水气肿也。小便不利者，通小便则愈。《内经》曰：三焦闭塞，水道不行。水满皮肤，身体痞肿，是风乘湿之证也。可用长流水加灯芯，煎五苓散，时时灌之。更于不透风暖处频浴，汗出则肿消，肿消则自愈，内外兼治故也。

发惊潮搐八十九

夫小儿三五岁时，或七八岁至十余岁，发惊潮搐，涎如拽锯，不省人事，目瞪喘急，将欲死者，《内经》曰：此皆得于母胎中所授悸惕怕怖、惊骇恐惧之气，故令小儿轻者为惊吊，重者为痫病风搐，为腹中积热，为脐风。以上证候，可用吐涎及吐之药。如吐讫，宜用朱、犀、脑、麝清凉坠涎之药。若食乳之子，母亦宜服安魂定魄之剂，定志丸之类。如妇人怀孕之日，大忌惊忧悲泣，纵得子，必有诸疾。

拗哭不止九十

夫小儿拗哭不止，或一二日，或三四日，乃邪祟之气凑于心，拗哭不止也。有《藏经》一法：以绵绢带缚手足讫，用三姓妇人扫净驴槽，卧小儿于其中，不令旁人知而觑之，候移时则拗哭自止也。

身热吐下九十一

夫小儿身热，吐下腹满，不进乳者，可急用牛黄通膈丸，下过四五行则愈。

风热涎嗽九十二

夫小儿风热涎嗽，可用通圣加半夏，多煎，少少服之，不过三五日愈。

水泻不止九十三

夫小儿水泻不止，可服五苓与益元各停，用新水调下一二钱，服无时。

疮疥风癣九十四

夫小儿疮疥风癣，可用雄黄散加芒硝少许，油调傅之。如面上有疮癣，不宜擦药，恐因而入眼，则损目必矣。

甜疮九十五

夫小儿甜疮久不愈者，俗呼曰香疮是也，多于面部两耳前。有一法，令母口中嚼白米成膏子，临卧涂之，不过三五上则愈矣。小儿并乳母皆忌鸡、猪、鱼、兔，酒醋，动风发热之物。如治甜指亦可。

白秃疮九十六

夫小儿白秃疮者，俗呼为鸡粪秃者是也。可用甜瓜蔓龙头不以多少，河水浸之一宿，以砂锅熬取极苦汁，滤去瓜蔓，以文武慢火熬成如稀饧状，盛于磁器中。可先剃头，去尽疮痂，死血出尽，着河水洗净。却用熬下瓜蔓膏子一水盏，加半夏末二钱，生姜自然汁一两匙，狗胆一枚同调，不过三两上立可。大忌鸡猪鱼兔，动风发热之物。

疟疾不愈九十七

夫疟疾连岁不愈者，可用咒果法治之。果者，谓桃、杏、枣、梨、栗是也。咒曰：

吾从东南来，路逢一池水，水里一条龙，九头十八尾，问伊食甚的，只吃疟病鬼。

上念一遍，吹在果子上，念七遍，吹七遍在上，令病人于五更鸡犬不闻时面东而立，食讫，于净室中安困。忌食瓜果、荤肉、热物。此法十治八九，无药处可救人。

腰痛气刺九十八

夫一切男子妇人，或因咳嗽一声，或因悲哭啼泣，抬异重物，以致腰痛气刺不能转侧及不能出气者，可用不卧散嚏之，汗出痛止。如不食，可用通经散、导水丸泻十余行，泻讫，服乌金丸、和血丹，痛减则止。

赤瘤丹肿九十九

夫小儿有赤瘤丹肿，先用牛黄通膈丸泻之，后用阳起石扫傅，则丹毒自散。如未散，则可用铍针砭刺出血而愈。

疮疱瘾疹一百

夫小儿疮疱瘾疹，麸疮丹熛等疾，如遇火运胜时，不可便用升麻汤解之。升麻汤者，是辛温之剂，止可用辛凉之剂解之。太平之时，可用辛温之剂发散，后便可用凉膈加当归、白虎汤、化斑汤、玉露散煎服之，甚者解毒汤、调胃承气汤投之。古人云：疮疡者首尾俱不可下，此言误人久矣，岂不闻扬汤止沸，釜底抽薪。《内经》曰：五寅五申岁多发此病，此病少阳相火之岁也。少阳客气胜，丹熛疮疱瘾疹之疾生矣。又《内经》曰：诸痛痒疮疡，皆属于心火。由是言之，皆自心生，不可用辛温之剂发散，以致热势转增，渐成脏毒下血，咬牙搐搦，为大热之证明矣。如白虎汤加人参，凉膈加桔梗、当归，不论秋冬，但有疮疱之证便可用之。亦且疮疱瘾疹，丹熛麸疮者，是天之一气以伤人也。且如疮疱瘾疹以少为吉，以稠为凶，希少者不服药而自愈，稠密者，以寒凉药舍死而治之，十全其一二。敝家亲眷相知，信服此药，获效多矣。

卷 六

风 形

因惊风搐一

新寨马叟年五十九，因秋欠税，官杖六十，得惊气成风搐已三年矣。病大发则手足颤掉，不能持物，食则令人代哺，口目张睒，唇舌嚼烂，抖擞之状，如线引傀儡。每发市人皆聚观。夜卧发热，衣被尽去，遍身燥痒，中热而反外寒。久欲自尽，手不能绳，倾产求医，至破其家，而病益坚。叟之子，邑中旧小吏也，以父母病讯戴人。戴人曰：此病甚易治。若隆暑时，不过一涌再涌，夺则愈矣。今已秋寒，可三之，如未，更刺腧穴必愈。先以通圣散汗之，继服涌剂，则痰一二升，至晚又下五七行，其疾小愈。待五日再一涌，出痰三四升，如鸡黄，成块状，如汤热。叟以手颤不能自探，妻与代探，咽嗌肿伤，昏愦如醉，约一二时许稍稍省。又下数行，立觉足轻颤减，热亦不作，足亦能步，手能巾栉，自持匙筋。未至三涌，病去如濯。病后但觉极寒，戴人曰：当以食补之，久则自退。盖大疾之去，卫气未复，故宜以散风导气之药，切不可以热剂温之，恐反成他病也。

风搐反张二

吕君玉之妻，年三十余，病风搐目眩，角弓反张，数日不食。诸医皆作惊风、暗风、风痫治之，以天南星、雄黄、天麻、乌、附用之，殊无少效。戴人曰：诸风掉眩，皆属肝木，曲直动摇，风之用也。阳主动，阴主静，由火盛制金，金衰不能平木，肝木茂而自病。先涌风痰二三升，次以寒剂下十余行，又以铍针刺百会穴，出血二杯，立愈。

飧泄三

赵明之，米谷不消，腹作雷鸣，自五月至六月不愈。诸医以为脾受大寒，故并与圣散子、豆蔻丸，虽止一二日，药力尽而复作。诸医不知药之非，反责明之不忌口，戴人至而笑曰：春伤于风，夏必飧泄。飧泄者，米谷不化而直过下出也。又曰：米谷不化，热气在下，久风入中。中者，脾胃也。风属甲乙，脾胃属戊己，甲乙能克戊己，肠中有风故鸣。经曰：岁木太过，风气流行，脾土受邪，民病飧泄。诊其两手脉皆浮数，为病在表也，可汗之。直断曰：风随汗出。以火二盆暗置床之下，不令病人见火，恐增其热。绐之入室，使服涌剂，以麻黄投之，乃闭其户，从外锁之，汗出如洗。待一时许开户，减火一半，须臾汗止，泄亦止。

因风鼻塞四

常仲明，常于炎暑时风快处披露肌肤以求爽，为风所贼，三日鼻窒，虽坐于暖处少通，终不大解。戴人使服通圣散，入生姜、葱根、豆豉同煎三两服，大发汗，鼻立通。

风痰五

常仲明之子，自四岁得风痰疾，至十五岁转甚，每月发一两次，发必头痛，痛则击数百拳，出黄绿涎一两盏方已。比年发益频，目见黑花，发作昏不知人，三四日方省。诸医皆用南星、半夏化痰之药，终无一效。偶遇戴人于㶏水之南乡，戴人以双解散发汗，次以苦剂吐痰，病去八九，续以分剂平调。自春至秋，如此数次，方获全瘥。

癞 六

朱葛解家病癞疾，求治于戴人。戴人辞之：待五六月间，可治之时也。今春初尚寒，未可服药，我已具行装到宛丘，待五六月制药。朱葛解家以为托辞。后戴人果以六月间到朱葛，乃具大蒜、浮萍等药，使人召解家曰：药已成矣，可来就治。解为他医所惑，竟不至。戴人曰：向日我非托也，以春寒未可发汗，暑月易发汗。《内经》论治癞疾，百日眉毛再生，针同发汗也。但无药者，用针一汗，可抵千针。故高供奉《采萍歌》曰：不居山兮不在岸，采我之时七月半。选甚瘫风与痪风，些小微风都不算。豆淋酒内下三丸，铁幞头上也出汗。噫！文士相轻，医氏相疾。文士不过自损，医氏至于害人，其解家之谓与！

阳夏张主簿病癞十余年，眉须皆落，皮肤皴涩如树皮。戴人断之曰：是有汗者，可治之。当大发汗，其汗出当臭，其涎当腥。乃置燠室中，遍塞风隙，以三圣散吐之，汗出周身，如卧水中。其汗果粘臭不可闻，痰皆腥如鱼涎，两足心微有汗。次以舟车丸、浚川散大下五七行，如此数次乃瘳。

手足风裂七

阳夏胡家妇，手足风裂，其两目昏漫。戴人曰：厥阴所至为璺启。又曰：鸣紊启坼，皆风之用。风属木，木郁者达之。达，谓吐也。先令涌之，继以调胃承气汤加当归泻之，立效。

胃脘痛八

一将军病心痛不可忍。戴人曰：此非心痛也，乃胃脘当心痛也。《内经》曰：岁木太过，风气流行，民病胃脘当心而痛。乃与神祐丸一百余粒，病不减。或问曰：此胃脘有寒，宜温补。将军素知戴人明了，复求药于戴人。戴人复与神祐丸二百余粒，作一服，大下六七行，立愈。

搐搦九

黄如村一叟，两手搐搦，状如拽锯，冬日不能覆被。适戴人之舞阳，道经黄如，不及用药，针其两手大指后中注穴上。戴人曰：自肘以上皆无病，惟两手搐搦，左氏所谓风淫末疾者，此也。或刺后溪，手太阳穴也，屈小指握纹尽处，是穴也。

面肿风十

南乡陈君俞，将赴秋试，头项偏肿连一目，状若半壶，其脉洪大。戴人出视《内经》：面肿者风。此风乘阳明经也，阳明气血俱多。风肿宜汗，乃与通圣散，入生姜、葱根、豆豉，同煎一大盏服之，微汗，次日以草茎鼻中，大出血，立消。

惊风十一

戴人常曰：小儿风热惊搐乃常病也，当搦时切戒把捉手足，握持太急，必半身不遂也。气血偏胜，必痹其一臂，渐成细瘦，至老难治。当其搐时，置一竹簟，铺之凉地，使小儿寝其上，待其搐，风力行遍经络，茂极自止，不至伤人。

风温十二

阳夏贺义夫病伤寒，当三日以里，医者下之而成结胸，求戴人治之。戴人曰：本风温证也，不可下，又下之太早，故发黄结胸。此已有瘀血在胸中，欲再下之，恐已虚，惟一涌可愈，但出血勿惊。以茶调、瓜蒂散吐之，血数升，而衄且噎逆。乃以巾捲小铡，而使枕其刃，不数日平复。

风水十三

张小一，初病疥，爬搔，变而成肿，喘不能食。戴人断为风水，水得风而暴肿，故遍身皆肿。先令浴之，乘腠理开发，就燠室中用酸苦之剂，加全蝎一枚吐之。节次用药末至三钱许，出痰约数升，汗随涌出，肿去八九分。隔一日，临卧，向一更来，又下神祐丸七十余粒，三次咽之。至夜半动一行，又续下水，煮桃红丸六十丸，以麝香汤下，又利三四行。后二三日，再以舟车丸、通经散及白术散以调之，愈。

又，曹典吏妻，产后忧恚抱气，浑身肿，绕阴器皆肿，大小便如常，其脉浮而大，此风水肿也。先以齑水撩其痰，以火助之发汗，次以舟车丸、浚川散泻数行。后四五日方用苦剂，涌讫，用舟车丸、通经散过十余行。又六日，舟车、浚川复下之。末后用水煮桃红丸四十余丸，不一月如故。前后涌者二，泻凡四，通约百余行。当时议者以为倒布袋法耳，病再来则必死。世俗只见尘中货药者，用银粉、巴豆，埸肿者暂去，复来必死，以为惊俗。岂知此法乃《内经》治郁之玄关。

兼此药皆小毒，其毒之药岂有反害者哉？但愈后忌慎房室等事。况风水不同从水，无复来之理。

小儿风水十四

郾之营兵秋家小儿病风水，诸医用银粉、粉霜之药，小溲反涩，饮食不进，头肿如腹，四肢皆满，状若水晶。家人以为勉强，求治于戴人。戴人曰：此证不与壮年同，壮年病水者，或因留饮及房室。此小儿才七岁，乃风水证也，宜出汗。乃置燠室，以屏帐遍遮之，不令见火，若内火见外火，必昏愦也。使大服胃风汤而浴之，浴讫，以布单重覆之，凡三五重，其汗如水，肿乃减五分。隔一二日，乃依前法治之，汗出，肿减七分，乃二汗而全减。尚未能食，以槟榔丸调之，儿已喜笑如常日矣。

肾风十五

桑惠民病风，面黑色，畏风不敢出，爬搔不已，眉毛脱落作癞，医三年。一日，戴人到棠溪，来求治于戴人。戴人曰：非癞也。乃出《素问·风论》曰：肾风之状，多汗恶风，脊痛不能正立，其色炲，面痝然浮肿。今公之病，肾风也。宜先刺其面，大出血，其血当如墨色，三刺血变色矣。于是下针，自额上下铍针，直至颅顶皆出血，果如墨色。偏肿处皆针之，惟不针目锐眦外两旁，盖少阳经，此少血多气也。隔日又针之，血色乃紫。二日外又刺，其血色变赤。初针时痒，再刺则额觉痛，三刺其痛不可任，盖邪退而然也。待二十余日，又轻刺一遍方已。每刺必以冰水洗其面血，十日黑色退，一月面稍赤，三月乃红白。但不服除根下热之药，病再作，戴人在东方，无能治者。

劳风十六

戴人见一男子，目下肿如卧蚕状。戴人曰：目之下，阴也，水亦阴也。肾以为水之主，其肿至于目下故也。此由房室交接之时劳汗遇风，风入皮腠，得寒则闭，风不能出，与水俱行，故病如是。不禁房则死。

中风十七

高评事中风，稍缓，张令涌之，后服铁弹丸，在《普济》加减方中。或问张曰：君常笑人中风服铁弹丸，今以用之，何也？张曰：此收后之药也。今人用之于大势方来之时，正犹蚍蜉撼大树，不识次第故也。

暑 形

中暑十八

小郑，年十五，田中中暑，头痛，困卧不起。戴人以双解散汗之，又以米醋汤投之，未解。薄晚，又以三花神祐丸大下之，遂愈。

又张叟，年七十一，暑月田中，因饥困伤暑，食饮不进，时时呕吐，口中常流痰水，腹胁作痛。医者概用平胃散、理中丸、导气丸，不效，又加针灸，皆云胃冷，乃问戴人。戴人曰：痰属胃，胃热不收，故流痰水。以公年高，不敢上涌，乃使一筋探之，不药而吐之痰涎一升。次用黄连清心散、导饮丸、玉露散以调之。饮食加进，惟大便秘，以生姜、大枣煎调胃承气汤一两夺之，遂愈。

瘖疟十九

故息城一男子病疟，求治于戴人。诊两手脉皆沉伏而有力，内有积也，此是肥气。病者曰：左胁下有肥气，肠中作痛，积亦痛，形如覆杯，间发止，今已三年，祈禳避匿，无所不至，终不能疗。戴人曰：此瘖疟也。以三花神祐丸五七十丸，以冷水送，过五六行，次以冷水止之，冷主收敛故也。湿水既尽一二日，煎白虎汤作顿啜之，疟犹不愈，候五六日，吐之以常山散，去冷痰涎水六七次，若翻浆。次以柴胡汤和之，间用妙功丸磨之，疟悉除。

火　形

马刀二十

襄陵马国卿，病左乳下二胁间期门穴中发痈，坚而不溃，痛不可忍。医疡者皆曰乳痈，或曰红系漏，或曰觑心疮。使服内托散百日，又服五香连翘汤数月，皆无验。国卿伛偻而来，求治于戴人。遇诸市，戴人见之曰：此马刀痈也，足少阳胆经之病。出《灵枢》十二经以示之。其状如马刀，故曰马刀。坚而不溃。乃邀之于食肆中，使食水浸汤饼。国卿曰：稍觉缓。次日，先以沧盐上涌，又以凉剂涤去热势，约数十行，肿已散矣。

又朱葛黄家妾，左胁病马刀痈，憎寒发痛，已四五日矣。戴人适避暑于寺中，来乞药。戴人曰：此足少阳胆经病也。少血多气，坚而不溃，不可急攻。当以苦剂涌之，以五香连翘汤托之。既而痛止，然痈根未散。有一盗医过，见之曰：我有妙药，可溃而为脓，不如此，何时而愈？既纴毒药，痛不可忍，外寒内热，呕吐不止，大便黑色，食饮不下，号呼闷乱，几至于死。诸姑惶惧，夜投戴人。戴人曰：当寻元医者，余不能治。其主母亦来告，至于再三。戴人曰：胁间皮薄肉浅，岂可轻用毒药！复令洗出，以凉剂下之，痛立止，肿亦消。

项疮二十一

戴人在西华，寄于夏官人宅。忽项上病一疮，状如白头疮，肿根红硬，以其微小，不虑也。忽遇一故人见邀，以羊羔酒饮，鸡、鱼、醢、蒜皆在焉。戴人以其故旧，不能辞，又忘其禁忌，是夜疮疼痛不可忍，项肿及头，口发狂言，因见鬼神。夏君甚惧，欲报其家。戴人笑曰：请无虑，来日当平。乃以酒调通经散六七钱，下舟车丸百余粒，次以热面羹投之，上涌下泄，一时齐作，合去半盆。明日日中，疮肿已平，一二日肿消而愈。夏君见，大奇之。

代指痛二十二

麻先生妻病代指痛不可忍，酒调通经散一钱，半夜大吐，吐毕而痛减。余因叹曰：向见陈五曾病此，医以为小虫伤，或以草上有毒物，手因触之，迁延数月，脓尽方已。以今日观之，可以大笑。

瘰疬二十三

一妇人病瘰疬，延及胸臆，皆成大疮，相连无好皮肉，求戴人疗之。戴人曰：火淫所胜，治以咸寒。命以沧盐吐之，一吐而着痂。次用凉膈散、解毒汤等剂，皮肉乃复如初。

咽喉肿塞二十四

一妇人病咽喉肿塞，浆粥不下，数日肿不退，药既难下，针亦无功。戴人以当归、荆芥、甘草煎，使热漱之，以冷水拔其两手。不及五六日，痛减肿消，饮食如故。咽喉之病甚急，不可妄用针药。

舌肿二十五

南邻朱老翁，年六十余岁，身热数日不已，舌根肿起，和舌尖亦肿，肿至满口，比元舌大二倍。

一外科以燔针刺其两旁舌下廉泉穴，病势转凶，将至颠巇。戴人曰：血实者宜决之。以铍针磨令锋极尖，轻砭之，日砭八九次，血出约一二盏，如此者三次，渐而血少痛减肿消。夫舌者，心之外候也。心主血，故血出则愈。又曰：诸痛痒疮疡，皆属心火。燔针艾火，是何义也？

腰胯痛二十六

戴人女僮，冬间自途来，面赤如火，至㶏阳，病腰胯大痛，里急后重，痛则见鬼神。戴人曰：此少阳经也，在身侧，为相火。使服舟车丸、通经散，泻至数盆，病犹未瘥。人皆怪之，以为有祟。戴人大怒曰：驴鬼也！复令调胃承气汤二两，加牵牛头末一两，同煎服之，大过数十行，约一二缶，方舍其杖策。但发渴，戴人恣其饮水、西瓜、梨、柿等。戴人曰：凡治火，莫如冰。水，天地之至阴也。约饮水一二桶，犹觉微痛。戴人乃刺其阳陵穴，以伸其滞，足少阳胆经之穴也，自是方宁。女僮自言：

此病每一岁须泻五七次，今年不曾泻，故如是也。常仲明悟其言，以身有湿病，故一岁亦泻十余行，病始已。此可与智者言，难与愚者论也。

狂二十七

一叟年六十，值徭役烦扰而暴发狂，口鼻觉如虫行，两手爬搔，数年不已。戴人诊其两手脉皆洪大如絙绳，断之曰：口为飞门，胃为贲门。曰：口者，胃之上源也，鼻者，足阳明经起于鼻交頞之中，旁纳太阳，下循鼻柱，交人中，环唇下，交承浆，故其病如是。夫徭役烦扰，便属火化，火乘阳明经，故发狂。故经言：阳明之病，登高而歌，弃衣而走，骂詈不避亲疏。又况肝主谋，胆主决。徭役迫遽，则财不能支，则肝屡谋而胆屡不能决。屈无所伸，怒无所泄，心火磻礴，遂乘阳明金。然胃本属土，而肝属木，胆属相火，火随木气而入胃，故暴发狂。乃命置燠室中，涌而汗出，如此三次，《内经》曰：木郁则达之，火郁则发之。良谓此也。又以调胃承气汤半斤，用水五升，煎三沸，分作三服，大下二十行，血水与瘀血相杂而下数升，取之乃康，以通圣散调其后。

痰厥二十八

一夫病痰厥不知人，牙关紧急，诸药不能下，候死而已。戴人见之，问侍病者：口中曾有涎否？曰：有。戴人先以防风、藜芦煎汤，调瓜蒂末灌之。口中不能下，乃取长蛤甲磨去刃，以纸裹其尖，灌于右鼻窍中，啯然下咽有声，后灌其左窍亦然。戴人曰：可治矣。良久涎不出，遂以砒石一钱又投之鼻中，忽偃然仰面，似觉有痛，斯须吐哕，吐胶涎数升，颇腥。砒石寻常勿用，以其病大，非如此莫能动。然无瓜蒂亦不可便用，宜消息之。大凡中风涎塞，往往止断为风，专求风药，灵宝、至宝，误人多矣。刘河间治风，舍风不论，先论二火，故令将此法置于火形中。

滑泄干呕二十九

麻先生妻，当七月间病脏腑滑泄，以去湿降火之药治之少愈。后腹胀及乳痛，状如吹乳，头重壮热，面如渥丹，寒热往来，嗌干呕逆，胸胁痛不能转侧，耳鸣，食不可下，又复泻。余欲泻其火，脏腑已滑数日矣；欲以温剂止利，又奈上焦已热，实不得其法，使人就诸葛寺礼请戴人。比及戴人至，因检刘河间方，惟益元散正对此证，能降火解表，止渴利小溲，定利安神。以青黛、薄荷末调二升，置之枕右，使作数次服之，夜半遍身出冷汗如洗。元觉足冷如冰，至此足大暖，头顿轻，肌凉痛减，呕定痢止。及戴人至，余告之已解。戴人曰：益元固宜。此是少阳证也，能使人寒热遍剧，他经纵有寒热亦不至甚，既热而有痢，不欲再下，何不以黄连解毒汤服之？乃令诊脉。戴人曰：娘子病来，心常欲痛哭为快否？妇曰：欲如此，余亦不知所谓。戴人曰：少阳相火凌烁肺金，金受屈制，无所投告。

肺主悲，但欲痛哭而为快也。麻先生曰：余家诸亲无不敬服。脉初洪数有力，自服益元散后已平，又闻戴人之言，使以当归、芍药，以解毒汤中数味服之，大瘥矣。

笑不止三十

戴人路经古亳，逢一妇病喜笑不止，已半年矣。众医治者皆无药术矣，求治于戴人。戴人曰：此易治也。以沧盐成块者二两，余用火烧令通赤，放冷研细，以河水一大碗同煎至三五沸，放温，分三次啜之。以钗探于咽中，吐去热痰五升，次服大剂黄连解毒汤是也，不数日而笑定矣。《内经》曰：神有余者笑不休。此所谓神者，心火是也。火得风而成焰，故笑之象也。五行之中，惟火有笑矣。

隔食中满三十一

遂平李官人妻病咽中如物塞，食不下，中满，他医治之不效。戴人诊其脉曰：此痰隔也。《内经》曰：三阳结为隔。王启玄又曰：格阳云阳盛之极，故食格拒而不入。先以通经散越其一半，后以舟车丸下之，凡三次，食已下。又以瓜蒂散再越之，健啖如昔日矣。

目盲三十二

戴人女僮至西华，目忽暴盲不见物。戴人曰：此相火也。太阳、阳明气血俱盛，乃刺其鼻中攒竺穴与顶前五穴，大出血，目立明。

小儿悲哭不止三十三

夫小儿悲哭，弥日不休，两手脉弦而紧。戴人曰：心火甚而乘肺，肺不受其屈，故哭。肺主悲，王太仆云：心烁则痛甚。故烁甚悲亦甚。今浴以温汤，渍形以为汗也。肺主皮毛，汗出则肺热散矣。浴止而啼亦止。乃命服凉膈散加当归、桔梗，以竹叶、生姜、朴硝同煎服，泻膈中之邪热。

小儿手足搐搦三十四

李氏一小儿，病手足搐搦，以示戴人。戴人曰：心火胜也，勿持捉其手，当从搐搦，此由乳母保抱太极所致。乃令扫净地以水洒之，干令复洒之，令极湿，俯卧儿于地上良久，浑身转侧，泥涴皆满，仍以水洗之，少顷而瘥。

目赤三十五

李民范目常赤。至戊子年火运，君火司天，其年病目者往往暴盲，运火炎烈故也。民范是年目大发，遂遇戴人，以瓜蒂散涌之，赤立消。不数日又大发。其病之来也，先以左目内眦赤发牵睛，状如铺麻，左之右。次锐眦发，亦左之右，赤贯瞳子，再涌之又退。凡五次，交亦五次，皆涌。又刺其手中出血及头上鼻中皆出血，上下中外皆夺，方能战退，然不敢观书及见日。张云：当候秋凉再攻则愈。火方旺而在皮肤，虽攻其里无益也，秋凉则热渐入里，方可擒也。惟宜暗处闭目以养其神水，暗与静属水，明与动属火，所以不宜见日也。盖民范因初愈后曾冒暑出门，故痛连发不愈。如此涌泄之后不可常攻，使服黍粘子以退翳，方在别集。

热　形

沙石淋三十六

酒监房善良之子，年十三，病沙石淋已九年矣。初因疮疹余毒不出，作便血，或告之令服太白散，稍止后，又因积热未退，变成淋闭，每发则见鬼神，号则惊邻。适戴人客邓墙寺，以此病请。戴人曰：诸医作肾与小肠病者，非也。《灵枢》言：足厥阴肝之经病遗溺闭癃。闭谓小溲不行，癃为淋沥也。此乙木之病，非小肠与肾也。木为所抑，火来乘之，故热在脬中，下焦为之约，结成沙石，如汤瓶煎炼日久，熬成汤碱。今夫羊豕之脬，吹气令满，常不能透，岂真有沙石而能漏者邪？以此知前人所说，服五石丸散而致者，恐未尽然。《内经》曰：木郁则达之。先以瓜蒂散越之，次以八正散，加汤碱等分顿啜之，其沙石自化而下。

又屈村张氏小儿，年十四岁，病约一年半矣。得之麦秋，发则小肠大痛，至握其峻，跳跃旋转，号呼不已，小溲数日不能下，下则成沙石，大便秘涩，肛门脱出一二寸，诸医莫能治。闻戴人在朱葛寺避暑，乃负其子而哀请戴人。戴人曰：今日治，今日效，时日在辰巳间矣。以调胃承气仅一两，加牵牛头末三钱，汲河水煎之，令作三五度咽之，又服苦末丸如芥子许六十粒。日加晡，上涌下泄，一时齐出，有脓有血。涌泻既觉定，令饮新汲水一大盏，小溲已利一二次矣。是夜，凡饮新水二三十遍，病去九分，止哭一次。明日困卧如醉，自晨至暮，猛然起走索食，与母歌笑自得，顿释所苦。继与太白散、八正散等调一日大瘥，恐暑天失所养，留五日而归。戴人曰：此下焦约也。不吐不下，则下焦何以开？不令饮水，则小溲何以利？大抵源清则流清也。

又柏亭刘十三之子，年六岁，病沙石淋。戴人以苦剂三涌之，以益肾散三下之，立愈。

膏淋三十七

鹿邑一阀阅家有子二十三岁，病膏淋三年矣。乡中医不能治，往京师遍访，多作虚损，补以温燥，灼以针艾，无少减。闻戴人侨居濦东，见戴人，曰：惑蛊之疾也，亦曰白淫，实由少腹冤热，非虚也，可以涌以泄。其人以时暑，惮其法峻，不决者三日。浮屠一僧曰：予以有暑病，近觉头痛。戴人曰：亦可涌。愿与君同之，毋畏也。于是涌痰三升，色如黑矾汁，内有死血并黄绿水。又泻积秽数行，寻觉病去。方其来时，面无人色，及治毕，次日面如醉。戴人虑其暑月路远，又处数方，使归以自备云。

二阳病三十八

常仲明病寒热往来，时咳一二声，面黄无力，懒思饮食，夜多寝汗，日渐瘦削。诸医作虚损治之，用二十四味烧肝散、鹿茸、牛膝补养二年，口中痰出，下部转虚。戴人断之曰：上实也。先以涌剂吐痰二三升，次以柴胡饮子降火益水，不月余复旧。此证名何？乃《内经》中曰二阳病也。二阳之病发心脾，不得隐曲，心受之则血不流，故女子不月；脾受之则味不化，故男子少精，此二证名异而实同。仲明之病，味不化也。

小儿面上赤肿三十九

黄氏小儿面赤肿，两目不开。戴人以铫针刺轻砭之，除两目尖外乱刺数十针，出血三次及愈。此法人多不肯从，必欲治病，不可谨护。

头热痛四十

丹霞僧病头痛，常居暗室，不敢见明。其头热痛，以布环其头上，置冰于其中，日易数次，热不能已。诸医莫识其证，求见戴人。戴人曰：此三阳畜热故也。乃置炭火于暖室中，出汗涌吐，三法并行，七日方愈。僧顾从者曰：此神仙手也。

劳嗽四十一

驼口镇一男子，年二十余岁，病劳嗽数年，其声欲出不出。戴人问曰：曾服药否？其人曰：家贫未尝服药。戴人曰：年壮不妄服药者易治。先以苦剂涌之，次以舟车、浚川大下之，更服重剂，果瘥。

一田夫病劳嗽，一涌一泄，已减大半。次服人参补肺汤，临卧更服槟榔丸以进食。

又东门高三郎，病嗽一年半，耳鸣三月矣。嗽脓血，面多黑点，身表俱热，喉中不能发声。戴人曰：嗽之源，心火之胜也。秋伤于湿，冬生咳嗽。冬水既旺，水湿相接，隔绝于心火，火不下降，反而炎上。肺金被烁，发而为嗽。金煅既久，声反不发。医者补肺肾，皆非也。戴人令先备西瓜、冰雪等物，其次用涌泄之法，又服去湿之药，病日已矣。

劳嗽咯血四十二

　　濾阳刘氏一男子，年二十余岁，病劳嗽，咯血吐唾，黏臭不可闻。秋冬少缓，春夏则甚，寒热往来，日晡发作，状如痞疟，寝汗如水。累服麻黄根、败蒲扇止汗，汗自若也。又服宁神散、宁肺散止嗽，嗽自若也。戴人先以独圣散涌其痰，状如鸡黄，汗随涌出，昏愦三日不省。时时饮以凉水，精神稍开，饮食加进。又与人参半夏丸、桂苓甘露散服之，不经数日乃愈。

吐血四十三

岳八郎，常日嗜酒，偶大饮醉，吐血。近一年身黄如橘，昏愦发作，数日不省，浆粥不下，强直如厥，两手脉皆沉细。戴人视之曰：脉沉细者，病在里也，中有积聚。用舟车丸百余粒，浚川散五六钱，大下十余行，状若葵菜汁，中燥粪气秽异常。忽开两目，伸挽问左右曰：我缘何至此？左右曰：你吐血后数日不省，得戴人治之乃醒。自是五六日必以泻，凡四五次，其血方止，但时咳一二声，潮热未退。以凉膈散加桔梗、当归，各秤二两，水一大盂，加老竹叶，入蜜少许，同煎去滓，时时呷之，间与人参白虎汤，不一月复故。

呕血四十四

棠溪李民范，初病嗽血。戴人以调胃汤一两加当归使服之，不动，再以舟车丸五六十粒，过三四行，又呕血一碗。若庸工则必疑。不再宿，又与舟车丸百余粒，通经散三四钱大下之，过十余行，已愈过半。仍以黄连解毒汤加当归煎服之，次以草茎鼻中出血半升。临晚，又用益肾散利数行乃愈。

因药燥热四十五

高烁巡检之子八岁，病热，医者皆为伤冷，治之以热药攻矣。欲饮水，水禁而不与。内水涸竭，烦躁转生，前后皆闭，口鼻俱干，寒热往来，嗽咳时作，遍身无汗。又欲灸之，适遇戴人，戴人责其母曰：重裀厚被，暖炕红炉，儿已不胜其热矣，尚可灸乎？其母谢以不明。戴人令先服人参柴胡饮子，连进数服，下烂鱼肠之类，臭气异常。渴欲饮水，听其所欲，冰雪凉水连进数杯。节次又下三四十行，大热方去。又与牛黄通膈丸复下十余行，儿方大痊。前后约五十余行，略无所困，冰雪水饮至一斛。向灸之，当如何哉？

肺痈四十六

武阳仇天祥之子病发寒热，诸医作骨蒸劳治之，半年病愈甚。以礼来聘戴人，戴人往视之。诊其两手脉，尺寸皆潮于关，关脉独大。戴人曰：痈象也。问其乳媪：曾有痛处否？乳媪曰：无。戴人令儿去衣，举其两手，观其两胁下，右胁稍高。戴人以手侧按之，儿移身乃避之，按其左胁则不避。戴人曰：此肺部有痈也，非肺痈也，若肺痈已吐脓矣。此不可动，止可以药托其里，以待自破。家人皆疑之，不以为然。服药三日，右胁有三点赤色。戴人连辞云：此儿之病，若早治者，谈笑可已，今已失之迟。然破之后，方验其生死矣，若脓破黄赤白者生也，脓青黑者死也。遂辞而去，私告天祥之友李简之曰：数月之后，即此儿必有一证也，其证乃死矣，肺死于巳。至期而头眩不举，不数日而死也。其父曰：群医治之，断为骨蒸证，戴人独言其肺有痈也。心终疑之。及其死，家人辈以火焚其棺。既燃，天祥以杖破其胁下，果出青黑脓一碗。天祥仰天哭曰：诸医误杀吾儿矣！

痿四十七

宛丘营军校三人皆病痿，积年不瘥。腰以下肿痛不举，遍身疮赤，两目昏暗，唇干舌燥，求疗于戴人。戴人欲投泻剂，二人不从，为他医温补之药所惑，皆死。其同病有宋子玉者，俄省曰：彼已热死，我其改之。敬邀戴人。戴人曰：公之疾服热药久矣，先去其药邪，然后及病邪，可下三百行。子玉曰：敬从教。先以舟车丸、浚川散大下一盆许，明日减三分，两足旧不仁，是日觉痛痒，累至三百行始安。戴人曰：诸痿独取阳明。阳明者，胃与大肠也。此言不止谓针也，针与药同也。

口疮四十八

一男子病口疮数年，上至口，中至咽嗌，下至

曰：先生之言必中于理，何敢不从。麻先生曰：刘河间常言凉膈散可治疮疱，张戴人用之如神。况《内经》言少阳所至为呕涌，少阳者，相火也，非寒也。光济欣而从之，此日利二行。适王德秀自外入，闻其利之也，乃曰：疮疱首尾不可下。麻自悔其多言也，业已然，姑待之。比至食时，下黄涎一合。日午问之，儿已索游于街矣。

热厥头痛五十六

彭吴张叟，年六十余岁，病热厥头痛，以其用涌药，时已一月间矣。加之以火，其人先利脏腑，年高身困，出门见日而仆，不知人。家人惊惶，欲揉扑之，问戴人。戴人曰：大不可扰。续与西瓜、凉水、蜜雪，少顷而苏。盖病人年老涌泄，目脉易乱，身体内有炎火，外有太阳，是以跌耳。若是扰之，便不救矣。惟安定神思，以凉水投之，待之以静，静便属水，自然无事。若他医必惑，足以知戴人之谙练。

产前喘五十七

武安胡产祥之妻，临难月病喘。以凉膈散二两，四物汤二两，朴硝一两，分作二服，煎令冷服之，一服病减大半，次又服之，病痊效矣。产之后第六日血迷，又用凉膈散二两，四物汤三两，朴硝一两，都作一服，大下紫黑水，其人至今肥健。戴人常曰：孕妇有病，当十月、九月内朴硝无碍，八月者当忌之，七月却无妨，谓阳月也，十月者已成形矣。

血崩五十八

孟官人母，年五十余岁，血崩一载，佥用泽兰丸、黑神散、保安丸、白薇散补之，不效。戴人见之曰：天癸已尽，本不当下血。盖血得热而流散，非寒也。夫女子血崩多因大悲哭，悲甚则肺叶布，心系为之急，血不禁而下崩。《内经》曰：阴虚阳搏之为崩。阴脉不足，阳脉有余，数则内崩，血乃下流。举世以虚损治之，莫有知其非者。可服火剂。火剂者，黄连解毒汤是也。次以拣香附子二两炒，白芍二两焙，当归一两焙，三味同为细末，水调下，又服槟榔丸，不旬日而安。

妇人二阳病五十九

一妇月事不行，寒热往来，口干颊赤，喜饮，旦暮闻咳一二声。诸医皆云经血不行，宜虻虫、水蛭、干漆、硇砂、芫青、红娘子、没药、血竭之类。惟戴人不然，曰：古方中虽有此法，奈病人服之必脐腹发痛，饮食不进。乃命止药，饮食稍进。《内经》曰：二阳之病发心脾，心受之则血不流，故女子不月。既心受积热，宜抑火升水，流湿润燥，开胃进食。乃涌出痰一二升，下泄水五六行。湿水上下皆去，血气自行沸流，月事不为水湿所隔，自依期而至矣。亦不用虻虫、水蛭之类有毒之药，如用之，则月经纵来，小溲反闭，他证生矣。凡精血不足，当补之以食，大忌有毒之药，偏胜而成夭阏。

月闭寒热六十

一妇年三十四岁，经水不行，寒热往来，面色痿黄，唇焦颊赤，时咳三两声。向者所服之药，黑神散、乌金丸、四物汤、烧肝散、鳖甲散、建中汤、宁肺散，针艾百千，病转剧。家人意倦，不欲求治。戴人悯之，先涌痰五六升，午前涌毕，午后食进，余证悉除。后三日复轻涌之，又去痰一二升，食益进。不数日，又下通经散，泻讫一二升。后数日，去死皮数重，小者如肤片，大者如苇膜，不一月，经水行，神气大康矣。

恶寒实热六十一

一妇身冷脉微，食沸热粥饭，六月重衣，以狐帽蒙其首，犹觉寒，泄注不止。常服姜、附、硫黄燥热之剂，仅得平和。稍用寒凉，其病转增，三年不愈。戴人诊其两手脉皆如絙绳有力，一息六七至。

《脉诀》曰：六数七极热生多。以凉布搭心，次以新汲水淋其病处，妇乃叫杀人。不由病者，令人持之，复以冷水淋其三四十桶，大战汗出，昏困一二日，而向之所恶皆除。此法华元化已曾用，世无知者。

遇寒手热六十二

常仲明之妻，每遇冬寒，两手热痛。戴人曰：四肢者，诸阳之本也。当夏时散越而不痛，及乎秋冬，收敛则痛。以三花神祐丸大下之，热遂去。

呕逆不食六十三

柏亭王论夫，本因丧子忧抑，不思饮食。医者不察，以为胃冷，血燥之剂尽用之，病变呕逆而瘦，求治于戴人。一再涌泄而愈，愈后忘其禁忌，病复作，大小便俱秘，脐腹撮痛，呕吐不食。一日，大小便不通十有三日，复问戴人。戴人曰：令先食葵羹、菠菱菜、猪羊血，以润燥开结，次与导饮丸二百余粒大下结粪。又令恣意饮冰水数升，继搜风丸、桂苓白术散以调之，食后服导饮丸三十余粒。不数日前后皆通，药止呕定食进。此人临别又留润肠丸以防复结，又留涤肠散，大闭则用之。凡服大黄、牵牛，四十余日方瘳。论夫自叹曰：向使又服向日热药，已非今日人矣。一僧问，戴人云：肠者，畅也。不畅何以此？一句尽多。

痤疖六十四

一省掾，背项常有痤疖，愈而复生。戴人曰：太阳血有余也。先令涌泄之，次于委中以铍针出紫血，病更不复作也。

牙痛六十五

泽洲李继之忽病牙痛，皱眉不语。栾景先见之曰：何不药也？曰：无牙痛药。曰：曾记张戴人云：阳明经热有余也，宜大下之。乃付舟车丸七十粒。服毕，遇数知交留饮，强饮热酒数杯，药为热酒所发，尽吐之，吐毕而痛止。李大笑曰：戴人神仙也！不三五日又痛，再服前药百余粒，大下数行乃愈。

淋六十六

戴人过息城，一男子病淋。戴人令顿食咸鱼，少顷大渴，戴人令恣意饮水，然后以药治淋，立通。淋者无水，故涩也。

口臭六十七

赵平尚家一男子，年二十余岁，病口中气出，臭如发厕，虽亲戚莫肯与对语。戴人曰：肺金本主腥，金为火所炼，火主焦臭，故如是也。久则成腐，腐者肾也，此极热则反兼水化也。病在上，宜涌之。先以茶调散涌而去其七分，夜用舟车丸、浚川散下五七行，比旦而臭断。呜呼！人有病口臭而终其老者，世讹以为肺系偏而与胃相通，故臭。妄论也。

湿　形

疝六十八

汝南司侯李审言，因劳役王事，饮水坐湿地，乃湿气下行，流入脬囊，大肿，痛不可忍。以金铃、川楝子等药不效，求治于戴人。曰：可服泄水丸。审言惑之。又数日，痛不可堪，竟从戴人。先以舟车丸、浚川散下青绿沫十余行，痛止。次服茴香丸、五苓以调之，三日而肿退，至老更不作。夫疝者，乃肝经也，下青沫者，肝之色也。

水疝六十九

律科王敏之，病水疝，其法在于寒形中。

留饮七十

郭敬之病留饮四日，面目浮肿，不能食，脚肿连肾囊痛。先以苦剂涌之，后以舟车丸、浚川散泻之，病去如拾遗。

又棠溪张凤村，一田叟姓杨，其病呕酸水十余年。本留饮，诸医皆以燥剂燥之，中脘、脐、胻，以火艾燔针刺之，疮未尝合。戴人以苦剂越之，其涎如胶，乃出二三升，谈笑而愈。

黄疸七十一

蔡寨成家一童子，年十五岁，病疸一年，面黄如金，遍身浮肿乏力，惟食盐与焦物。戴人以茶调散吐之，涌涎一盂。临晚又以舟车丸七八十粒，通经散三钱，下四五行。待六七日，又以舟车丸、浚川散下四五行。盐与焦物见而恶之，面色变红。后再以茶调散涌之，出痰二升，方能愈矣。

又一男子作赘，偶病疸，善食而瘦，四肢不举，面黄无力。其妇翁欲弃之，其女子不肯，曰：我已生二子矣，更适他乎？妇翁本农者，召婿意欲作劳，见其病甚，每日辱诟。人教之饵胆矾丸、三棱丸，了不关涉，针灸祈禳，百无一济。戴人见之，不诊而疗，使服涌剂，去积痰宿水一斗，又以泄水丸、通经散下四五十行不止，戴人命以冰水一盂，饮之立止。次服平胃散等，间服槟榔丸五七日，黄退力生。盖脾疸之证，湿热与宿谷相搏故也，俗谓之金劳黄。

又朱葛周、黄、刘三家，各有仆病黄疸。戴人曰：仆役之职，饮食寒热，风暑湿寒，寻常触冒也，恐难调摄，虚费治功。其二家留仆于戴人所，从其饮饵，其一仆不离主人执役。三人同服苦散以涌之，又服三花神祐丸下之，五日之间，果二仆愈而一仆不愈，如其言。

黄病七十二

蔡寨一女病黄，遍身浮肿，面如金色，困乏无力，不思饮饵，惟喜食生物泥煤之属。先以苦剂蒸饼为丸，涌痰一碗，又舟车丸、通经散，下五七行如墨汁，更以导饮丸磨食散气。不数日，肌肉如初。

病发黄七十三

安喜赵君玉为掾省日，病发遍身黄，往问医者。医云：君乃阳明证。公等与麻知几皆受训于张戴人，是商议吃大黄者，难与论病。君玉不悦，归。自揣无别病，乃取三花神祐丸八十粒，服之不动。君玉乃悟曰：予之湿热盛矣，此药尚不动。以舟车丸、浚川散作剂，大下一斗，粪多结者，一夕黄退。君玉由此益信戴人之言。

水肿七十四

南乡张子明之母极肥，偶得水肿，四肢不举。戴人令上涌汗而下泄之，去水三四斛。初下药时，以草贮布囊，高支两足而卧。其药之行，自腰以上，水觉下行，自足以上，水觉上行，水行之状，如蛇走隧，如线牵，四肢森然凉寒，会于脐下而出。不旬日间病大减，余邪未尽，戴人更欲用药，竟不能从其言。

涌水七十五

李七老病涌水证，面黄而喘，两足皆肿，按之陷而复起，行则濯濯有声，常欲饮水，不能睡卧。戴人令上涌去痰而汗之，次以舟车丸、浚川散下之，以益肾散复下之，以分阴阳、利水道之剂复下之，水尽皆瘥。

停饮肿满七十六

涿郡周敬之，自京师归鹿邑，道中渴，饮水过多，渐成肿满。或用三花神祐丸，惮其太峻；或用五苓散分利水道，又太缓。淹延数旬，终无一效，盖粗工之技止于此耳。后手足与肾皆肿，大小便皆秘涩。常仲明求治于戴人，戴人令仲明付药，比及至，已殁矣。戴人曰：病水之人，其势如长川泛溢，欲以杯勺取之，难矣。必以神禹决水之法，斯愈矣。

湿痹七十七

常仲明病湿痹五七年矣。戴人令上涌之后可泄五七次，其药则舟车、浚川、通经、神祐、益肾，自春及秋，必十余次方能愈。公之病不必针灸，与令嗣皆宜涌，但腊月非其时也。欲俟春时，恐予东适。今姑屏病之大势，至春和时人气在上，可再涌之，以去其根。卒如所论矣。

又一衲子，因阴雨卧湿地，一半手足皆不随，若遇阴雨，其病转加。诸医皆作中风偏枯治之，用当归、芍药、乳香、没药、自然铜之类，久反大便涩，风燥生，经岁不已。戴人以舟车丸下三十余行，去青黄沫水五升，次以淡剂渗泄之，数日，手足皆举。戴人曰：夫风湿寒之气合而成痹。水痹得寒而浮畜于皮腠之间，久而不去，内舍六腑。曰：用去水之药可也。水湿者，人身中之寒物也。寒去则血行，血行则气和，气和则愈矣。

又息帅病腰股沉痛，行步坐马皆不便。或作脚气寒湿治之，或作虚损治之，乌附乳没，活血壮筋骨之药无不用之。至六十余日，目赤上热，大小便涩，腰股之病如故。戴人诊其两手脉皆沉迟，沉者为在里也。在里者泄之，以舟车丸、浚川散各一服，去积水二十余行。至早晨服齑白粥一二顿，与之马，已能矍铄矣。

又棠溪李十八郎，病腰脚大不伸，伛偻蹩躠而行，已数年矣。服药无效，止药却愈。因秋暮涉水，病复作。医氏使服四斤丸。其父李仲安乃乞药于戴人，戴人曰：近日服何药？仲安曰：四斤丸。公目昏赤未？其父惊曰：目正暴发！戴人曰：宜速来，不来则丧明。既来则策杖而行，目肿无所见。戴人先令涌之，药忽下走，去二十行，两目顿明，策已弃矣。比再涌泄，能读官历。日调至一月，令服当归丸，健步而归家矣。

又息城边校白公，以隆暑时饮酒，觉极热，于凉水池中渍足，使其冷也，为湿所中，股膝沉痛。又因醉卧湿地，其痛转加。意欲以酒解痛，遂以连朝而饮，反成赤痛，发间止，且六十年。往往断其寒湿脚气，以辛热治之，不效。或使服神芎丸数服，痛微减。他日复饮，疾作如前。睾囊痒湿且肿硬，脐下似有物，难于行，以此免军役，令人代之，来访戴人。戴人曰：余亦断为寒湿。但寒则阳火不行，故为痛；湿则经隧有滞，故肿。先以苦剂涌之，次以舟车丸百余粒，浚川散四五钱，微一两行。戴人曰：如激剂尚不能攻，何况于热药补之乎？异日，又用神祐丸百二十丸，通经散三四钱，是日仅得四行。又来日，以神祐八十粒投之，续见一二行。又次日，服益肾散四钱，舟车丸百余粒，约下七八行，白公已觉膝睾寒者暖，硬者软，重者轻也。肿者亦退，饮食加进，又以涌之，其病全瘳。临别又赠之以疏风丸，并以其方与之。此公以其不肯妄服辛热之药，故可治也。

屈膝有声七十八

岭北李文卿，病两膝膑屈伸有声剥剥然，或以为骨鸣，戴人曰：非也。骨不戛，焉能鸣？此筋湿也，湿则筋急。有独缓者，缓者不鸣，急者鸣也。若用予之药一涌一泄，上下去其水，水去则自无声矣。李文卿乃从其言，既而果然矣。

白带七十九

息城李左衙之妻病白带如水，窈漏中绵绵不绝，秽臭之气不可近，面黄食减，已三年矣。诸医皆云积冷，起石、硫黄、姜、附之药重重燥补，污水转多，常以袽日易数次。或用一药，以木炭十斤，置药在坩埚中，盐泥封固，三日三夜，炭火不绝，烧令通赤，名曰火龙丹。服至数升，污水弥甚。焫艾烧针，三年之间，不可胜数。戴人断之曰：此带浊水本热乘太阳经，其寒水不禁固，故如是也。夫水自高而趋下，宜先绝其上源。乃涌痰水二三升，次日下沃水十余行，三遍汗出周身。至明旦，病人云：污已不下矣。次用寒凉之剂，服及半载，产一子。《内经》曰：少腹冤热，溲出白液。带之为病，溶溶然若坐水中，故治带下同治湿法，泻痢，皆宜逐水利小溲，勿以赤为热，白为寒，今代刘河间书中言之详矣。

湿嗽八十

赵君玉妻病嗽，时已十月矣。戴人处方六味，陈皮、当归、甘草、白术、枳壳、桔梗。君玉疑其不类嗽药。戴人笑曰：君怪无乌梅、罂粟囊乎？夫冬嗽，乃秋之湿也。湿土逆而为嗽，此方皆散气除湿，解急和经。三服帖然效矣。

梦鬼八十一

一妇年三十四岁，夜梦与鬼神交，惊怕异常，及见神堂阴府，舟楫桥梁，如此一十五年，竟无娠孕。巫祈觋祷，无所不至，钻肌灸肉，孔穴万千。黄瘦发热引饮，中满足肿，委命于天。一日，苦请戴人。戴人曰：阳火盛于上，阴火盛于下。鬼神者，阴之灵。神堂者，阴之所。舟楫桥梁，水之用。两手寸脉皆沉而伏，知胸中有痰实也。凡三涌三泄三汗，不旬日而无梦，一月而有娠。戴人曰：余活妇人使有娠，此法不诬。

湿癣八十二

一女子年十五，两股间湿癣，长三四寸，下至膝。发痒，时爬搔，汤火俱不解。痒定，黄赤水流，痛不可忍。灸焫熏揲，硫黄、蔄茹、白僵蚕、羊蹄根之药皆不效。其人姿性妍巧，以此病不能出嫁。其父母求疗于戴人。戴人曰：能从余言则瘥。父母诺之。戴人以铫针磨令尖快，当以痒时，于癣上各刺百余针，其血出尽，煎盐汤洗之，如此四次，大病方除。此方不书，以告后人，恐为癣药所误。湿淫于血，不可不砭者矣。

又蔡寨成家童子一岁，病满腹胸湿癣，每爬搔则黄水出，已年矣。戴人先以苦末作丸上涌，涌讫，次以舟车丸、浚川散下三五行，次服凉膈加朴硝，煎成时时呷之，不数日而愈。

湿䘌疮八十三

颖皋韩吉卿，自髀至足生湿䘌疮，大者如钱，小者如豆，痒则搔破，水到则浸淫，状类虫行裤袜，愈而复生，瘢痕成凹，一年余不瘥。戴人哂之曰：此湿䘌疮也，由水湿而得，故多在足下。以舟车、浚川大下十余行，一去如扫。渠素不信戴人之医，至此大服。

泄泻八十四

古郾一讲僧病泄泻数年，丁香、豆蔻、干姜、附子、官桂、乌梅等燥药，燔针、烧脐、焫腕，无有阙者。一日发昏不省，檀那赠纸者盈门。戴人诊其两手脉沉而有力，《脉诀》云：下利脉微小者生，脉洪浮大者无瘥。以瓜蒂散涌之，出寒痰数升。又以无忧散泄其虚中之积及燥粪，仅盈斗。次以白术调中汤、五苓散、益元散，调理数日，僧已起矣。非术精识明，谁敢负荷如此？

洞泄八十五

一讲僧显德明，初闻家遭兵革，心气不足，又为寇贼所惊，得脏腑不调。后入京，不伏水土，又得心气，以至危笃。前后三年，八仙丸、鹿茸丸、烧肝散，皆服之不效，乃求药于戴人。戴人曰：此洞泄也，以谋虑久不决而成。肝主谋虑，甚则乘脾，久思则脾湿下流。乃上涌痰半盆，末后有血数点，肝藏血故也。又以舟车丸、浚川散下数行，仍使澡浴出汗。自尔日胜一日，常以胃风汤、白术散调养之，一月而强，食复故矣。

又李德卿妻，因产后病泄一年余，四肢瘦乏，诸医皆断为死证。当时戴人在朱葛寺，以舟载而乞治焉。戴人曰：两手脉皆微小，乃痢病之生脉。况洞泄属肝经，肝木克土而成。此疾亦是肠澼，澼者，肠中有积水也。先以舟车丸四五十粒，又以无忧散三四钱，下四五行。寺中人皆骇之，病羸如此，尚可过耶？众人虽疑，然亦未敢诮，且更看之。复导饮丸又过之，渴则调以五苓散，向晚使人伺之，已起而绕床，前后约三四十行。以胃风汤调之，半月而能行，一月而安健。由此阖寺服，德卿之昆仲咸大异之。

又刘德源，病洞泄逾年，食不化，肌瘦力乏，行步欹倾，面色黧黑，举世治痢之药皆用之无效。适戴人过濦阳，往问之。戴人乃出示《内经》洞泄之说，虽已不疑，然畏其攻剂。夜焚香祷神曰：某以病久不瘥，欲求治于戴人，戴人以谓宜下之。欲不从，戴人，名医也；欲从之，形羸如此，恐不任药。母已老矣，无人侍养，来日不得已须服药，神其相之。戴人先以舟车丸、无忧散下十余行，殊不困，已颇喜食，后以槟榔丸磨化其滞，待数日病已大减。戴人以为去之未尽，当以再服前药，德源亦欣然请下之。又下五行，次后数日更以苦剂越之。往问其家，彼云已下村中收索去也。忽一日入城，面色极佳，语言壮健，但怪其跛足而立，问何故如此。德源曰：足上患一疖。戴人曰：此里邪去而散于外，病瘥之后，凡病皆如是也。

大便少而频八十六

太康刘仓使病大便少而频，日七八十次，常于两股间悬半枚瓠芦，如此十余年。戴人见之而笑曰：病既频而少，欲通而不得通也，何不大下之？此通因通用也，此一服药之力。乃与药，大下二十余行，顿止。

暑泄八十七

殷辅之父，年六十余，暑月病泄泻，日五六十行，自建碓镇来请戴人于陈州。其父喜饮水，家人辈争止之。戴人曰：夫暑月年老，津液衰少，岂可禁水？但劝之少饮。比及用药，先令速归，以绿豆、鸡卵十余枚同煮，卵熟取出，令豆软，下陈粳米作稀粥，搅令寒，食鸡卵以下之，一二顿病减大半，盖粳米、鸡卵皆能断痢。然后制抑火流湿之药调顺而方愈。

腹满面肿八十八

萧令，腹满，面足皆肿，痰黄而喘急，食减。三年之间，医者皆尽而不验。戴人以瓜蒂散涌之，出寒痰三五升，以舟车丸、浚川散下之，青黄涎沫几半缶，以桂苓白术散、五苓散调之，半月复旧矣。

随身听中医传世经典系列

总主编◎裴颢

儒门事亲（下）

金·张从正◎撰

中国健康传媒集团
中国医药科技出版社

图书在版编目（CIP）数据

儒门事亲 /（金）张从正撰 . — 北京：中国医药科技出版社，2023.8
（随身听中医传世经典系列）
ISBN 978-7-5214-1307-6

Ⅰ . ①儒…　Ⅱ . ①张…　Ⅲ . ①中医临床—经验—中国—金代
Ⅳ . ① R249.464

中国版本图书馆 CIP 数据核字（2022）第 020783 号

策划编辑　白　极　　美术编辑　陈君杞
责任编辑　张芳芳　纪宜时　　版式设计　也　在
诵 读 者　孙静雪　苏金滟　何泞沣　衣军男

出版　中国健康传媒集团｜中国医药科技出版社
地址　北京市海淀区文慧园北路甲 22 号
邮编　100082
电话　发行：010-62227427　邮购：010-62236938
网址　www.cmstp.com
规格　880×1230mm $^{1}/_{64}$
印张　4 $^{1}/_{2}$
字数　320 千字
版次　2023 年 8 月第 1 版
印次　2023 年 8 月第 1 次印刷
印刷　北京紫瑞利印刷有限公司
经销　全国各地新华书店
书号　ISBN 978-7-5214-1307-6
定价　**49.00 元（上下册）**

获取新书信息、投稿、为图书纠错，请扫码联系我们。

目　录

上　册

卷　一

七方十剂绳墨订一 … 1
指风痹痿厥近世差玄说二 …………… 10
立诸时气解利禁忌式三 ……………… 20
疟非脾寒及鬼神辨四 … 25
小儿疮疱丹熛瘾疹旧蔽记五 ……………… 29
证妇人带下赤白错分寒热解六 ………… 33
霍乱吐泻死生如反掌说七 ……………… 37
目疾头风出血最急说八 ………………… 40
过爱小儿反害小儿说九 ……………… 45
服药一差转成他病说十 ……………… 48

卷 二

偶有所遇厥疾获瘳记
十一 ………………… 53
攻里发表寒热殊涂笺
十二 ………………… 57
汗下吐三法该尽治病诠
十三 ………………… 61
凡在上者皆可吐式
十四 ………………… 66
凡在表者皆可汗式
十五 ………………… 71
凡在下者皆可下式
十六 ………………… 76
推原补法利害非轻说
十七 ………………… 84
证口眼㖞斜是经非窍辩
十八 ………………… 90
疝本肝经宜通勿塞状
十九 ………………… 93
五虚五实攻补悬绝法
二十 …………… 102

卷 三

喉舌缓急砭药不同解
二十一 ………… 106
五积六聚治同郁断
二十二 ………… 109
斥十膈五噎浪分支派疏
二十三 ………… 115
饮当去水温补转剧论
二十四 ………… 118
嗽分六气毋拘以寒述
二十五 ………… 121
九气感疾更相为治衍
二十六 ………… 127

三消之说当从火断二十七 ………… 134
虫蠹之生湿热为主诀二十八 ………… 140
补论二十九 ……… 145
水解三十 ………… 151

卷 四

风一 ………………… 153
暑二 ………………… 153
湿三 ………………… 154
火四 ……………… 155
燥五 ……………… 155
寒六 ……………… 156
解利伤寒七 ……… 156
风八 ……………… 159
痹九 ……………… 160
痿十 ……………… 160
厥十一 …………… 161
痫十二 …………… 161
疟十三 …………… 162
泄痢十四 ………… 163
疳利十五 ………… 163
脏毒下血十六 …… 164
下利脓血十七 …… 164
水泄不止十八 …… 165
痔漏肿痛十九 …… 166
霍乱吐泻二十 …… 166
大便涩滞二十一 … 167
五种淋沥二十二 … 167
酒食不消散二十三… 167
酒食所伤二十四 … 168
沉积水气二十五 … 168
诸积不化二十六 … 169
骨蒸热劳二十七 … 169
虚损二十八 ……… 170
上喘中满二十九 … 171
一切涎嗽三十 …… 171

咳嗽三十一 ········ 172
咳逆三十二 ········ 172
风痰三十三 ········ 172
咯血衄血嗽血
三十四 ············ 173
消渴三十五 ········ 173
雷头三十六 ········ 173
头痛不止三十七 ··· 174
两目暴赤三十八 ··· 174
目肿三十九 ········ 175
病目经年四十 ······ 175
风冲泣下四十一 ··· 175
风蛀牙疼四十二 ··· 176
口疮四十三 ········ 176
喉闭四十四 ········ 176
瘿四十五 ·········· 177
背疽四十六 ········ 177
瘰疬四十七 ········ 178
便痈四十八 ········ 178
恶疮四十九 ········ 179
下疳五十 ·········· 179

卷五

疮疖瘤肿五十一 ··· 180
疮肿丹毒五十二 ··· 181
冻疮五十三 ········ 181
金疮五十四 ········ 182
误吞铜铁五十五 ··· 183
鱼刺麦芒五十六 ··· 183
蛇虫所伤五十七 ··· 184
杖疮五十八 ········ 184
禁蝎五十九 ········ 185
落马坠井六十 ······ 185
妇人月事沉滞
六十一 ············ 186
血崩六十二 ········ 186
腰胯疼痛六十三 ··· 187
头风眩运六十四 ··· 187
经血暴下六十五 ··· 187

赤白带下六十六 … 188
月事不来六十七 … 188
妇人无子六十八 … 189
小产六十九 ……… 190
大产七十 ………… 190
产后心风七十一 … 191
乳汁不下七十二 … 191
产后潮热七十三 … 192
乳痈七十四 ……… 192
双身大小便不利七十五 ………… 193
双身病疟七十六 … 193
双身伤寒七十七 … 193
身重喑哑七十八 … 194
怀身入难七十九 … 194
眉炼八十 ………… 195
牙疳八十一 ……… 195
夜啼八十二 ……… 196
丹瘤八十三 ……… 196
疳眼八十四 ……… 196
身瘦肌热八十五 … 197
大小便不利八十六… 198
久泻不止八十七 … 198
通身浮肿八十八 … 199
发惊潮搐八十九 … 199
拗哭不止九十 …… 200
身热吐下九十一 … 200
风热涎嗽九十二 … 200
水泻不止九十三 … 201
疮疥风癣九十四 … 201
甜疮九十五 ……… 201
白秃疮九十六 …… 202
疟疾不愈九十七 … 202
腰痛气刺九十八 … 203
赤瘤丹肿九十九 … 203
疮疱瘾疹一百 …… 204

卷 六

风形 …………………… 205
因惊风搐一 ……… 205
风搐反张二 ……… 206
飧泄三 ……………… 207
因风鼻塞四 ……… 208
风痰五 ……………… 208
癞六 ………………… 209
手足风裂七 ……… 210
胃脘痛八 ………… 210
搐搦九 ……………… 211
面肿风十 ………… 211
惊风十一 ………… 212
风温十二 ………… 212
风水十三 ………… 213
小儿风水十四 …… 214
肾风十五 ………… 215
劳风十六 ………… 216
中风十七 ………… 216
暑形 …………………… 217
中暑十八 ………… 217
痞疟十九 ………… 218
火形 …………………… 218
马刀二十 ………… 218
项疮二十一 ……… 220
代指痛二十二 …… 220
瘰疬二十三 ……… 221
咽喉肿塞二十四 … 221
舌肿二十五 ……… 221
腰胯痛二十六 …… 222
狂二十七 ………… 223
痰厥二十八 ……… 224
滑泄干呕二十九 … 225
笑不止三十 ……… 226
隔食中满三十一 … 226
目盲三十二 ……… 227
小儿悲哭不止三十三 ……… 227

小儿手足搐搦
三十四 ………… 228
目赤三十五 ……… 228
热形 ……………… 229
沙石淋三十六 …… 229
膏淋三十七 ……… 231
二阳病三十八 …… 232
小儿面上赤肿
三十九 ………… 232
头热痛四十 ……… 233
劳嗽四十一 ……… 233
劳嗽咯血四十二 … 234
吐血四十三 ……… 235
呕血四十四 ……… 235
因药燥热四十五 … 236
肺痈四十六 ……… 237
痿四十七 ………… 238
口疮四十八 ……… 238
虚劳四十九 ……… 239
心痛五十 ………… 240
伤寒极热五十一 … 240
失笑五十二 ……… 241
赤目五十三 ……… 241
目瞏五十四 ……… 242
疱后呕吐五十五 … 242
热厥头痛五十六 … 243
产前喘五十七 …… 244
血崩五十八 ……… 244
妇人二阳病五十九… 245
月闭寒热六十 …… 246
恶寒实热六十一 … 246
遇寒手热六十二 … 247
呕逆不食六十三 … 247
痤疖六十四 ……… 248
牙痛六十五 ……… 248
淋六十六 ………… 249
口臭六十七 ……… 249
湿形 ……………… 250
疝六十八 ………… 250
水疝六十九 ……… 250
留饮七十 ………… 251
黄疸七十一 ……… 251

黄病七十二 ……… 253
病发黄七十三 …… 253
水肿七十四 ……… 254
涌水七十五 ……… 254
停饮肿满七十六 … 255
湿痹七十七 ……… 255
屈膝有声七十八 … 258
白带七十九 ……… 258
湿嗽八十 ……… 259
梦鬼八十一 ……… 260
湿癣八十二 ……… 260
湿䘌疮八十三 …… 261
泄泻八十四 ……… 262
洞泄八十五 ……… 262
大便少而频八十六… 264
暑泄八十七 ……… 265
腹满面肿八十八 … 265

下册

卷七

燥形 ……………… 267
臂麻不便八十九 … 267
大便燥结九十 …… 268
孕妇便结九十一 … 269
偏头痛九十二 …… 270
腰胯痛九十三 …… 271
寒形 ……………… 273
因寒腰强不能屈伸九十四 ………… 273
寒疝亦名水疝九十五 ………… 274
感风寒九十六 …… 275
冻疮九十七 ……… 276

寒痰九十八 ……… 276
泻利恶寒九十九 … 277
内伤形 …………… 278
因忧结块一百 …… 278
病怒不食一百一 … 278
不寐一百二 ……… 279
惊一百三 ………… 279
儿寐不寤一百四 … 280
孕妇下血一百五 … 281
收产伤胎一百六 … 281
怀恐胁痛一百七 … 283
背疽一百八 ……… 283
肺痈一百九 ……… 284
咽中刺塞一百十 … 284
误吞物咽中
一百十一 ……… 285
肠澼下血一百十二… 285
水肿睾丸一百十三… 286
伏惊一百十四 …… 286
外伤形 …………… 288
孕作病治一百十五… 288
杖疮一百十六 …… 289
落马发狂一百十七… 289
犬伤胫肿一百十八… 290
足闪肭痛一百十九… 291
膝肭跛行一百二十… 291
杖疮入水
一百二十一 …… 292

卷 八

内积形 …………… 293
伤冷酒一百二十二… 293
心下沉积
一百二十三 …… 294
茶癖一百二十四 … 294
腹胀水气
一百二十五 …… 295
痃气一百二十六 … 295

胸膈不利
一百二十七 …… 296
冷积一百二十八 … 296
积块一百二十九 … 297
肥气积一百三十 … 297
伏瘕一百三十一 … 298
停饮一百三十二 … 299
积气一百三十三 … 300
沉积疑胎
一百三十四 …… 300
是胎非积
一百三十五 …… 301
外积形 …………… 302
瘤一百三十六 …… 302
胶瘤一百三十七 … 302
瘿一百三十八 …… 303
痔一百三十九 …… 303

卷 九

杂记九门 ………… 304
误中涌法 ………… 304
误中寒凉 ………… 305
临变不惑 ………… 306
当禁不禁 ………… 307
不忌反忌 ………… 308
高技常孤 ………… 309
群言难正 ………… 310
病人负德 愈后
吝财 …………… 313
同类妒才 群口
诬戴人 ………… 313

卷　十

撮要图 …………… 315
风木郁之病 ……… 318
暑火郁之病 ……… 319
湿土郁之病 ……… 319
燥金郁之病 ……… 319
寒水郁之病 ……… 320
初之气 …………… 320
二之气 …………… 320
三之气 …………… 321
四之气 …………… 321
五之气 …………… 321
终之气 …………… 322
风木肝酸　达针 … 322
暑火心苦　发针 … 322
湿土脾甘　夺针 … 323
燥金肺辛　清针 … 323
寒水肾咸　折针 … 323
大寒子上初之气 … 324
春分卯上二之气 … 324
小满巳上三之气 … 325
大暑未上四之气 … 325
秋分酉上五之气 … 326
小雪亥上终之气 … 326
肝之经足厥阴
风乙木 ………… 327
胆之经足少阳
风甲木 ………… 327
心之经手少阴
暑丁火 ………… 327
小肠经手太阳
暑丙火 ………… 328
脾之经足太阴
湿己土 ………… 328
胃之经足阳明
湿戊土 ………… 329
心包络手厥阴
为母血 ………… 329
三焦经手少阳
为父气 ………… 330

大肠经手阳明
燥庚金 ………… 330
肺之经手太阴
燥辛金 ………… 330
肾之经足少阴
寒癸水 ………… 331
膀胱经足太阳
寒壬水 ………… 331
六门病证药方 …… 333
《内经》湿变五泄 … 334
胃泄风湿 ………… 335
脾泄暑湿 ………… 335
大肠泄燥湿 ……… 335
小肠泄热湿 ……… 336
大瘕泄寒湿 ……… 336
《金匮》十全之法 … 336
《金匮》十全五泄法
后论 …………… 338

卷十一

风论 ……………… 342
论火热二门 ……… 347
湿热门 …………… 352
风门 ……………… 354
湿门 ……………… 363
寒门 ……………… 365
内伤 ……………… 365
外伤治法 ………… 366
妇人风门 ………… 367
火类门 …………… 368
湿门 ……………… 372
寒门 ……………… 372
半产 ……………… 373
小儿风门 ………… 374
二火类 …………… 375

卷十二

吐剂………………… 379
汗剂………………… 381
下剂………………… 383
风门………………… 390
暑门疟附 ………… 395
湿门嗽附 ………… 397
火门………………… 401
燥门………………… 403
寒门………………… 405
兼治于内者 ……… 407
兼治于外者 ……… 408
独治于内者 ……… 409
独治于外者 ……… 413
调治………………… 418

卷十三

刘河间先生三消论因在前此书未传于世，恐为沉没，故刊而行之 …………………………………… 422

卷十四

扁鹊华佗察声色定死生诀要 ……… 441
诊百病死生诀第七… 445
病机………………… 451
标本运气歌 ……… 453
辨十二经水火分治法 ……… 453
治病………………… 454
六陈………………… 454
十八反……………… 454

运气歌 …………… 455
五不及 …………… 455
断病人生死 ……… 455
四因 ……………… 456
五苦六辛 ………… 457

卷十五

疮疡痈肿第一 …… 458
口齿咽喉第二 …… 474
目疾证第三 ……… 477
头面风疾第四 …… 483
解利伤寒第五 …… 487
诸腰脚疼痛第六 … 489
妇人病证第七 …… 489
咳嗽痰涎第八 …… 493
心气疼痛第九 …… 496
小肠疝气第十 …… 497
肠风下血第十一 … 499
小儿病证第十二 … 502
破伤风邪第十三阴毒伤寒亦附于此 … 505
诸风疾证第十四 … 507
水肿黄疸第十五 … 512
下痢泄泻第十六 … 513
诸杂方药第十七 … 515
辟谷绝食第十八 … 518

方剂索引 …………………………… 521

卷　七

燥　形

臂麻不便八十九

郾城梁贾人年六十余，忽晓起梳发，觉左手指麻，斯须半臂麻，又一臂麻，斯须头一半麻，比及梳毕，从胁至足皆麻，大便二三日不通。往问他医，皆云风也。或药或针，皆不解，求治于戴人。戴人曰：左手三部脉皆伏，比右手小三倍，此枯涩痹也，不可纯归之风，亦有火燥相兼。乃命一涌一泄一汗，其麻立已。后以辛凉之剂调之，润燥之剂濡之，惟小指次指尚麻。戴人曰：病根已去，此余烈也，方可针溪谷。溪谷者，骨空也，一日晴和，往针之，用《灵枢》中鸡足法，向上卧针，三进三引讫，复卓针起，向下卧针，送入指间皆然，手热如火，其麻全去。昔刘河间作《原病式》，常以麻与涩同归燥门中，真知病机者也。

大便燥结九十

戴人过曹南省亲，有姨表兄病大便燥涩，无他证。常不敢饱食，饱则大便极难，结实如铁石，或三五日一如圊，目前星飞，鼻中血出，肛门连广肠痛，痛极则发昏，服药则病转剧烈。巴豆、芫花、甘遂之类皆用之，过多则困，泻止则复燥，如此数年，遂畏药性，暴急不服，但卧病待尽。戴人过，诊其两手脉息俱滑实有力。以大承气汤下之，继服神功丸、麻仁丸等药，使食菠菱葵菜，及猪羊血作羹，百余日充肥，亲知见骇之。呜呼！粗工不知燥分四种：燥于外则皮肤皱揭，燥于中则精血枯涸，燥于上则咽鼻焦干，燥于下则便溺结闭。夫燥之为病是阳明化也，水液衰少，故如此然。可下之，当择药投之，巴豆可以下寒，甘遂、芫花可下湿，大黄、朴硝可以下燥。《内经》曰：辛以润之，咸以软之。《周礼》曰：以滑养窍。

孕妇便结九十一

戴人过东杞，一妇人病大便燥结，小便淋涩，半生不娠，惟常服疏导之药则大便通利，暂废药则结滞。忽得孕，至四五月间，医者禁疏导之药，大便依常为难，临圊则力努，为之胎坠。凡如此胎坠者三。又孕，已经三四月，弦望前后，溲溺结涩，甘分胎陨，乃访戴人。戴人诊其两手脉俱滑大，脉虽滑大，以其且妊，不敢陡攻，遂以食疗之。用花碱煮菠菱葵菜，以车前子苗作茹，杂猪羊血作羹，食之半载，居然生子，其妇燥病方愈。戴人曰：余屡见孕妇利脓血下迫，极努损胎，但同前法治之，愈者莫知其数也。为医拘常禁，不能变通，非医也。奈举世识医者鲜，是难说也。

偏头痛九十二

一妇人年四十余，病额角上耳上痛，俗呼为偏头痛。如此五七年，每痛大便燥结如弹丸，两目赤色，眩运昏涩，不能远视。世之所谓头风药、饼子风药、白龙丸、芎犀丸之类连进数服，其痛虽稍愈，则大便稍秘，两目转昏涩，其头上针灸数千百矣。连年著灸，其两目且将失明，由病而无子。一日问戴人，戴人诊其两手脉急数而有力，风热之甚也。余谙此四五十年矣，遍察病目者，不问男子妇人，患偏正头痛，必大便涩滞结硬，此无他，头痛或额角是三焦相火之经及阳明燥金胜也。燥金胜乘肝则肝气郁，肝气郁则气血壅，气血壅则上下不通，故燥结于里，寻至失明。治以大承气汤，令河水煎三两，加芒硝一两，煎残顿令温，合作三五服，连服尽。荡涤肠中垢滞结燥，积热下泄如汤二十余行。次服七宣丸、神功丸以润之，菠菱葵菜猪羊血为羹以滑之。后五七日、十日，但遇天道晴明，用大承气汤夜尽一剂，是痛随利减也。三剂之外，目豁首轻，燥泽结释，得三子而终。

腰胯痛九十三

一男子六十余，病腰尻脊胯皆痛，数载不愈，昼静夜躁，大痛往来，屡求自尽天年。且夕则痛作，必令人以手捶击，至五更鸡鸣则渐减，向曙则痛止。左右及病者皆作神鬼阴谴，白虎啮，朝祷暮祝，觋巫僧道禁师至，则其痛以减。又梦鬼神战斗相击，山川神庙，无不祭者。淹延岁月，肉瘦皮枯，饮食减少，暴怒日增，惟候一死。有书生曰：既云鬼神虎啮，阴谴之祸，如此祷祈，何无一应？闻陈郡有张戴人，精于医，可以问其鬼神白虎与病乎？彼若术穷，可以委命。其家人从之。戴人诊其两手脉皆沉滞坚劲，力如张絚，谓之曰：病虽瘦，难于食，然腰尻脊胯皆痛者，必大便坚燥。其左右曰：有五七日，或八九日见燥粪一两块，如弹丸，结硬不可言，曾令人剜取之，僵下一两块，浑身燥痒，皮肤皱揭，枯涩如麸片。戴人既得病之虚实，随用大承气汤以姜枣煎之，加牵牛头末二钱，不敢言是泻剂，盖病者闻暖则悦，闻寒则惧，说补则从，说泻则逆，此弊非一日也，而况一齐人而傅之，众楚人咻之乎。及煎成，使稍热咽之，从少至多，累至三日。天且晚，脏腑下泄四五行，约半盆，以灯视之，皆燥粪燥痹块及瘀血杂脏，秽不可近。须臾痛减九分，昏睡，鼻息调如常人。睡至明日将夕，始觉饥而索粥，温凉与之。又困睡一二日，其痛尽去。次令饮食调养，日服导饮丸、甘露散，滑利便溺之药，四十余日乃复。呜呼！世传《三十六虎书》,《三十六黄经》，及《小儿三十六吊》，谁为之耶？始作俑者，其无后乎？古人以医为师，故医之道行；今之人以医辟奴，故医之道废。有志之士耻而不学，病者亦不择精粗，一概待之。常见官医迎送长吏，马前唱诺，真可羞也。由是通今博古者少，而师传遂绝。《灵枢》谓：刺与汗虽久，犹可拔而雪；结与闭虽久，犹可解而决去。腰脊胯痛者，足太阳膀胱经也。胯痛，足少阳胆经之所过也。《难经》曰：诸痛为实。《内经》曰：诸痛痒疮疡，皆属心火。注曰：心寂则痛微，心燥则痛甚。人见巫觋僧道禁师至则病稍去者，心寂也，然去其后来者，终不去其本也。古之称痛随利减，不利则痛何由去？病者既痊，乃寿八十岁。故凡燥证，皆三阳病也。

寒　形

因寒腰强不能屈伸九十四

北人卫德新，因之析津，冬月饮寒则冷，病腰常直不能屈伸，两足沉重，难于行步。途中以床舁递，程程问医，皆云肾虚。以苁蓉、巴戟、附子、鹿茸皆用之，大便反秘，潮热上周，将经岁矣，乃乞拯于戴人。戴人曰：此疾十日之效耳。卫曰：一月亦非迟。戴人曰：足太阳经血多，病则腰似折，腘如结，腨如裂。太阳所至，为屈伸不利，况腰者肾之府也，身中之大关节。今既强直而不利，宜咸以软之，顿服则和柔矣。《难经》曰：强力入房则肾伤而髓枯，枯则高骨乃坏而不用，与此用同。今君之证，太阳为寒所遏，血坠下滞腰间也，太阳膀胱经必有积血，非肾也。节次以药，可下数百行，约去血一二斗，以九曲玲珑灶蒸之，汗出三五次而愈。初蒸时至五日，问曰：腹中鸣否？德新曰：未也。至六日觉鸣，七日而起，以能揖人。戴人曰：病有热者勿蒸，蒸则损人目也。

寒疝亦名水疝九十五

律科王敏之病寒疝，脐下结聚如黄瓜，每发绕腰急痛不能忍。戴人以舟车丸、猪肾散下四五行，觉药绕病三五次而下，其泻皆水也。猪肾、甘遂皆苦寒，经言：以寒治寒，万举万全。但下后忌饮冷水及寒物，宜食干物，以寒疝本是水故也。即日病减八分，食进一倍。又数日，以舟车丸百余粒，通经散四五钱，服之利下。候三四日，又服舟车丸七八十粒，猪肾散三钱，乃健步如常矣。

一僧病疝，发作冷气上贯齿，下贯肾，紧若绳挽两睾，时肿而冷。戴人诊两手脉细而弱，断之曰：秋脉也。此因金气在上，下伐肝木，木畏金抑而不伸，故病如是。肝气磐礴，不能下荣于睾丸，故其寒实非寒也。木受金制，传之胃土，胃为阳明，故上贯齿，病非齿之病。肝木者，心火之母也，母既不伸，子亦屈伏，故下冷而水化乘之。经曰：木郁则达之，土郁则泄之。令涌泄四次，果觉气和，睾丸痒而暖。戴人曰：气已入睾中矣。以茴香、木、茂之药，使常服之，首尾一月而愈。

感风寒九十六

戴人之常溪也，雪中冒寒，入浴重感风寒，遂病不起。但使煎通圣散单服之，一二日不食，惟渴饮水，亦不多饮，时时使人捶其股，按其腹，凡三四日不食，日饮水一二十度。至六日，有谵语妄见，以调胃承气汤下之，汗出而愈。戴人常谓人曰：伤寒勿妄用药，惟饮水最为妙药，但不可使之伤，常令揉散，乃大佳耳。至六七日，见有下证方可下之，岂有变异哉？奈何医者禁人饮水，至有渴死者。病人若不渴，强与水饮，亦不肯饮耳。戴人初病时，鼻塞声重，头痛，小便如灰淋汁，及服调胃承气一两半，觉欲呕状，探而出之，汗出漐漐然，须臾下五六行，大汗一日乃瘳。当日饮冰水时，水下则痰出，约一二碗，痰即是病也，痰去则病去也。戴人时年六十一。

冻疮九十七

戴人女僮，足有寒疡，俗云冻疮。戴人令服舟车丸、浚川散大下之，其疮遂愈。人或疑之，戴人曰：心火降则寒消，何疑之有？

寒痰九十八

一妇人心下脐上结硬如斗，按之如石，人皆作病胎，针灸毒药，祷祈无数，如捕风然。一日，戴人见之曰：此寒痰。诊其两手寸脉皆沉，非寒痰而何？以瓜蒂散吐之，连吐六七升，其块立消过半。俟数日后再吐之，其涎沫类鸡黄，腥臭特殊，约二三升。凡如此者三，后以人参调中汤、五苓散调之，腹已平矣。

泻利恶寒九十九

东门一男子病泻利不止，腹鸣如雷，不敢冷坐，坐则下注如倾。诸医例断为寒证，干姜、官桂、丁香、豆蔻之属，枯矾、龙骨皆服之矣。何针不燔，何艾不炷，迁延将二十载矣。一日问于戴人，戴人曰：两手寸脉皆滑，余不以为寒。然其所以寒者，水也。以茶调散涌寒水五七升，无忧散泄积水数十行，乃通因通用之法也。次以五苓散淡剂渗泄利之道，又以甘露散止渴，不数日而冷食寒饮皆如故。此法王启玄稔言之矣，奈无人用之哉。

内伤形

因忧结块一百

息城司侯，闻父死于贼，乃大悲哭之，罢便觉心痛，日增不已，月余成块状若覆杯，大痛不住，药皆无功。议用燔针炷艾，病人恶之，乃求于戴人。戴人至，适巫者在其旁，乃学巫者，杂以狂言，以谑病者，至是大笑不忍，回面向壁。一二日，心下结块皆散。戴人曰:《内经》言忧则气结，喜则百脉舒和。又云：喜胜悲。《内经》自有此法治之，不知何用针灸哉？适足增其痛耳。

病怒不食一百一

项关令之妻病食不欲食，常好叫呼怒骂，欲杀左右，恶言不辍，众医皆处药，几半载尚尔。其夫命戴人视之，戴人曰：此难以药治。乃使二娼各涂丹粉，作伶人状，其妇大笑。次日又令作角抵，又大笑。其旁常以两个能食之妇夸其食美，其妇亦索其食而为一尝。不数日，怒减食增，不药而瘥，后得一子。夫医贵有才，若无才，何足应变无穷？

不寐一百二

一富家妇人伤思虑过甚，二年不寐，无药可疗，其夫求戴人治之。戴人曰：两手脉俱缓，此脾受之也，脾主思故也。乃与其夫以怒而激之，多取其财，饮酒数日，不处一法而去。其人大怒汗出，是夜困眠，如此者八九日不寤，自是而食进，脉得其平。

惊一百三

卫德新之妻，旅中宿于楼上，夜值盗劫人烧舍，惊坠床下，自后每闻有响则惊倒不知人，家人辈蹑足而行，莫敢冒触有声，岁余不痊。诸医作心病治之，人参、珍珠及定志丸皆无效。戴人见而断之曰：

惊者为阳，从外入也；恐者为阴，从内出也。惊者，为自不知故也；恐者，自知也。足少阳胆经属肝木，胆者，敢也，惊怕则胆伤矣。乃命二侍女执其两手，按高椅之上，当面前下置一小儿，戴人曰：娘子当视此。一木猛击之，其妇人大惊，戴人曰：我以木击儿，何以惊乎？伺少定击之，惊也缓。又斯须连击三五次，又以杖击门，又暗遣人画背后之窗，徐徐惊定而笑曰：是何治法？戴人曰：《内经》云：惊者平之。平者，常也。平常见之必无惊。是夜使人击其门窗，自夕达曙。夫惊者，神上越也。从下击几，使之下视，所以收神也。一二日，虽闻雷而不惊。德新素不喜戴人，至是终身厌服，如有人言戴人不知医者，执戈以逐之。

儿寐不寤一百四

陈州长吏一小儿，病寐而不寤一日，诸医作睡惊治之，或欲以艾火灸之，或以大惊丸及水银饼子治之。其父曰：此子平日无疾，何骤有惊乎？以子之病，乃问于戴人，戴人诊其两手脉皆平和。戴人曰：若惊风之脉当洪大而强，今则平和，非惊风也。戴人窃问其乳母：尔三日前曾饮醉酒否？遽然笑曰：夫人以煮酒见饷，酒味甚美，三饮一罂而睡。陈酒味甘而恋膈，酒气满，乳儿亦醉也。乃剉甘草、干葛花、缩砂仁、贯众，煎汁使饮之，立醒。

孕妇下血一百五

刘先生妻有娠半年，因伤损下血，乞药于戴人。戴人诊之，以三和汤，一名玉烛散，承气汤、四物汤对停，加朴硝煎之。下数行，痛如手拈，下血亦止。此法可与智识高明者言，膏粱之家慎勿举似，非徒骇之，抑又谤之。呜呼！正道难行，正法难用，古今皆然。

收产伤胎一百六

一孕妇年二十余，临产召稳媪三人，其二媪极拽妇之臂，其一媪头抵妇之腹，更以两手扳其腰，极力为之。胎死于腹，良久乃下，儿亦如血，乃稳媪杀之也。岂知瓜熟自落，何必如此乎？其妇因兹经脉断闭，腹如刀剜，大渴不止，小溲闭绝。主病者禁水不与饮，口舌枯燥，牙齿黧黑，臭不可闻，食饮不下，昏愦欲死。戴人先以冰雪水恣意饮之，约二升许，痛缓渴止。次以舟车丸、通经散前后五六服，下数十行，食大进。仍以桂苓甘露散、六一散、柴胡饮子等调之，半月获安。

又一妇人临产，召村妪数人侍焉。先产一臂出，妪不测轻重拽之，臂为之断，子死于腹。其母面青身冷，汗漐漐不绝，时微喘呜呼，病家甘于死。忽有人曰：张戴人有奇见，试问之。戴人曰：命在须臾，针药无及。急取秤钩，续以壮绳，以膏涂其钩，令其母分两足向外偃坐，左、右各一人，脚上立足。次以钩其死胎，命一壮力妇，倒身拽出死胎，下败血五七升，其母昏困不省。待少顷以冰水灌之，渐咽二日，大醒食进。次日，四物汤调血，数日方愈。戴人常曰：产后无他事，因侍妪非其人，转为害耳。

怀恐胁痛一百七

洛阳孙伯英，因诬狱，妻子被系，逃于故人，是夜觉胃胁痛，托故人求药。故人曰：有名医张戴人适在焉，当与公同往。时戴人宿酒未醒，强呼之，故人曰：吾有一亲，人病欲求诊。戴人隔窗望见伯英曰：此公伏大惊恐。故人曰：何以知之？戴人曰：面青脱色，胆受怖也。后会赦乃出，方告戴人。

背疽一百八

一富家女子，十余岁，好食紫樱，每食即二三斤，岁岁如此，至十余年，一日潮热如劳。戴人诊其两手脉皆洪大而有力，谓之曰：他日必作恶疮肿毒，热上攻目，阳盛阴脱之证。其家大怒，不肯服解毒之药。不一二年，患一背疽如盘，痛不可忍。其女忽思戴人曾有是言，再三悔过，请戴人。戴人以铧针绕疽晕刺数百针，去血一斗，如此三次，渐渐痛减肿消，微出脓而敛。将作痂时，使服十补内托散乃痊。终身忌口，然目亦昏，终身无子。

肺痈一百九

舞水一富家有二子，长者年十三岁，幼者十一岁，皆好顿食紫樱一二斤，每岁须食半月。后一二年，幼者发肺痈，长者发肺痿，相继而死。戴人常叹曰：人之死者，命耶？天耶？古人有诗：爽口物多终作疾，真格言也。天生百果，所以养人，非欲害人。然富贵之家，失教纵欲，遂至于是。

咽中刺塞一百十

戴人过滍阳，强家一小儿约五六岁，同队小儿以蜀黍秸相击，逆芒倒刺于咽中，数日不下粥药，肿大发。其家告戴人，戴人命取水，依《道经》中咒水法，以左手屈中指及无名指作三山印，坐水盏于其上，右手掐印文，是金枪印。脚踏丁字立，望太阳或灯火取气一口，吹在净水盏中，咒曰：吾取老君东流顺，老君奉敕摄去毒水，吾托大帝尊，所到称吾者，各各现帝身，急急如律令。摄念七遍，吹在盏中，虚搅卓三次为定。其儿咽水下咽，曰：我可也。三五日肿散，乃知法亦有不可侮者。

误吞物咽中一百十一

一小儿误吞一钱，在咽中不下，诸医皆不能取，亦不能下，乃命戴人。戴人熟思之，忽得一策，以净白表纸令卷实如箸，以刀纵横乱割其端，作鬅鬙之状。又别取一箸，缚针钩于其端，令不可脱，先下咽中，轻提轻抑，一探之，觉钩入于钱窍，然后以纸卷纳之咽中，与钩尖相抵，觉钩尖入纸卷之端，不碍肌肉，提之而出。

肠澼下血一百十二

棠溪栾彦刚病下血，医者以药下之，默默而死。

其子企见戴人而问之曰：吾父之死竟无人知是何证。戴人曰：病剉其心也。心主行血，故被剉则血不禁，若血温身热者死。火数七，死必七日，治不当下，若下之，不满数。企曰：四日死。何谓痛剉心？戴人曰：智不足而强谋，力不足而强与，心安得不剉也？栾初与邢争屋，不胜，遂得此病。企由是大服，拜而学医。

水肿睾丸一百十三

霍秀才之子，年十二岁，睾丸一旁肿腿。戴人见之曰：此因惊恐得之。惊之为病，上行则为呕血，下则肾伤而为水肿。以琥珀丸、通经散，一泻而消散。

伏惊一百十四

上渠卜家一男子，年二十八岁，病身弱，四肢无力，面色苍黄，左胁下身侧上下如臂状，每发则痛无时，食不减，大便如常，小便微黄，已二三载矣。诸医计穷，求戴人治之，视其部分乃足厥阴肝经兼足少阳胆经也。张曰：甲胆乙肝故青。其黄者，脾也。诊胆脉小，此因惊也。惊则胆受邪，腹中当有惊涎绿水。病人曰：昔曾屯军被火，自是而疾。戴人夜以舟车百五十丸，浚川散四五钱，加生姜自然汁，平旦果下绿水四五行。或问：大加生姜何也？答曰：辛能伐木也。下后觉微痛，令再下之，比前药减三之一，又下绿水三四行，痛止思食，反有力。戴人谓卜曰：汝妻亦当病。卜曰：太医未见吾妻，何以知之？曰：尔感此惊几年矣？卜省曰：当被火时，我正在草堂中熟寐，人惊唤，我睡中惊不能言，火已塞门，我父拽出我火中，今五年矣。张曰：汝胆伏火惊，甲木乘脾土，是少阳相火乘脾，脾中有热，故能食而杀谷。热虽能化谷，其精气不完，汝必无子。盖败经反损妇人，汝妻必手足热，四肢无力，经血不时。卜曰：吾妻实如此，亦已五年矣。他日，门人因观《内经》，言先泻所不胜，次泻所胜之论，其法何如，以问张。张曰：且如胆木乘胃土，此土不胜木也。不胜之气寻救于子，己土能生庚金。庚为大肠，味辛者为金，故大加生姜使伐木。然先不开脾，土无由行也。遂用舟车丸先通其闭塞之路，是先泻其所不胜；后用姜汁调浚川散大下之，次泻其所胜也。大抵阳干克阳干，腑克腑，脏克脏。

外伤形

孕作病治一百十五

一妇人年四十余得孕，自以为年衰多病，故疾复作，以告医氏。医者不察，加燔针于脐两旁，又以毒药攻磨。转转腹痛，食减形羸，已在床枕。来问戴人，戴人诊其脉曰：六脉皆平，惟右尺洪大有力，此孕脉也，兼择食，为孕无疑。左右皆笑之。不数月，生一女子，两目下各有燔针痕，几丧其明。凡治病妇，当先问娠，不可仓卒矣。

杖疮一百十六

戴人出游，道经故息城，见一男子被杖，疮痛焮发，毒气入里，惊涎堵塞，牙禁不开，粥药不下，前后月余，百治无功，甘分于死。戴人先以三圣散吐青苍惊涎约半大缶，次以利膈丸百余粒下臭恶燥粪又一大缶，复煎通圣散数钱热服之，更以酸辣葱醋汤发其汗。斯须汗吐交出，其人活矣。此法可以救冤。

落马发狂一百十七

一男子落马发狂，起则目瞪，狂言不识亲疏，弃衣而走，骂言涌出，气力加倍，三五人不能执缚。烧符作醮，问鬼跳巫，殊不知顾，丹砂、牛黄、犀、珠、脑、麝，资财散去，室中萧然，不远二百里而求戴人一往。戴人以车轮埋之地中，约高二丈许，上安之中等车轮，其辋上凿一穴，如作盆之状，缚狂病人于其上，使之伏卧，以软裀衬之，又令一人于下，坐机一枚，以棒搅之，转千百遭。病人吐出青黄涎沫一二斗许。绕车轮数匝，其病人曰：我不能任，可解我下，从其言而解之。索凉水与之，冰水饮数升，狂方罢矣。

犬伤胫肿一百十八

麻先生兄，村行为犬所啮，舁至家，胫肿如罐，坚若铁石，毒气入里，呕不下食，头痛而重，往问戴人。女僮曰：痛随利减，以槟榔丸下之。见两行不瘥，适戴人自舞阳回，谓麻曰：胫肿如此，足之二阴三阳可行乎？麻曰：俱不可行。如是，何不大下之？乃命夜临卧服舟车丸百五十粒，通经散三四钱。比至夜半，去十四行，肿立消，作胡桃纹，反细于不伤之胫。戴人曰：慎勿贴膏纸，当令毒气出，流脓血水常行。又一日，戴人恐毒气未尽，又服舟车丸百余粒，浚川散三四钱，见六行。病人曰：十四行易当，六行反难，何也？戴人曰：病盛则胜药，病衰则不胜其药也。六日其脓水尽，戴人曰：脓水行时不畏风，尽后畏风也。乃以愈风饼子日三服之，又二日方与生肌散，一傅之而成痂。呜呼！用药有多寡，使差别相悬。向使不见戴人，则利减之言非也。以此知知医已难，用医尤难。

足闪肭痛一百十九

谷阳镇酒监张仲温，谒一庙，观匠者砌露台，高四尺许，因登之。下台或肭一足，外踝肿起，热痛如火。一医欲以铍针刺肿出血，戴人急止之曰：肭已痛矣，更加针，二痛俱作，何以忍也？乃与神祐丸八九十丸，下二十余行，禁食热物。夜半肿处发痒，痛止，行步如常。戴人曰：吾之此法，十治十愈，不诳后人。

膝肭跛行一百二十

葛塚冯家一小儿，七八岁，膝被肭跛行，行则痛，数日矣。闻戴人善医，令人问之。戴人曰：小病耳，教来。是夜以舟车丸、通经散温酒调而下之，夜半涌泄齐行，上吐一碗，下泄半缶。既上床，其小儿谓母曰：膝膑痒，不可往来。日使服乌金丸壮其筋骨，一月疾愈而走矣。

杖疮入水一百二十一

小渠袁三，因强盗入家，伤其两胻，外臁作疮，数年不已，脓汁常涓涓然，但饮冷则疮间冷水浸淫而出，延为湿疮，来求治于戴人。曰：尔中焦当有绿水二三升，涎数掬。袁曰：何也？戴人曰：当被盗时，感惊气入腹，惊则胆伤，足少阳经也，兼两外臁皆少阳之部，此胆之甲木受邪，甲木色青，当有绿水。少阳在中焦如沤，既伏惊涎在中焦，饮冷水，咽为惊涎所阻，水随经而旁入疮中，故饮水则疮中水出。乃上涌寒痰，汗如流水，次下绿水，果二三升，一夕而痂干，真可怪也。

卷　八

内积形

伤冷酒一百二十二

戴人出游，道经阳夏，问一旧友，其人病已危矣。戴人往视之，其人曰：我别无病。三年前，当隆暑时出村野，有以煮酒馈予者，适村落无汤器，冷饮数升，便觉左胁下闷，渐痛结硬，至今不散，针灸磨药，殊不得效。戴人诊其两手脉俱沉实而有力，先以独圣散吐之，一涌二三升，色如煮酒，香气不变。后服和脾散、去湿药。五七日百脉冲和，始知针灸无功，增苦楚矣。

心下沉积一百二十三

显庆寺僧应公有沉积数年，虽不卧床枕，每于四更后心头闷硬，不能安卧，须起行寺中，习以为常，人莫知为何病，以药请于戴人。戴人令涌出胶涎一二升如黑矾水，继出黄绿水，又下脓血数升。自尔胸中如失巨山，饮饵无算，安眠至晓。

茶癖一百二十四

一缁侣好茶成癖，积在左胁。戴人曰：此与肥气颇同，然痞疟不作，便非肥气。虽病十年，不劳一日，况两手脉沉细，有积故然。吾治无针灸之苦，但小恼一饷，可享寿尽期。先以茶调散吐出宿茶水数升，再以木如意揃之，又涌数升，皆作茶色。次以三花神祐丸九十余粒，是夜泻二十余行，脓水相兼，燥粪瘀血杂然而下。明日以除湿之剂服十余日，诸苦悉蠲，神清色莹。

腹胀水气一百二十五

蹙踘张承应，年几五十，腹如孕妇，面黄食减，欲作水气。或令服黄芪建中汤及温补之剂，小溲涸闭，从戴人疗焉。戴人曰：建中汤，攻表之药也。古方用之攻里，已误也，今更以此取积，两重误也。先以涌剂吐之，置火于其旁，大汗之。次与猪肾散四钱，以舟车丸引之，下六缶，殊不困，续下两次，约三十余行，腹平软，健啖如昔。常仲明曰：向闻人言泻五六缶，人岂能任？及闻张承应，渠云诚然。乃知养生与攻痾本自不同，今人以补剂疗病，宜乎不效。

痃气一百二十六

王亭村一童子，入门状如鞠恭而行。戴人曰：痃气也。令解衣揣之，二道如臂，其家求疗于戴人。先刺其左，如刺重纸，剥然有声而断。令按磨之，立软，其右亦然，观者咸嗟异之。或问，曰：石关穴也。

胸膈不利一百二十七

沈丘王宰妻，病胸膈不利，口流涎沫，自言咽下胃中常雷声，心间作微痛，又复发昏，胸乳之间灸瘢如棋。化痰利膈等药服之三载，病亦依然。其家知戴人痰药不损，来求之。一涌而出雪白虫一条，长五六寸，有口鼻牙齿，走于涎中，病者忿而断之，中有白发一茎，此正与徐文伯所吐宫人发瘕一同，虫出立安。

冷积一百二十八

戴人过醮都营中饮会，邻席有一卒说出妻事。戴人问其故，答曰：吾妇为室女时，心下有冷积如覆杯，按之如水声，以热手熨之如冰。娶聚来已十五年矣，恐断我嗣，是故弃之。戴人曰：公勿黜也。如用吾药，病可除，孕可得。卒从之。戴人诊其脉沉而迟，尺脉洪大而有力，非无子之候也，可不逾年而孕，其良人笑曰试之。先以三圣散吐涎一斗，心下平软，次服白术调中汤、五苓散，后以四物汤和之。不再月气血合度，数月而娠二子。戴人常曰：用吾此法，无不子之妇，此言不诬。

积块一百二十九

果园刘子平妻，腹中有块如瓢，十八年矣。经水断绝，诸法无措。戴人令一月之内涌四次，下六次，所去痰约一二桶。其中不化之物有如葵菜者，烂鱼肠之状，涌时以木如意揃之，觉病积如刮，渐渐而平。及积之既尽，块痕反洼如臼，略无少损，至是而面有童色，经水复行，若当年少，可以有子。

肥气积一百三十

阳夏张主簿之妻病肥气，初如酒杯大，发寒

热。十五余年后，因性急悲感，病益甚，惟心下三指许无病，满腹如石片，不能坐卧，针灸匝矣，徒劳人耳。乃敬邀戴人而问之。既至，断之曰：此肥气也，得之季夏戊己日，在左胁下，如覆杯，久不愈，令人发痞疟，痞疟者，寒热也。以瓜蒂散吐之，鱼腥黄涎约一二缶。至夜，继用舟车丸、通经散投之，五更，黄涎脓水相半五六行，凡有积处皆觉痛。后用白术散、当归散、和血流经之药如斯涌泄，凡三四次而方愈。

伏瘕一百三十一

汴梁曹大使女，年既笄，病血瘕数年，太医宜企贤以破血等药治之不愈。企贤曰：除得陈州张戴人方愈。一日，戴承语至汴京，曹大使乃邀戴人问焉。戴人曰：小肠遗热于大肠为伏瘕，故结硬如块，面黄不月。乃用涌泄之法，数年之疾，不再旬而效，女由是得聘。企贤问谁治之？曹大使曰：张戴人。企贤立使人邀之。

停饮一百三十二

一妇从年少时因大哭罢，痛饮冰水困卧，水停心下，渐发痛闷。医氏咸以为冷积，治之以温热剂，及禁食冷物。一闻茶气，病辄内作，如此数年，燎针烧艾，疮孔数千。十余年后，小便赤黄，大便秘闷，两目加昏，积水转甚，流于两胁。世谓水癖，或谓支饮，硇、漆、棱、茂，攻磨之药竟施之矣。食日衰，积日茂，上至鸠尾，旁至两胁及脐下，但发之时，按之如水声，心腹结硬，手不可近者。月发五七次，甚则欲死，诸药皆厌，二十余年，求戴人发药。诊其脉，寸口独沉而迟，此胸中有痰。先以瓜蒂散涌痰五七升，不数日，再越痰水及斗，又数日上涌数升。凡三涌三下，汗如水者亦三，其积皆去。以流湿饮之药调之，月余大瘥。

积气一百三十三

寄西华县庠山东颜先生，有积二十年，目视物不真，细字不睹，当心如顽石，每发痛不可忍，食减肉消，黑黖满面，腰不能直。因遇戴人，令涌寒痰一大盆如片粉，夜以舟车丸、通经散下烂鱼肠、葵菜汁七八行，病十去三四，以热浆粥投之，复去痰一盆，次日又以舟车丸、通经散，前后约百余行，略无少困。不五六日，面红黖去，食进目明，心中空旷，遂失顽石所在，旬日外来谢。

沉积疑胎一百三十四

修弓杜匠，其子妇年三十，有孕已岁半矣。每发痛则召侍媪待之，以为将产也，一二日复故。凡数次，乃问戴人。戴人诊其脉涩而小，断之曰：块病也，非孕也。《脉诀》所谓涩脉如刀刮竹形，主丈夫伤精，女人败血。治之治法，有病当泻之。先以舟车丸百余粒，后以调胃承气汤加当归、桃仁，用河水煎，乘热投之。三两日，又以舟车丸、桃仁承气汤泻青黄脓血，杂然而下，每更衣以手向下推之揉之则出。后三二日，又用舟车丸，以猪肾散佐之，一二日，又以舟车丸、通经如前数服，病十去九。俟晴明，当未食时，以针泻三阴交穴，不再旬，块已没矣。此与隔腹视五脏者复何异哉！

是胎非积一百三十五

胡王之妻病脐下积块，呕食，面黄肌瘦而不月。或谓之干血气，治之无效，戴人见之曰：孕也。其人不信，再三求治于戴人，与之平药以应其意，终不肯下毒药，后月到，果胎也。人问何以别之，戴人曰：尺脉洪大也，《素问·阴阳别论》所谓阴搏阳别之脉。

外积形

瘤一百三十六

戴人在西华，众人皆讪以为吐泻。一日，魏寿之与戴人入食肆中，见一夫病一瘤，正当目之上网内眦，色如灰李，下垂覆目之睛，不能视物。戴人谓寿之曰：吾不待食熟，立取此瘤。魏未之信也。戴人曰：吾与尔取此瘤何如？其人曰：人皆不敢割。戴人曰：吾非用刀割，别有一术焉。其人从之。乃引入一小室中，令俯卧一床，以绳束其胻，刺委中大出血。先令以手揉其目，瘤上亦刺出雀粪，立平出户。寿之大惊，戴人曰：人之有技，可尽窥乎？

胶瘤一百三十七

郜城，戴人之乡也。一女子未嫁，年十八，两手背皆有瘤，一类鸡距，一类角丸，腕不能钏。向明望之，如桃胶然，夫家欲弃之。戴人见之曰：在手背为胶瘤，在面者为粉瘤，此胶瘤也。以铧针十字刺破，按出黄胶脓三两匙，立平。瘤核更不再作，婚事复成。非素明者不敢用此法矣。

瘿一百三十八

新寨妇人年四十余，有瘿三瓣。戴人令以咸吐之，三涌三汗三下，瘿已半消，次服化瘿之药，遂大消去。夫病在上者皆宜吐，亦自有消息之法耳。

痔一百三十九

赵君玉常病痔，凤眼草、刺猬皮、槐根、狸首之类皆用之。或以干姜作末，涂猪肉炙食之，大便燥结不利且痛。后数日，因病黄，大涌泻数次，不言痔作。麻先生偶记而书之。君玉自识戴人之后，痔更不发耳。

卷 九

杂记九门

误中涌法

嗽

张板村鹿子春一小儿七八岁，夏月病嗽，羸甚。戴人欲涌之，子春以为儿幼弱，惧其不胜，少难之。一日，因饮酒，家人与之酒，伤多乃大吐，吐定而嗽止。盖酒味苦，苦属通剂，子春乃大悟戴人之言也。

疥

货生药焦百善云：有荛夫来买苦参，欲治疥，不识药性缓急，但闻人言可治，浓煎一碗服之。须臾大吐涎一盆，三二日疥作痂矣。

赤目

一小儿名德孙，眼发赤，其母买铜绿，欲洗儿目。煎成，家人误与儿饮之，须臾大吐，吐讫立开。

感风寒

焦百善偶感风寒，壮热头痛，其巷人点蜜茶一碗，使啜之。焦因热服之讫，偶思戴人语曰：凡苦味皆能涌。百善兼头痛，是病在上，试以箸探之，毕，其痛立解。

误中寒凉

经闭

一妇人年二十余岁，病经闭不行，寒热往来，咳嗽潮热。庸医禁切，无物可食。一日当暑出门，忽见卖凉粉者，以冰水和饮，大为一食，顿觉神清骨健，数月经水自下。

下血

一男子脏毒下血，当六月间，热不可堪，自甘于死。忽思冰蜜水，猛舍性命，饮一大盂，痛止血住。

痢

一男子病脓血恶痢，痛不可忍。忽见水浸甜瓜，心酷喜之，连皮食数枚，脓血皆已。人言下痢无正形，是何言也？人止知痢是虚冷，温之，燥之，涩之，截之，此外无术矣。岂知风暑火湿燥寒六者皆为痢，此冰蜜、甜瓜所以效也。

临变不惑

涌法

戴人在西华夏公宅，其仆郑驴病，法当吐。命女僮下药，药失不制，又用之太多，涌之不出，反闷乱不醒，乃告戴人。戴人令以薪实马槽，既平，舁郑驴卧其上，倒垂其头。须臾大吐，吐讫而快。戴人曰：先宜少进，不涌旋加。

西华一老夫病，法当吐。令门人栾景先下药。景先初学，其人不吐，反下走二行，乃告戴人。戴人令取温齑汁饮二碗，再下涌药一钱，以鸡翎探之乃吐。既药行，方大吐，吐讫又安。戴人曰：凡用吐药，先以齑汁一碗横截之，药既咽下，待少倾，其鸡翎勿令离口。酸苦咸虽能吐人，然不撩何由出也？

李仲安宅四妇人病同，日下涌剂，置燠室中火两盆，其一妇人发昏，众人皆惊。戴人笑曰：内火见外火故然。舁之门外，使饮冰雪水，立醒。时正雪晴，戴人曰：热见寒则醒。众由是皆服。非老手谙练，必不能镇众人之惊也。

涌嗽

杨寿之妻，病嗽十余年，法当吐之。一日不止，以麝香汤止之；夜半犹不定，再止之；明旦颇觉恶心，更以人参汤止之，二日稍宁。自下药凡三，来问戴人，不顾。谓栾景先曰：病久嗽，药已擒病，自然迟解。涌后调理数日乃止。戴人常言涌后有顿快者，有徐快者。有反困闷者，病未尽也。有反热者，不可不下也。大抵三日后无不快者。凡下不止者，以冰水解之，凡药热则行，寒则止矣。

当禁不禁

病愈后犯禁而死

孟太亨病肿，既平，当节食及盐、血、房室等。

不慎病再，适戴人归家，无救之者，乃死。

郾城董德固病劳嗽，戴人曰：愈后当戒房事。其病愈，恃其安，触禁而死。死后妻生一子，正当病瘥之日也。董初坚讳，至是乃彰。

一宦家小儿病痢，自郾头车载至朱葛寺，入门而死。戴人曰：有病远行，不可车载马驮。病已扰矣，又以车马动摇之，是为重扰，宜其即死。

阳夏韩氏为犬所啮，大痛不可忍，偏痒燥，自庄头载至家，二十里，一夕而死，时人皆不知车之误也。戴人常言伤寒之后忌荤肉、房事、劳，水肿之后禁房及油盐滋味等三年，滑泄之后忌油腻，此三者决不可不禁也。戴人常曰：病久痞闭，忽得涌泄，气血冲和，心肾交媾，阳事必举。尤切戒房室，元气新至，犯之则病再作，恐罪于涌泄。

不忌反忌

不忌口得愈

一男子病泄十余年，豆蔻、阿胶、诃子、龙骨、乌梅、枯矾皆用之矣，中脘、脐下、三里岁岁灸之。皮肉皴槁，神昏足肿，泄如泔水，日夜无度。戴人诊其两手脉沉且微，曰：生也。病人忽曰：羊肝生可食乎？戴人应声曰：羊肝止泄，尤宜服。病人悦而食一小盏许，可以浆粥送之。病人饮粥数口，几半升，续又食羊肝生一盏许，次日泄几七分。如此月余而安，此皆忌口太过之罪也。戴人常曰：胃为水谷之海，不可虚怯，虚怯则百邪皆入矣。或思荤茹，虽与病相反，亦令少食，图引浆粥，此权变之道也。若专以淡粥责之，则病人不悦而食减，久则病增损命，世俗误人矣。

不可忌口

戴人常曰：脏毒酒毒，下血呕血，妇人三十已下血闭，六月七月间脓血恶痢，疼痛不止，妇人初得孕择食者，以上皆不忌口。

高技常孤

戴人常曰：人言我不接众工。戴人曰：余岂不欲接人，但道不同不相为谋。医之善，惟《素问》一经为祖，有平生不识其面者，有看其文不知其义者，此等虽曰相亲，欲何说？止不过求一二药方而已矣。大凡药方，前人所以立法，病有百变，岂可执方？设于富贵之家病者，数工同治，戴人必不能从众工，众工亦不能从戴人，以此常孤。惟书生高士，推者复来，日不离门。戴人又曰：我之术止可以教，书生不能受，医者忽授。老书生曰：我是书生，岂不知书生？书生固多，许可以易慢？戴人问之曰：彼未尝见予治病，故有是言。若亲见予治病数十人，自反思矣。凡谤我者，皆望风取信于群医之口也。孔子曰：浸润之谮，肤受之愬，不行焉。可谓明也已矣。

群言难正

谤吐

或言：人有病，不可吐，人身骨节皆有涎，若吐出骨节间涎，令人偏枯。戴人问之曰：我之药止是吐肠胃间久积，或膜肓间宿沫，皆是胃膈中溢出者。夫下与吐一理也，但病有上下，故用药有逆顺耳。

谤三法

或言：戴人汗下吐三法欲该天下之医者，非也。夫古人医法未备，故立此三法。后世医法皆备，自有成说，岂可废后世之法而从远古？譬犹上古结绳，今日可废书契而从结绳乎？戴人问之曰：《易》之法虽多，不离八卦五行；刑章虽多，不过笞杖徒流。岐伯曰：知其要者，一言而终。然则岐伯亦诳人乎？大抵举纲则简，计目则繁。

谤峻药

或言：戴人用药皆峻激，乃《本草》中下品药也，岂可服哉？戴人曰：甚矣，人之不读书。《本草》言上药为君，中品为臣，下品为佐使者，所以辩其性刚柔也。《内经》言所谓君臣佐使者，非《本草》中三品之谓也。主治之为君，次君之谓臣，应臣之为佐使。假如大黄能治此病，则大黄为君，甘遂能治此病，则甘遂为君矣。若专以人参、黄芪治人之邪气，此庸工所以常误人命也。

李嗣荣言京中闲人云：戴人医杀二妇，遂辞太医之职而去。又有人云：昔曾医杀颖守，私遁而去。麻知几初闻亦疑之，乃载见戴人于滶阳，观其用药，百发百中，论议该赡，应变无穷。其所治之疾，则不三二十年，即十年，或五六年，应手辄愈。群医之领袖，无以养生。及其归也，谤言满市，皆曰戴人医杀仓使、耿四而去。时仓使以病卒，与余未尝通姓名。耿四病嗽咯血，曾问戴人，戴人曰：公病消困，不可峻攻，宜以调养。戴人已去，后而卒矣。麻先生乃肖李嗣荣所言皆诬也，凡余所治之病皆众坏之证，将危且死而治之，死则当怨于戴人。又戴人所论，按经切理，众误皆露，以是嫉之。又戴人治病多用峻激之药，将愈未愈之间，适戴人去，群医毁之曰病为戴人攻损，急补之，遂用相反之药。如病愈，则我药可久服，攻疾之药可暂用。我方攻疾，岂欲常服哉？疾去则止药。若果欲养气，五谷、五肉、五菜，非上药耶？亦安在枯草死木之根核哉。

病人负德　愈后吝财

南乡刀镊工卫氏病风，半身无汗，已再中矣。戴人以三法疗之，寻愈。恐其求报，乃绐曰：余夜梦一长髯人针余左耳，故愈。

巫者武媪，年四十，病劳三年，羸瘦不足观，诸医技绝。适五六月间求治，愿奉白金五两。戴人治之，五六日而安。止答曰白金三两，乃曰：一道士投我一符，焚而吞之，乃痊。如此等人，不可胜计。若病再作，何以求治？至有耻前言而不敢复求治疗，而杀其身者。此所以世之庸工，当正病时，以犀、珠、龙、麝、丁、沉、木、乳，乘其急而巧取之。然君子博爱贤愚，亦不当效若辈也。

同类妒才　群口诬戴人

有扶救之功，如死，我则有攻击之罪，明者不可不察也。麻先生常见他医言戴人能治奇病，不能治常病，能治杂病，不能治伤寒。他日见戴人，问以伤寒事，超然独出仲景言外之意。谓余曰：公慎勿殢仲景纸上语，惑杀世人。余他日再读仲景，方省其旨。戴人云：人常见伤寒疫气动时辄避，曰：夫伤寒多变，须朝夕再视。若十人病已不能给，况阖郡之中皆亲故人乎？其死生常在六七日之间，稍不往视则变矣。以此他医咸诮之，以为不能治伤寒，盖未常窥其涯涘，浪为之訾云。

卷 十

撮要图

<table>
<tr><td colspan="12">《难》《素》撮要究治识病用药之图</td></tr>
<tr><td colspan="2">太易
未见气也</td><td colspan="3">太初
气之始也</td><td colspan="2">太极</td><td colspan="2">太初
形之始也</td><td colspan="3">太素
质之始也</td></tr>
<tr><td>甲
胆</td><td>乙
肝</td><td>丙
小肠</td><td></td><td>丁
心</td><td>戊
胃</td><td>己
脾</td><td>庚
大肠</td><td>辛
肺</td><td>壬
膀胱</td><td></td><td>癸
肾</td></tr>
<tr><td>三焦</td><td>大肠</td><td>小肠</td><td>包络</td><td>心</td><td>肺</td><td>胆</td><td>胃</td><td>膀胱</td><td>肝</td><td>肾</td><td>脾</td></tr>
<tr><td>手寅
少相
阳火</td><td>手卯
阳燥
明金</td><td>手辰
太寒
阳水</td><td>手巳
厥风
阴木</td><td>手午
少君
阴火</td><td>手未
太湿
阴土</td><td>足申
少相
阳火</td><td>足酉
阳燥
明金</td><td>足戌
太寒
阳水</td><td>足亥
厥风
阴木</td><td>足子
少君
阴火</td><td>足丑
太湿
阴土</td></tr>
</table>

续表

从其气则和违其气则病				
是动则病者，气之所感也。	天之邪，感则害人五脏。肝心脾肺肾实而不满，可下之而已也。	水谷之寒热，感则害人六腑。胆、胃、三焦、膀胱、大肠、小肠，满而不实，可吐之而已也。	地之湿气，感则害人皮肉、筋脉、肌肤，从外而入，可汗之而已也。	所生病者，血之所成也。

天地六位脏象之图					
此论元无此图，添之					
属上二位天	太虚	金金火合德	燥金主清	肺上焦象天	下络大肠
属	天面	火	君火主热	心包络	下络小肠
属中二位人	风云之路	木木火合德	风木主温	肝中焦象人	下络胆经
属	万物之路	火	相火主极热	胆次	卷终
属下二位地	地面	土水水合德	湿土主凉	脾下焦象地	下络胃
属	黄泉	水	寒水主寒	肾黄泉	旁络膀胱

外有风寒暑湿，属天之四令，无形也。

内有饥饱劳逸，属人之四令，有形也。

一者，始因气动而内有所成者，谓积聚、癥瘕、瘤气、瘿气、结核、狂瞀、癫痫。疏曰：癥，坚也，积也。瘕，气血也。

二者，不因气动而外有所成者，谓痈肿疮疡，疥癣疽痔，掉瘈浮肿，目赤熛胗，胕肿痛痒之类是也。

三者，始因气动而病生于内者，谓留饮癖食，饥饱劳损，宿食霍乱，悲恐喜怒，想慕忧结之类是也。

四者，不因气动而病生于外者，谓瘴气贼魅，虫蛇蛊毒，蜚尸鬼击，冲薄坠堕，风寒暑湿，斫射割，刺捶扑之类是也。

风木郁之病

故民病胃脘当心而痛，四肢、两胁、咽膈不通，饮食不下，甚则耳鸣眩转，目不识人，善僵仆，筋骨强直而不用，卒倒而无所知也。

暑火郁之病

故民病少气，疮疡痈肿，胁肋、胸背、首面、四肢膜膹胪胀，疡痱呕逆，瘛疭，骨痛节疼，及有动泄注下，温疟，腹中暴痛，血溢流注，精液衰少，目赤心热，甚则瞀闷懊恼，善暴死也。

湿土郁之病

故民病心腹胀，腹鸣而为数后，甚则心痛胁膜，呕逆霍乱，饮发注下，胕肿身重，脾热之生也。

燥金郁之病

故民病咳逆，心胁满引少腹，善暴痛不可反侧，嗌干面尘色恶，金胜而木病也。

寒水郁之病

故民病寒客心痛，腰椎痛，大关节不利，屈伸不便，善厥，痞坚腹满，阴乘阳故也。

初之气

自大寒至立春、春分，厥阴风木之位，一阳用事而气微。故曰：少阳得甲子元头，常准以大寒交初之气，分以六周，甲子以应六气，下傲一月。正月、二月少阳，三阴三阳亦同。

二之气

春分至小满，少阴君火之位。阳气动清明之间，有阳明之位。

三之气

小满至大暑，少阳相火之位。阳气发，万物俱盛，故亦云太阳旺。其脉洪大而长，天气并万物人脉盛衰，造物造化亦同。

四之气

大暑至秋分，太阴湿土之位。阳气发散之后，阴已用事，故曰太阴旺，此三阴三阳与天气标本阴阳异矣。脉缓大而长，燥金旺，紧细短涩，以万物干燥，明可见矣。

五之气

秋分至小雪，阳明燥金之位。阳衰阴盛，故云金气旺，其脉细而微。

终之气

小雪至大寒，太阳寒水之位。阴极而尽，天气所收，故曰厥阴旺。厥者，极也。其脉沉短而微。

风木肝酸　达针

与胆为表里，东方木也，色青，外应目，主治血。芍药味酸微寒，泽泻咸平，乌梅酸热。诸风掉眩，皆属于肝木，主动。治法曰：达者，吐也。其高者因而越之，可刺大敦，灸亦同。

暑火心苦　发针

与小肠为表里，南方火也，色赤，外应舌，主血运诸经。大黄苦寒，木香苦温，黄连苦凉，没药苦热。

诸痛痒疮疡，皆属于心火。治法曰：热者汗之，令其疏散也。可刺少冲，灸之亦同。

湿土脾甘　夺针

与胃为表里，中央土也，色黄，外应唇，主肌肉，应四时。蜜甘凉，甘草甘平。

诸湿肿满，皆属于脾土。治法曰：夺者，泻也。分阴阳，利水道。可刺隐白，灸亦同。

燥金肺辛　清针

与大肠为表里，西方金也，色白，外应皮毛、鼻，亦行气。干姜辛热，生姜辛温，薄荷辛凉。

诸气膹郁，皆属于肺金。治法曰：清者，清膈，利小便，解表。可刺少商，灸亦同。

寒水肾咸　折针

与膀胱为表里，北方水也，色黑，外应耳，主骨髓。牡蛎咸寒，水蛭咸寒。

诸寒收引，皆属于肾水。治法曰折之，谓抑之，制其冲逆。可刺涌泉，灸亦同。

大寒子上初之气

初之气为病，多发咳嗽，风痰风厥，涎潮，痹塞口㖞，半身不遂，失音，风癫，风中妇人，胸中留饮、两脐腹微痛、呕逆恶心，旋运惊悸，狂阳心风，搐搦颤掉。初之气病，宜以瓜蒂散吐之，在下泄之。

春分卯上二之气

二之气为病，多发风湿风热。经曰：风伤于阳，湿伤于阴。微头痛，身热发作，风湿之候。风伤于卫气也，湿伤于脾气也，是以风湿为病，阴阳俱虚而脉浮，汗出身重，多眠鼻息，语言难出。此以上二证不宜下，若与巴豆大毒丸药，热证并生，重者必死。二之气病，宜以桂枝麻黄汤发汗而已。

小满巳上三之气

三之气为病，多发热，皆传足经者多矣。太阳、阳明、少阳、太阴、少阴、厥阴。太阳者，发热恶寒，头项痛，腰脊强。阳明者，身热目疼，鼻干不得卧。少阳者，胸胁痛，耳聋口苦，寒热往来而呕。此三阳属热。太阴者，腹满咽干，手足自温，自利不渴，或腹满时痛。少阴者，故口燥舌干而渴。厥阴者，腹满囊缩，喘热闷乱，四肢厥冷，爪甲青色。三之气病宜以清凉，上温下养，不宜用巴豆丸下之。

大暑未上四之气

四之气为病，多发暑气，头痛身热，发渴，不宜作热病治，宜以白虎汤。得此病不传染，次发脾泄、胃泄、大肠泄、小肠泄、大瘕泄，霍乱吐泻，下痢，及赤白相杂，水谷不分消，肠鸣切痛，面浮足肿，目黄口干，胀满气痞，手足无力，小儿亦如此。四之气病宜渗泄，五苓散之类也。

秋分酉上五之气

五之气为病，多发喘息，呕逆咳嗽，及妇人寒热往来瘖疟，痹痔，消渴中满，小儿斑瘾疮疱。五之气病宜以大、小柴胡汤，宜解治表里之类。

小雪亥上终之气

终之气为病，多发风寒，风痰湿痹，四肢不收。秋尽冬水复旺，水湿相搏，肺气又衰。冬寒甚，故发则收引，则病痿厥弱无以运用。水液澄澈清冷，大寒之疾。积滞瘕块，寒疝血瘕，凡气之疾。终之气病，宜破积发汗之类。

肝之经足厥阴风乙木

是动则病腰痛不可以俯仰，丈夫㿗疝，妇人少腹肿，甚则嗌干面尘脱色，是主肝所生病者，胸满呕逆，飧泄狐疝，遗溺闭癃，为此诸病。

胆之经足少阳风甲木

是动则病口苦，善太息，心胁痛不能转侧，甚则面微有尘，体无膏泽，足外反热，是为阳厥。是主骨所生病者，头痛颔痛，目内眦痛，缺盆中肿痛，腋下肿，马刀挟瘿，汗出振寒，疟，胸、胁、肋、髀、膝，外至胫、绝骨、外踝前及诸节皆痛，小指次指不用，为此诸病。

心之经手少阴暑丁火

是动则病嗌干心痛，渴而欲饮，是为臂厥。是主心所生病者，目黄，胁痛，臑臂内后廉痛厥，掌中热痛，为此诸病。

小肠经手太阳暑丙火

是动则病嗌痛颔肿，不可以顾，肩似拔，臑似折。是主液所生病者，耳聋，目黄，颊肿，颈、颔、肩、臑、肘、臂外后廉痛，为此诸病。

脾之经足太阴湿己土

是动则病舌本强，食则呕，胃脘痛，腹胀善噫，得后与气则快然如衰，身体皆重。是主脾所生病者，舌本痛，体不能动摇，食不下，烦心，心下急痛，溏瘕泄，水闭，黄疸，不能卧，强立，股膝内肿厥，足大指不用，为此诸病。

胃之经足阳明湿戊土

是动则病洒洒振寒，善呻数欠，颜黑，病至则恶人与火，闻木声则惕然而惊，心欲动，独闭户塞牖而处，甚则欲上高而歌，弃衣而走，贲响腹胀，是为骭厥。是主血所生病者，狂疟温淫，汗出鼽衄，口㖞唇胗，颈肿喉痹，大腹水肿，膝膑肿痛，循膺乳、气街、股、伏兔、骭外廉、足跗上皆痛，中指不用。气盛则身以前皆热，其有余于胃则消谷善饥，溺色黄。气不足则身以前皆寒栗，胃中寒，则胀满，为此诸病。

心包络手厥阴为母血

是动则病手心热，臂肘挛急，腋肿，甚则胸胁支满、心中憺憺大动，面赤目黄，喜笑不休。是主脉所生病者，烦心，心痛，掌中热，为此诸病。

三焦经手少阳为父气

是动则病耳聋，浑浑焞焞，嗌肿喉痹。是主气所生病者，汗出，目锐眦痛，耳后、肩臑、肘臂外皆痛，小指次指不用，为此诸病。

大肠经手阳明燥庚金

是动则病齿痛颈肿，是主津液所生病者，目黄，口干，鼽衄，喉痹，肩前臑痛，大指次指痛不用。气有余则当脉所过者热肿，虚则寒栗不复，为此诸病。

肺之经手太阴燥辛金

是动则病肺胀满，膨而喘咳，缺盆中痛，甚则交两手而瞀，此为臂厥。是主肺所生病者，咳，上气喘，渴，烦心，胸满，臑臂内前廉痛厥，掌中热。气盛有余，则肩背痛，风寒汗出，中风，小便数而欠。气虚则肩背痛寒，少气不足以息，溺色变，为此诸病。

肾之经足少阴寒癸水

是动则病饥不欲食，面如漆柴，咳唾则有血，喝喝而喘，坐而欲起，目䀮䀮如无所见，心如悬，若饥状。气不足则善恐，心惕惕如人将捕之，是为骨厥。是主肾所生病者，口热舌干，嗌肿上气，嗌干及痛，烦心心痛，黄疸肠澼，脊股内后廉痛，痿厥，嗜卧，足下热而痛，为此诸病。

膀胱经足太阳寒壬水

是动则病冲头痛，目似脱，项如拔，脊痛，腰似折，髀不可以曲，腘如结，踹如裂，是为踝厥。是主筋所生病者，痔，疟，狂，癫疾，头囟项痛，目黄泪出，鼽衄，项背腰尻腘踹脚皆痛，小指不用，为此诸病。

风治法 风淫于内，治以辛凉，佐以甘苦，以甘缓之，以辛散之。

防风通圣散 天麻散 防风汤 祛风汤 小续命汤 消风散 排风汤

暑治法 热淫于内，治以咸寒，佐以甘苦，以酸收之，以苦发之。

白虎汤 桂苓汤 玉壶丸 碧玉散 玉露散 石膏汤

湿治法 湿淫于内，治以苦热，佐以咸淡，以苦燥之，以淡泄之。

白术木香散 桂苓白术丸 五苓散 葶苈木香散 益元散 神助散

火治法 火淫于内，治以咸寒，佐以甘辛，以酸收之，以苦发之。

凉膈散 解毒丸 神芎丸 八正散 调胃散 大小承气汤

燥治法 燥淫于内，治以苦温，佐以甘辛，以辛润之，以苦下之。

神功丸 麻仁丸 脾约丸 润体丸 润肠

丸　四生丸　葶苈散

寒治法　寒淫于内，治以甘热，佐以苦辛，以辛散之，以苦坚之。

姜附汤　四逆汤　二姜汤　术附汤　大已寒丸　附子理中汤

六门病证药方

风门独治于内者

防风通圣散　防风天麻丸　防风汤　小续命汤　消风散　祛风丸　承气汤　陷胸汤　神芎丸　大黄丸　备急丹

暑门独治于外者

白虎汤　桂苓甘露散　化痰玉壶丸　益元散　玉露散　石膏散　拔毒散　水澄膏　鱼胆丸　金丝膏　生肌散

湿门兼治于内者

五苓散　葶苈木香散　白术木香散　益元散　大橘皮汤　桂苓白术丸　神助散　大柴胡

汤　小柴胡汤　柴胡饮子　防风通圣散　防风当归饮子

火门兼治于外者

凉膈散　黄连解毒汤　泻心汤　神芎丸　八正散　调胃散　调胃承气汤　桂苓汤　麻黄汤　小建中汤　升麻汤　五积散

燥门先治于内，后治于外者

神功丸　脾约丸　麻仁丸　润体丸　四生丸

谓寒药攻其里，大黄兼牵牛之类。

谓热药攻其表，桂枝、麻黄、升麻之类。

寒门先治于外，后治于内者

姜附汤　四逆汤　二姜汤　术附汤　大已寒丸　理中丸

谓热药攻其表，谓寒药攻其里。

《内经》湿变五泄

六气属天，无形，风、暑、湿、火、燥、寒。

五形湿属戊己，湿入肺经为实。

六味属地，有质，酸、苦、甘、辛、咸、淡。

五脏湿属脾胃，湿入大肠为虚。

胃泄风湿

夫胃泄者，饮食不化，完谷出，色黄，风乘胃也，宜化剂之类。

脾泄暑湿

夫脾泄者，腹胀满，泄注，实则生呕逆。三证宜和剂、淡剂、甘剂、清剂之类。

大肠泄燥湿

夫大肠泄者，肠鸣切痛。先宜寒剂夺之，次宜甘剂分其阴阳也。

小肠泄热湿

夫小肠泄者，溲而便脓血，少腹痛。宜寒剂夺之，淡剂、甘剂分之。

大瘕泄寒湿

夫里急后重，数至圊而不能便。先宜清剂、寒剂夺之，后以淡剂、甘剂分之。或茎中痛亦同。

《金匮》十全之法

飧泄　春伤于风，夏必飧泄，暮食不化，亦成飧泄。风而飧泄者，先宜发剂，次宜淡剂、甘剂、分剂之类。

洞泄　春伤于风，邪气留连，乃为洞泄，泻下褐色。治法同上，又宜灸分水穴。湿气在下，又宜以苦剂越之。

洞泄寒中　洞泄寒中，俗呼曰休息痢。洞泄属甲乙风木，可灸气海、水分、三里，慎勿服峻热之药。小便涩则生，足肿，腹胀满者死于庚辛之日。如尸臭者不治。

霍乱　吐泻，水谷不化，阴阳错乱。可服淡剂，调以冰水，令顿服之则愈。

注下　火气太过，宜凉剂，又宜淡剂，调冰水，令顿服之则愈。此为暴下不止也。

肿蛊　三焦闭涩，水道不行，水满皮肤，身体痞肿。宜越剂、发剂、夺剂。

䐜胀　浊气在上不散，可服木香槟榔丸、青皮、陈皮之属。大肠为浊气逆，肺金为清气逆，气化则愈矣。

肠鸣　燥湿相搏为肠鸣，中有湿亦为肠鸣，火湿相攻亦为肠鸣。治法同上，治之大效。

支满鹜溏　上满而后泄，下泄而后复上满，治法同上。久则反寒，治法同寒中。如鹜溏而肠寒者亦斯义，风湿亦有支满者。

肠澼　大小便脓血，治法同上。又宜不二丸、地榆散、驻车丸及车前子等药，次宜淡剂、甘剂、分剂之类。

脏毒　下血，治法同上。又宜苦剂、夺剂，以苦燥之。如酒毒下血同。

大小便血　大小便血，治法同上。血温身热者死，火之成数，七日而死，如尸臭者不治。

脱肛　大肠热甚也。用酸浆水煎三五沸，稍热渫洗三五度，次以苦剂坚之则愈。

广肠痛　治法同上。又大黄牵牛丸、散夺之法，燥涩亦同。痔漏、广肠痛、肠风下血，皆同脏毒治法。

乳痔肠风　肛门左右有核。《内经》曰：因而饱食，筋脉横解，肠澼为痔。属大肠经，可服枳壳之属。大癖瘕生肠风，乳痔相连。

《金匮》十全五泄法后论

天之气，一也。一之用，为风、火、燥、湿、寒、暑。故湿之气，一之一也，相乘而为五变。其化在天为雨，在地为泥，在人为脾，甚则为泄。故风而湿，其泄也，胃暑而湿其泄也，脾燥而湿其泄也，大肠热而湿其泄也，小肠寒而湿其泄也。

大瘕，若胃不已，变而为飧泄；飧泄不已，变而为洞泄；洞泄不已，变而为脾泄寒中，此风乘湿之变也。若脾泄不已，变而为霍乱；霍乱不已，变而为注下；注下不已，变而为肿蛊。此暑乘湿之变也。若大肠泄不已，变而为腹胀；腹胀不已，变而为肠鸣；肠鸣不已，变而为支满鹜溏。此燥乘湿之变也。若小肠泄不已，变而为肠澼；肠澼不已，变而为脏毒；脏毒不已，变而为前后便血。此热乘湿之变也。若大瘕泄不已，变而为脱肛；脱肛不已，变而为广肠痛；广肠痛不已，变而为乳痔肠风，此寒乘湿之变也。凡此二十五变，若无湿则终不成疾。况脾胃二土共管中州，脾好饮，脾亦恶湿，此泄之所由生也。

凡下痢之脉，微且小者生，浮大者死。水肿则反是，浮大者生，沉细者死。夫病在里脉沉，在表脉浮。里当下之，表当汗之。下痢而脉浮滑，水肿者脉沉细，表里俱受病，故不治也。凡脏血便血，两手脉俱弦者绝死，俱滑大者生，血温身热者死。王太仆则曰：若下血而身热血温，是血去而外逸也，血属火故也。七日而死者，火之成数也。

夫飧泄得之于风，亦汗可愈。或伏惊怖，则胆木受邪，暴下绿水，盖谓戊己见伐于甲木也。婴儿泄绿水，《素问》有婴儿风，理亦如之。洞泄者，飧泄之甚，但飧泄近于洞泄，洞泄久则寒中，温之可也。治法曰：和之则可也，汗之则不可。盖在腑则易治，入脏则难攻。洞泄寒中，自腑而入脏，宜和解而勿争。

水肿之作者，未遽而然也。由湿遍于大肠，小溲自涩，水湿既潴，肿满日倍，面黄腹大，肢体如泥，湿气周身，难专一法。越其高而夺其下，发其表而渗其中，酸收而辛散，淡渗而苦坚，用攻剂以救其甚，缓剂以平其余。如是则孤精得气，独魄反阳，亦可保形，陈莝去而净府洁矣。

彼豆蔻、乌梅、罂粟囊勿骤用也，设病形一变，必致大误。或通而塞，或塞而通，塞塞通通，岂限一法？世俗止知塞剂之能塞，而不知通剂之能塞者，拘于方也。凡治湿，皆以利小溲为主。诸泄不已，宜灸水分穴，谓水谷之所别也。脐之上一寸半，灸五七壮，腹鸣如雷，水道行之候也。凡湿勿针，《内经》虽云缪刺其处，莫若以张长沙治伤寒法治之，盖泄者，亦四时伤寒之一也。仲景曰：上涌而下泄，表汗而里攻，半在表半在里，则宜和解之，表里俱见，随证渗泄。此虽以治伤寒，其于治湿也同，仍察脉以视深浅，问年壮以视虚实，所投必如其意矣。

顷商水县白堤酒监单昭信病飧泄，逾年不愈，此邑刘继先命予药之，为桂枝麻黄汤数两，一剂而愈。因作五泄图，摭《难经》《素问》本意书录于上，刊而行之，诚有望于后之君子。

戴人张子和述。以上之图，校改为篇法。

卷十一

风 论

论曰：人之生也，负阴而抱阳。人居一气，道在其中矣。外有八邪之相荡，内有喜怒之交侵，真气内弱，风邪袭之。风之伤人，或为寒热，或为疼痛，或为偏枯，或为拘挛，其候不一。风者，善行而数变。此乃风者，百病之始，万病之长也。盖内不得通，外不得泄，此谓之病生于变乱也。或失音而昏冒，或口目而㖞斜，可用三圣散吐之。或不知人事者，或牙关紧急者，粥不能下、不能咽者，煎三圣散鼻内灌之，吐出涎沫，口自开也。次服无忧散、通解丸、通圣、凉膈、人参半夏丸、桂苓甘露散，消风散热、除湿润燥养液之药排而用之。切忌鸡猪鱼兔，油腻酒醋，荞面动风之物及引痰之食。

大凡头风眩晕，手足麻痹，胃脘发痛，心腹满闷，按之有声，皆因风，风寒湿三气杂至，合而为痹也。在上谓之停饮，可用独圣散吐之。吐讫，后服清上辛凉之药，通圣散加半夏之辛。仲景云：此痰结胸中而致也。

大凡风痫病发，项强直视，不省人事，此乃肝经有热也。或有咬牙者，先用葶苈苦酒汤吐之，吐后可服泻青丸下之，次服加减通圣散。显咬牙证，用导赤散治之则愈。如病发者，可用轻粉、白矾、礞石、代赭石，发过米饮调之。经云：重剂以镇之。

大凡人病雷头懒干，俗呼之谬名也。头痛昏眩，皆因浴发而得之，即为首风。此因邪风在于胸中，热甚化而为痰，风之所致也。可以茶调散吐之，吐讫，次用藏用丸下之，后可服乌荆丸。若是雷头者，上部多有赤肿结核，或面热无汗。经云：火郁发之。开导之，决之，可用铫针出血则愈。《灵枢经》云：夺血者无汗，夺汗者无血。血汗俱荡，岂不妙哉。衰老者可用凉膈解毒，消风散热为治；年壮者可以荡涤积热，大黄、牵牛，气血宣通，便无壅滞而愈。

凡人患目肿，经年不瘥，俗言头风所注，更加头痛者，岂非头风者欤？此乃足厥阴肝之经、手少阴心之经，兼五脏俱有大热也。可先用通解丸通利大小便，大黄越桃饮子。治肝热者，羌活决明散服之，大有神效矣。

凡目有泪出，俗言作冷泪者，非也。《内经》曰：肝液不禁，此大热熏蒸于肝也。热极生风，风冲于外，火发于内，风热相搏，此大泪出也。内外皆治，可以愈也。治外以贝母一枚白腻者，加胡椒七枚，不犯铜铁，细研，临卧点之。治内者，祛风散热之剂，可用当归饮子服之。阳热极甚者，目睛发痛不可忍者，可用四物汤加汉防己、草龙胆，送下神芎丸五七十丸，利三五行则愈。

凡人病痰发者，其证不一，盖有五焉，一曰风痰，二曰热痰，三曰湿痰，四曰酒痰，五曰食痰。诸痰在于膈上，使头目不能清利，涕唾稠黏，或咳唾喘满，或时发潮热，可用独圣散吐之，次服加减连翘饮子或搜风丸间而服之。《内经》曰：所谓流湿润燥之义也。

凡人但冒风邪温病，前三日在表，未入于里，其候头项强痛，身热恶风寒，有汗无汗，腰痛不得俯仰，可用益元散五钱，通圣散五钱，相合服之，名曰双解散。用水一大碗，生姜十余片，连须葱白五七茎，豆豉一撮，煎至三五沸，去滓，先服大半。良久，以钗子探咽喉中，吐出痰涎，不可漱口，次又服少半。投之如未汗出，更用葱醋酸辣汤再投之，衣被盖覆，汗出则愈矣。《气交变大论》云：岁火太过，炎暑流行，火气太剧，肺金受邪，上应荧惑，大而明现。其病热郁，可用辛凉之剂，万举万全。夫扰攘之世，药宜辛凉以解火。治世人民安静，如用升麻葛根汤、败毒散辛温之剂亦无加害，亦可加葱白、盐、豉，上而越之，表而解之。《内经》曰：因其轻而扬之。扬者，发扬也。吐汗之后宜大将息，旬日之后不可犯之，犯之其病复作也。

凡伤寒疫疠，一法若无药之处可用。酸齑汁一大碗，煎三五沸，去菜叶，饮讫，候少时，用钗子咽喉中探吐，如此三次，再煎葱醋汤投之，衣被盖覆，汗出而瘥。《内经》曰：酸苦涌泄为阴。伤寒三日，头痛身热，病在上，宜涌之，涌后以淡粥养之。

又一法：用风凰台散嗅于鼻内，连嚏二三十次。嗅药时坐于暖室中，嚏罢以浆水粥投之，衣被盖之，汗出而愈。嚏法同吐法用之。

一法导引，若无药处用之。令人盘两足而坐，以两手交十指攀头后风池、风府二穴，此风之门也。向前仰首，数至于地，如此连折，点地一百二十数。急以酸醋白汤投之，汗出即解。

凡男子、妇人、小儿手足麻痹，肌肉不仁者，风寒湿三气相杂至，合为痹。先用黄芩芍药汤吐之，吐讫，次用通解丸，通经而泻之，泻讫，更用辛甘之剂汗之。汗泻之后可用当归清凉饮子，兼乌荆丸、除湿丹和血行经之药则愈矣。

凡人病痰证发者，比前论更多有三证，显证共成五也，一曰风痰，二曰热痰，三曰湿痰，四曰酒痰，五曰食痰。诸痰在膈上，焦毒熏于头者，诸阳之会首也。故令病人头重目涩，涕唾稠黏，或咳嗽喘满，时发寒热，可用赤小豆汤吐之，吐后各随其证而治之。可服消风去热导湿，化痰者可服通圣加半夏导气之剂，岂不妙哉。如新暴风痰者，形寒饮冷；热痰者，火盛制金；湿痰者，停饮不散，可服加减连翘饮子、除湿丹、无忧散。亦有酒痰者，解毒三圣丸主之。五者食痰，可用汉防己丸、丹砂选而用之。若依法服之，决有神效。

论火热二门

凡伤寒、中风、温疫、时气、冒暑，感四时不正之气，若邪毒之气，人或感之，始于巨阳受之，二日阳明受之，三日少阳受之，前三日在于表，阳也；后三日在于里，阴也。《内经·热论》通谓之伤寒。热病者，言一身之热气也。伤寒者，外感于寒邪也。夫伤寒之寒热者，恶寒为表热里和，故恶寒脉浮大也；发热为里热表和，故发热脉滑实也。可以吐法而解之，用拔雪汤主之。生姜、葱白、豆豉同煎葶苈苦酒汤，上而越之。若病人脉沉实者，或不大便，喘满谵语，不必拘日数，急攻于里，可用通解丸。胃中渴燥者，大承气汤下之。慎不可用银粉、巴豆粉霜、杏仁、芫花热性之药，用之必致危殆。仲景云：调理伤寒者，皆在汗下之理，当明表里，无不愈矣。差之毫厘，失之千里，深可慎之。汗下之后切宜慎口，可服淡粥而养之，不然其病复作。

又论伤寒七八日，潮热腹满，发黄有斑者，何脏使然？《内经》云：手太阴肺经，足太阴脾经，足阳明胃经，手少阴心经，此四经受病也。仲景云：两寸口脉俱浮滑，胸中有痰攻上者，可用瓜蒂散吐之，吐后随证调治处药。发黄之证，皆因阳明中风，太阳中湿，瘀血与宿谷相搏，令人发黄。煎栀子茵陈蒿汤，调加减五苓散服之，后利小便快者如皂角色汁，此为效矣。发斑者，心经受热，故有此证。详斑轻重用药之理，轻者斑红，可用越桃饮子。重者斑紫，毒气胃中盛也，大青四物汤、元参升麻汤主之。潮热腹满者，谓邪热在胃中也，可以荡涤邪热，流湿润燥，宜急治之。杂病寸口脉沉实者，亦在胸中有痰，有启玄子注云：上盈不愈者，吐而夺之。此病乃瘳矣。斑黑者，危而难治也。黄病血病，问其小便利与不利也，验。又有头痛数日不止者，此乃六阳受病也。手之三阳，从手走至于头；足之三阳，从上走至于下，盖六阳之聚会也。久痛不愈者，令人丧目，以胸膈亦有宿痰故也。先以羌活散涌之，以川芎石膏散、白虎汤选而服之，则愈矣。

又一法，治头痛不愈者，可煎连须葱白豆豉汤多服之，后吐为效。吐后可服川芎薄荷汤辛凉之剂，清上之药，疏风丸散之类。仲景云：伤寒头痛，脉寸口急而头痛是也。

凡男子有病，面黄身热，肌瘦，寒热往来如疟状，更加涎嗽不止，或喘满，面目浮肿者，或身体俱热，或有自汗，《内经》云：病名伤寒夹劳之证也。治之奈何？病在上者，其高者因而越之，可用防己散吐之，吐后初用通解丸一服，次服人参黄芪散、当归饮子、加减小柴胡汤，择而用之。《内经》谓男女之证皆同，类用其治法也。依此调治，无不取效矣。

凡人病心胸痞闷，不欲饮食，身体壮热，口燥舌干，大小便不利。有一工治之，说下元虚冷，便投暖药十数服，其病不愈。又一医所论与前亦同，又投暖药五七日，其证转加困弱，请余治之。诊脉而说曰：审问日数、饮食、大小便何似？小便赤色，大便黑色，便言伤寒瘀血之证。初用大黄芍药汤二剂，次服犀角地黄汤二服，后用通经丸一服，换过大便黄色，以为效验。此药服十余服，方可病瘥矣。

凡男子妇人所显证候，皮肤发热，肌肉消瘦，四肢倦怠，兼有头痛颊赤，心忪，唇干舌燥，日晡潮热，夜有盗汗，涕唾稠黏，胸膈不利，或时喘嗽，五心烦热，睡卧不安，饮食减少，多思水浆，经脉不通，病名曰何病？《奇病论》曰：女子不月，血滞之病也。男子肾虚，精不足也。凡治此证，降心火，益肾水，此之谓也。可先用通解丸泻三二行，次服当归饮子，又用加减五苓散、木香三棱丸、人参黄芪散、犀角散之类，详其虚实，选而用之。若咯脓咯血，大小便血，但亡血者不可宣吐，勿服酸辛热物，姜附之类药，不可不戒慎也。若犯诸亡血之证者，不可发汗，不可温补。脾胃之药若服之，虽进饮食，不生肌肉，此病转加危笃，乃成虚劳之病也。

凡医人不明发表攻里，乱投汤剂，有误性命，更大忌夏月燔灸中脘、脐下、关元、气海、背俞、三里等。燔灸千百壮者全无一效，使病者反受其殃，岂不痛哉？虚劳之疾，私嗜肉食、面、辛酸之物，不可食之，但可食者，谨按神农食疗而与之。菠棱葵菜、冰水清凉之物不可禁也，且图寒凉滑利肠胃，使气血并无壅碍燥涩。经曰：谷入于胃，脉道乃行。水入于经，其血乃成。若不忌慎，致令病人胃口闭涩，则形体渐瘦，此乃死之由也，诸劳皆仿此。但诸人咯脓血、衄血、大小便血者，可服三黄丸、黄连解毒丸、凉膈散加桔梗、当归，大黄芍药、犀角地黄汤大作剂料，时时呷之。《内经》曰：所谓邪热伤于肝心之病，依此调治，万举万全矣。

凡人年四十以上，日久多言，以致虚损，面色黧黑，饮食无味，心胸痞闷，四肢倦怠，肌体余热，大小便不利，治之奈何？《内经》曰：不可热补之。夫男子肾虚，水不足也。凡补虚之剂，多用乌、附、天雄之类，岂知肾恶燥也。女子阴虚，血不足也。凡补虚多以阳剂，是以知阳胜而阴亏也。不可用性热之药补之，空心可服加减八物丸、当归饮子、减桂五苓散。烦渴，加益元，名曰淡渗散。更服通解丸，显仁丸亦可服之，大有神效。

凡人有脏毒下血，何谓也？《生气通天论》曰：邪热伤肝，因而大饱，筋脉横解，肠澼为痔。故脓血者，血随热行，参差入于肠胃之间，乃成泻血也。若身体壮热则为难治，身凉者，可治也。可先调中消血，荡除积血，泻之三二行。泻后服芍药柏皮丸、黄连解毒汤、五苓散、益元散各停，新汲水调下五七钱。甚者取地黄汁半盏，服之则愈矣。

凡下利脓血，腹痛不止者，何也？诸痛痒皆属于心火也。可用通解丸加减泻之，量其虚实用之。次用消湿散加生姜、大枣、芍药服之。泻讫，又用新水调五苓散服之。又一法，煎灯芯汤调下益元散五七钱。此病大忌油腻腥荤热物。

湿热门

凡吐呕而泻，病名曰何也？《内经·热论》云：

此乃转筋霍乱之证也。何气使然？此乃邪气在于中焦，使阴阳二气不能升降。其证心痛而吐，吐则先腹痛而泻，心腹俱痛则吐泻并作，使致挥霍之间自然撩乱。此证喜寒凉之物，可用冰水调五苓、益元则愈矣，大忌热物。转筋之病，治之奈何？经曰：劳者温之。温者，温存之意也。

又一法：生姜汤、益元散、白术散、禹功散，加冰沉冷，细细呷之。渴未止者，频频饮之，如无冰，新汲水亦得用之。大忌白粥米汤，桂附种种之燥药不可服之，服之必死。如无药处，可服地浆。地浆者，掘地作坑，注新水于其中搅浑，旋旋取澄清者，饮三五盏立愈。

凡大人、小儿暴注水泻不止，《内经》曰：此名暴速注泻。久而不愈者为涌泄注下。此乃火运太过之病也，火注暴速故也。急宜用新汲水调下甘露饮子、五苓散、天水散，或用井花水煎此药，放冷服之，病即瘥矣。不可用御米壳、干姜、豆蔻、圣散子之类，纵然泻止，肠胃气滞不通，变为腹胀。此法宜分阴阳，利水道，乃为治法之妙也。

《上古天真论》云：一阴一阳之谓道。故男女有阴阳之质不同，则天癸精血之形亦异。阴静而海满血溢，阳动而应合精泄。二者通和，故能有子。《易·系辞》曰：男女媾精，万物化生，人禀天地而成形也。

风门

凡中风，失音闷乱，口眼㖞斜，《内经》曰：风之为病，善行而数变。感则害人，有仓卒之变，故百病皆生于风也。可用三圣散鼻内灌之，吐出涎，口自开也。如不省人事，牙关紧闭，粥药不能下者用此药。如无此证，可三圣散吐之，次服通圣散、凉膈散、人参半夏丸、桂苓甘露散等。切忌鸡猪鱼兔，酒醋荞面动风之物，引痰之食。吐痰之法在方论中。

凡头风眩晕，手足麻痹，胃脘发痛，心腹满闷，按如水声，可用独圣散吐之，吐讫可用清上辛凉之药。仲景曰：此寒痰结在胸中而致然也。

凡痫病至于呆证者，用三圣散吐之，于暖室中勿令透风，可以汗下吐三法俱行。次服通圣散，百余日则愈。

凡雷头懒干，俗呼之谬名也。此疾胸中有寒痰，由多沐之所致也。可以茶调散吐讫三二升，次用神芎丸下讫三五行，然后服愈风饼子则愈矣。此雷头者，是头上有赤肿结核，或如酸枣状，可用铍针出血则愈矣。

凡赤目经年不愈，是谓头风所注，更加头痛，可用独圣散吐之，次服洗心散、八正散之类。赤目肿作，是足厥阴肝经有热，用利小便、泻肝经、除风热之寒药则愈矣。

凡风冲泣下，俗呼为冷泪者，谬也。《内经》曰：太阳不能禁固，因风冲于外，火焚于内，风热相搏，由此泣下。《内经》曰：热则五液皆出。热甚则泪出，治之以贝母一枚，白腻者佳，胡椒七枚，不犯铜铁，研细点之，临卧。治法曰：风宜辛散，寒宜甘发。气遇寒则凝，血得热则散。

凡诸痰在于膈上，使头目不能清利，涕唾稠黏，或咳嗽喘满，时发潮热，可用独圣散吐之，次服搜风丸之类。《内经》曰：所谓流湿润燥之义也。

凡冒风、时气、温病、伤寒，三日以里，头痛身热恶寒，可用通圣散、益元散各五七钱，水一大碗，入生姜十余片，连须葱白十余茎，豆豉一撮，同煎三五沸，去滓，先服多半。良久，以钗子探于咽中吐了，不得漱口，次用少半投之，更用酸辛葱醋汤投之，衣被盖覆，汗出则解。

夫扰攘之世，常与《内经》岁火太过同法。岁火太过，炎暑流行，火气大剧，肺金受邪，上应荧惑，大而明显。若用辛凉之剂解之，万举万全。治世人民安静，则便同水化，可以升麻汤、葛根汤、败毒散辛温之剂解之，虽有潮热，亦无加害。亦可加豆豉、葱白，上涌而表汗自出。《内经》曰：因其轻而扬之。扬者，发扬也。吐汗所以发寒热之邪也。吐汗之后，必大将息，旬日之后，其邪不复作也。

凡大人、小儿风湿寒三气合而为痹，及手足麻痹不仁。《内经》曰：荣虚卫实。皮肤不仁，痹而不知痒痛，可用郁金散吐之，次服导水丸轻寒之药泄之。泄讫，次以辛温之剂发散汗出，后常服当归、芍药、乌头、附子行经活血之药则愈矣。

凡风蛀牙疼久不愈者，用针签巴豆一枚，以灯燎之，烟尽存性，于牙根盘上熏之则愈。

凡泄泻米谷不化，日夜无度，腹中雷鸣，下利完谷，可用导水丸、禹功散泄之。或病人老弱气虚，可用无忧散泄之。再观病势强弱，候一二日，可服胃风汤以治其风。如不愈者，更服桂枝麻黄汤，汗之则愈。《内经》曰：夫风之中为肠风飧泄。启玄子云：风入胃中，上熏于胃，故食不化而下泄。又云：暮食不化为飧泄。又经云：春伤于风，夏为飧泄。故风宜出汗。肠中鸣者，风以动之，动而有声。慎不可用罂粟、豆蔻、干姜太燥之药。病渐者燥之，去其湿则愈。病甚者攻之，不动反能为害。经曰：其减则渐，其加则甚。可用五苓散去猪苓加人参散。

凡富贵膏粱之家病疟，或间日，或频日发，或热多寒少，或寒多热少，宜大柴胡汤下过三五行，次服白虎汤，或玉露散、桂苓甘露散之类。如不愈者，是积热太甚，以神芎、三花神祐丸、调胃承气汤等大作剂料下之，下后以长流水煎五苓散服之。或服小柴胡亦可，或先以常山散吐之，后服凉膈散、白虎之类必愈矣。大忌发热之物，猪鸡鱼兔，五辛之物，犯之则再发也。

凡田野贫寒之家病疟，为饮食粗粝，衣服寒薄，劳力动作，不与膏粱同法。临发日，可用《野夫多效方》中温脾散治之。如不愈，服辰砂丹治之，必愈矣。如吃罢此药，以长流水煎白虎汤服之，不服食热物，为疟疾是伤暑伏热故也。《内经》曰：夏伤于暑，秋必病疟。

凡男子妇人骨蒸热发，皮肤枯干，痰唾稠黏，四肢疼痛，面赤唇焦，盗汗烦燥，睡卧不安，或时喘嗽，饮食无味，困弱无力，虚汗黄瘦等证，《内经》曰：男子因精不足，女子因血不流，而得此证。可以茶调散轻涌讫，次以导水丸、禹功散轻泻三五行，后服柴胡饮子、桂苓甘露散、犀角散之类。大搜风丸、白术丸、调中汤、木香槟榔丸、人参散，量虚实选而用之。或咯血、便血，诸亡血者并不宜吐，不可不知。慎勿服峻热姜附之药，若服之饮食难进，肌肉消减，转加危笃。

五劳之病，今人不明发表攻里，遂误至此。大忌暑月于手腕、足踝上着灸。以其手足者诸阳之表，起于五指之外。《内经》曰：诸阳发四肢。此穴皆是浅薄之处，灸疮最难痊也。及胸次、中脘、脐下、背俞、三里等穴，或有灸数百壮者，加以燔针，略无寸效，病人反受苦楚，可不思之。劳疾多馋所思之物，但可食者，宜照《食疗本草》而与，菠菜葵羹，冰水凉物慎不可禁，且因水谷入胃，脉道乃行也。若遇禁则胃口闭而形体渐瘦而脉大，乃死之候也。诸劳皆仿此。

凡病人虚劳，多日无力，别无热证者，宜补之，可用无比山药丸则愈矣。

凡痔漏肿痛，《内经》曰：因而大饱，筋脉横解，肠澼为痔。痔而不愈，变为漏，痔与漏，其治同法。《至真要大论》云：太阳之胜，凝凛且至，非时水冰，痔疟取法。注云：水气太胜，阳火不行，此言阳火畏水，郁而为痔。又少阴之复，痱疹疮疡，痈疽痤痔。注云：火气内蒸，金气外拒，阳热内郁，故为痱疹疮疡，疹甚亦为疮也。热少则外生痱疹，热多则内结痈痤。小肠有热，则中外为痔。其热复之变，皆病于身后及外侧也。又《灵枢》云：太阳经虚则为痔、疟、癫疾。盖水虚则火所乘故也。可先用导水丸、禹功散泻讫，次服枳壳丸、木香槟榔丸，更以葵羹、菠菜通利肠胃，大忌房室、鸡鱼酒醋、辛热之物。

凡富贵之人痰嗽，多是厚味所致。《内经》云：所谓味厚则发热。可服通圣散加半夏以止嗽，更服人参半夏丸以化痰坠涎，止嗽定喘。贫乏之人多感风冷寒湿，《内经》曰：秋伤于湿，冬生咳嗽。可服宁神散、宁肺散加白术之类。若咳极面赤，烦冤半晌者，此火化乘肺也，宜详辨之。

凡大人、小儿病沙石淋，及五种淋涩癃闭，并脐腹痛，益元散主之，以长流水调下。盖因热在膀胱，燥其津液，故俗谓冷淋者，天下之通弊也。五苓散减桂加益元散，名曰淡渗散。

凡两目暴赤痛者，肿不止，睛胀胬肉，结成翳膜，速宜用秆草左右鼻窍内弹之，出血立愈。病甚，人囟上百会穴、攒竹、眉间皆可，出血则愈矣。口噙水，紧扣衣领，不可便喷水，候血尽便吐了水。盖暴赤肿痛乃龙火之疾，养成之热也。《难经》曰：目得血而能视。不得已而用之，血化泪，痛而所出。经曰：本病相传，先以治其气。急则治其标，缓则治其本。

又一法：两目赤肿，发痛不止，用长流水煎盐汤吐之，次服神芎丸、四物汤之类。经曰：暴病暴死，皆属于火也。又曰：治病有缓急，急则治其标，缓则治其本。标者，赤肿也。本者，火热也。盐汤咸寒，所以制火。两目赤肿，痛不能开者，以青金散鼻内嗃之、嚏之，真气上涌，邪气自出。

凡大人、小儿口疮唇紧，用酸浆水洗去白痂，临卧贴赴筵散。如不愈，贴铅白霜散必愈矣。

凡妇人、男子喉闭肿痛不能言者，刺两手大拇指爪甲如韭叶，少商井穴也，以铧针浅刺去血立愈。如不愈，以温血汤口中含漱，是以热导热之法也。

凡头肿痛、瘰疬，及胸臆胠胁之间或有疮痂肿核不消，及脓水不止，可用沧盐一二两炒过，以长流水一大碗煎之，放温，作三五次顿服讫。良久，于咽喉中以钗股探引吐之，去冷痰三二升，次服和血通经之药。《内经》曰：咸味涌泄为阴。《铜人》记：少阳起于目锐眦，行耳后，下胁肋，过期门。瘰疬、结核、马刀挟瘿，足少阳胆经多气少血之病也。

凡瘿袋胀闷，《养生论》云：两山挟水，其人多瘿疾。土厚水深，其人多瘿，地势使然也。此可服人参化瘿丹自消。瘿药多用海藻、海带，味属咸寒。

凡背疮初发，便可用藏用丸、玉烛散大作剂料，下脏腑一二十行。次用铍针于肿焮处，循红晕周匝内密刺三层，出血尽，以温软帛拭去血。甚者百会委中皆出，后用阳起石散敷之。不可便服十味内托散，其中犯官桂，更用酒煎，男子以背为阳，更以热投热，无乃太热乎？

凡便痈者，谬名也，乃男子血疝也，《难》《素》所不载。然而是厥阴肝之经络，是血流行之道路也。冲脉、任脉、督脉亦属肝经之旁络也。《难经》曰：男子七疝。血疝者，乃七疝之一也。治以导水丸、桃仁承气汤，或抵当汤，投之同瘀血法。聚而不散，可以大作剂料，大泻一二十行，次以玉烛散和血通经之类是也。世人多用大黄、牡蛎，间有不愈者，是不知和血通经之道也。

凡下痔久不愈者，俗呼曰瘘痔。可以导水丸、禹功散先泻肝经讫，以木香散傅之，日上三两度，后服淡粥一二日止。

凡一切恶疮久不愈者，以木香槟榔散贴之则愈矣。

凡男子、妇人咳逆，俗呼曰吃忒，乃阴阳不和之故。火欲上行，为寒所抑，寒不胜火，故作凝滞之声。伤寒亦有此证，并宜既济散治之。

湿 门

凡男子、妇人病水湿泻注不止，因服豆蔻、乌梅、姜、附酸热之剂，经曰：阳气耗减于内，阴精损削于外，三焦闭溢，水道不行。水满皮肤，身体痞肿，面黄腹大，小便赤色，两足按之陷而不起。

《内经》曰：诸湿肿满，皆属脾土。可用独圣散吐之。如时月凉寒，宜于燠室不透风处，用火一盆，借火力出汗，次以导水、禹功，量病人虚实，泻十余行，湿去肿减则愈矣。是汗、下、吐三法俱行。三法行毕，脏腑空虚，先宜以淡浆粥养肠胃三两日，次服五苓、益元同煎，或灯心汤调下亦可。如大势未尽，更服神助散，可以流湿润燥，分阴阳，利水道。既平之后，宜大将息，慎忌油盐酒果、房室等事三年，则不复作矣。

凡上喘中满，酸心腹胀，时时作声，痞气上下不能宣畅，叔和云：气壅三焦不得昌是也。可用独圣散吐之，次用导水丸、禹功散轻泻三四行，使上下无碍，气血宣通，并无壅滞，后服平胃散、五苓散、益元、甘露散分阴阳、利水道之药则愈矣。

凡老人久病，大便涩滞不通者，可服神功丸、麻仁丸，时时服葵羹、菠菜，自然通利也。

凡三消者，《内经》所谓肺消渴等，可取生藕汁服之则愈。

寒　门

经曰：寒疡流水。俗呼为冻疮，因冬月行于冰雪中而得此证。或经年不愈者，用坡野中净土晒干，以大蒜研如泥土，捏作饼子，如大观钱厚薄，量疮口大小贴之，以火艾加于饼上灸之，不计壮数，以泥干为度。去干饼子，再换湿饼灸，不问多少，直至疮痂觉痛痒，是疮活也。然后口含浆水洗渍，用鸡翎一二十茎缚作刷子，于疮上洗刷净，以此洗刷，不致肌肉损伤也。以软帛拭干，次用木香槟榔散傅之，如夏月医之更妙。

内　伤

凡一切冷食不消，宿食不散，亦类伤寒，身热恶寒，战栗，头痛，腰脊强，不可用双解散，止可导饮丸、木香槟榔丸五六十丸，量虚实加减，利五七行，所伤冷物宿酒推尽，头痛病自愈矣。次以五苓散、生姜枣煎，用长流水煎取五六钱。不可服酒癥丸、进食丸，此药皆犯巴豆，有大毒故也。

凡膏粱之人起居闲逸，奉养过度，酒食所伤，以致中脘留饮，胀闷，痞膈醋心，可服木香、导饮丸治之。若田野刍荛之人，食粗衣薄，动作劳役，若酒食所伤，心腹满闷，醋心，时时吐酸水，可用进食丸以其胜毒也。病甚者，每月泻三五次。

凡一切沉积，或有水不能食，使头目昏眩，不能清利，可茶调散吐之。次服七宣丸、木香槟榔丸。

凡人咳嗽一声，或作悲笑啼泣，抬舁重物，忽然腰痛气刺，不能转侧，或不能出气者，可用不卧散嚏之，汗出痛止。

外伤治法

凡一切刃器所伤，用风化石灰一斤，龙骨四两，二味为细末，先于端四日采下刺蓟菜，于端午日五更合捣，和成团子，中间穿眼，悬于背阴处阴干，捣罗为末，于疮上掺贴。亦治里外臁疮，并诸杂疮皆效。

凡犬咬蛇伤，不可便贴膏药及生肌散之类，《内经》云：先治内而后治外可也。先当用导水丸、禹功散之类，可泻惊恐不散、毒气，或泻十余行，即时痛减肿消，然后可用膏药生肌散之类敷之则愈矣。

凡一切虫兽所伤及背疮肿毒，杖疮焮发，或透入里者，可服木香槟榔丸七八十丸，或至百余丸，生姜汤下五七行，量虚实加减用之。《内经》曰：先治内而后治外是也。

凡落马坠井，因而打扑，便生心恙，是痰涎散于上也。《内经》曰所谓不因气动而病生于外，宜三圣散空心吐之。如本人虚弱瘦瘁，可用独圣散吐之，后服安魄之药，如定志丸之类，牛黄、人参、朱砂之属。

妇人风门

凡妇人头风眩运，登车乘船，眩运眼涩，手麻发脱，健忘喜怒，皆胸中宿痰所致，可用瓜蒂散吐之，次以长流水煎五苓散、大人参半夏丸。

凡妇人腰胯痛，两脚麻木，恶寒喜暖，《内经》曰：风寒湿合而为痹。先可服除湿丹七八十丸，量虚实以意加减。次以禹功散投之，泻十余行清冷积水、清黄涎沫为验。后用长流水煎生姜、枣，同五苓散服之，风湿散而气血自和也。

凡妇人乳痈发痛者，亦生于心也，俗呼吹奶是也。吹者，风也。风热结于乳房之间，血脉凝注，久而不散，溃腐为脓。宜用益元散，生姜汤调下，冷服，或新汲水时时呷之勿辍，昼夜可三五十次，自解矣。或煎解毒汤顿服之。

火类门

凡妇人月事沉滞，数月不行，肌肉渐减，《内经》曰：小肠热已满，移热于大肠，则伏瘕，为沉。沉者，月事沉滞不行，故云伏瘕。急宜桃仁承气汤加当归，大作剂料煎服，不过三服立愈。后用四物汤补之，更宜服《宣明》中槟榔丸。

凡妇人血崩，或年及四十以上，或悲哀太甚故然。《内经》曰：悲哀太甚则心系急，心系急则肺举而上焦不通，热气在中，故经血崩下。心系者，血山也。如久不愈，则面黄，肌热瘦弱，慎不可以热治之，盖血得热而散，故禁之。宜以当归散等药治之。

凡妇人年五十以上，经脉暴下，妇人经血终于七七之数，数外暴下者，此乃《内经》所谓火主暴速，亦因暴喜暴怒，忧愁惊恐致然，慎勿作冷病治之，如下峻热药治之必死。止宜黄连解毒汤以清上，更用莲壳、棕毛灰以渗其下，然后用四物汤、玄胡索散凉血和经之药。

凡妇人月事不来，室女亦同，《内经》曰：谓月事不来，皆是胞脉闭也。胞脉者，属心而络于胞中，令气上迫于肺，心不得下通，故月事不来也。可用茶调散吐之，次用玉烛散、芎藭汤、三和汤、桂苓白术散之类，降心火，益肾水，开胃进食，分阴阳、利水道之药皆是也。慎勿服峻热有毒之药，若服之变成肺痿，骨蒸潮热，咳嗽咯脓，呕血喘满，小便不利，寝汗不止，渐至形瘦脉大，虽遇良医，亦成不救。呜呼！人之死者，岂命使之然也。

凡怀孕妇人病疟，可煎白虎汤、小柴胡、柴胡饮子等药。如大便结硬，可用大柴胡汤下，微利过。不可大吐泻，恐伤其孕也。经曰：夏伤于暑，秋必痎疟。

凡双身妇人，伤寒、时气、瘟疫，头痛身热，可用升麻散一两，水半碗，大作剂料，去滓，分作二服。先一服吐了，后一服勿吐。次以长流水加生姜、枣，煎五苓散热服之，汗尽其痛立止。

凡妇人双身，大小便不利，可用八正散大作剂料，去滑石加葵菜子煎服。经曰：膀胱不利为癃。癃者，小便闭而不通也。如八正散加木香取效更捷，经曰：膀胱气化则能出焉。然后服五苓散，三五服则愈矣。

凡妇人身重，九月而喑哑不言者，是胞之络脉不相续也，故不能言，经曰无治也。然有是言，不若煎玉烛散二两，水半碗，同煎至七分，去滓，入蜜，放温，时时呷之，令火下降，肺金自清，故声复出也，肺主声音也。

凡妇人难产者，皆因燥涩紧敛，故产户不得开通。宜先于降诞之月，自月之日，用长流水调益元散，日三服，产必易，产后亦无一切虚热气血不和之疾。如未入月则不宜服之，以滑石滑胎故也。

凡妇人大产后，或脐腹腰痛，乃败血恶物之致然也。医者便作虚冷，以燥热药治之，误已久矣。《难经》曰：诸痛为实。实者，热也。可用导水丸、禹功散泻三五行，然后以玉烛散和血通经、降火益水之药治之。独不可便服黑神散燥热之药，当同半产治之。

凡妇人产后心风者，不可便作风治之，宜调胃承气汤二两，加当归半两，细剉，用水三四盏，同煎去滓，分作二服，大下三五行则愈矣。如未愈，以三圣散吐之，盖风狂便属阳。

凡妇人产后一二日，潮热口干，可用新汲水调玉露散，或水调甘露散亦妙。勿作虚寒治之。

湿门

凡妇人赤白带下，或出白物如脂，可服导水丸、禹功散，或单用无忧散，量虚实加减。泄讫，服桂苓散、五苓散、葶苈木香散，同治湿法，或用独圣散上涌亦是。室女白带下，可用茶调散吐之，吐讫，可服导水丸、禹功散泻之，次服葶苈木香散、四物汤、白术散之类则愈矣。治白带者，同泻湿法则是也。妇人有浊污水不止，亦同此法也。

寒门

凡妇人年二三十，无病而无子，经血如常，或经血不调者，乃阴不升而阳不降，此上下不得交通，有所滞碍，不能为用故也。可用独圣散，涌讫寒痰二三升，后用导水丸、禹功散泄三五行或十余行，或用无忧散泄十余行，见寒热虚实用之。次服葱白粥三五日，胃气宣通，肠中得实。可服玉烛散，更助白术散、茯苓之类，降火益水，既济之道，当不数月而有孕。《内经》曰：妇人有癃、闭、遗溺、嗌干诸证，虽服妙药、针灸亦不能孕。盖冲脉、督脉、任脉有此病，不能孕故也。

半　产

凡妇人半产，俗呼曰小产。或三四个月，或五六个月，皆为半产，以男女成形故也。或因忧恐暴怒，悲哀太甚，或因劳力扑打损伤，及触冒暑热。慎勿用黑神散，以其犯热药，恐转生他疾。止宜用玉烛散、和经汤之类。

凡妇人天生无乳者，不治。或因啼泣暴怒郁结，气血闭塞，以致乳脉不通，用精猪肉清汤调和美味，于食后调益元散五七钱，连服三五服，更用木梳梳乳房周回，则乳汁自下也。

又一法：猪蹄调下益元散，连服之。

又一法：针肩井二穴，良验。

小儿风门

凡小儿三五岁，或七八岁，至十余岁，发惊涎潮，抽搦如拽锯，不省人事，目瞪喘急，将欲死者，《内经》曰：此者得之在母胎。胞之所受悖惕惊骇恐惧之气，故令小儿轻者为惊风天吊，重者为痫病风搐，胎中积热者为脐风。以上诸风证，可用吐涎散吐之。吐讫，宜珠、犀、龙、麝，清凉坠痰之药。其食乳子母皆宜服安魂定魄之药，定志丸之类是也。故妇人怀孕之月，大忌悲忧惊怖，纵得子必有前疾。小儿风热涎嗽者，可以通圣加半夏同煎，温服。

凡小儿痟涩眼，数日不开，皆风热所致。可服凉膈散，泻肝经风热郁甚，郁结散而自开也。

凡小儿通身浮肿，是风水肿也。小便不通者，宜利小便则愈。《内经》曰：三焦闭塞，水道不行。水满皮肤，身体痞肿，是风乘湿之故。可用长流水加灯心，煎五苓散，时时呷之，更于不透风处浴之，汗出则肿消。一汗减半，再汗减七八分，三汗消尽，内外俱行也。

二火类

凡小儿疮疱瘾疹，麸疮丹熛等疾，如遇火运胜时，荧惑乱行之者，不可便用升麻汤解之。升麻汤味辛性温，《内经》曰：积温而成热是谓重火，止可以辛凉之剂解之。如遇平时，可以辛温，盖平时无事，便同水化。然而更宜审察病机，甚者亦不可以辛温，但发散之后，便以凉膈散加当归，及白虎汤、玉露散煎服之。更甚者解毒汤、调胃散下之。古人云：瘢疹疮疱，首尾俱不可下。皆误矣，岂不闻扬汤止沸，不如抽薪。《内经》曰：五寅五申之岁多发此病者，盖明相火之所为也。又曰：少阳客气胜，丹疹外发。又曰：诸痛痒疮疡，皆属心火。王太仆又谓：百端之起，皆自心生。岂可便用辛温发散乎？致热势增剧，渐成脏毒下血，咬牙发搐，大热明矣。如白虎汤加人参，凉膈散加当归、桔梗，勿问秋冬，但见疮疹，用之神良。

凡小儿疮疱瘾疹，麸疮丹熛斑毒之后脏毒下血，《内经》曰：少阳客气胜，则丹熛疮疹发于外也。盖余热不解，故脏毒下血，治以黄连解毒汤、白虎汤、凉膈散，临证选而用之。所谓白虎，旧说秋冬勿用，皆误也，但有此证便用之，盖其证属相火故也，大人亦同。

凡小儿丹瘤，浮肿毒赤，走引遍身者，乃邪热之毒者也可用磁片撤出紫血，其病立愈。如不愈者，后用凉膈散加大黄、芒硝，利三五行为妙。次用拔毒散，扫三五度必愈矣。经曰：丹熛赤瘤，火之色也，相火主之。

凡小儿有赤瘤暴肿，可先用牛黄通膈丸泻之，后用阳起石散傅之，则肿毒自消。如不消，可用铫针砭刺，血出而愈矣。

凡小儿甜疮久不愈者，俗呼为香疮是也，多在面部两耳前。一法，令母口中嚼白米成膏子，临卧涂之，不过三五上则愈矣。小儿并母皆忌鸡、猪、鱼、兔，酒醋，动风发热之物。如治甜指，亦同此法。

凡小儿面上疮，谓眉炼疮，耳上疮谓之辙耳，足上疮谓之靴癣。此三者一究其本，皆谬名也。经曰：诸痛疮疡，皆属心火。乃血热剧而致然也。或谓《内经》曰：大概不可使热，以为皆然，此不明造化之道也，慎勿妄信。可用铧针刺之出血，一刺不愈，当复刺之，再刺不愈，则三刺必愈矣。《内经》曰：血实者决之。眉炼不可用药傅之，以其疮多痒，痒则爬矣，药入眼则目必损矣。

凡小儿牙疳齿龋者，是龈腐烂也。下牙属手阳明大肠之经，燥金为主；上牙属足阳明胃经湿土，上下是肠胃二经也。或积热于内，或因服银粉、巴豆大毒之药，入于肠胃，乳食不能胜其毒，毒气循经而至于齿龈、牙缝嫩薄之分，反为害也。可以麝香玉线子治之。乳母临卧常服黄连解毒汤一服，牙疳病则愈矣。

凡小儿身热，吐泻腹满，不进饮食，可急与牛黄通膈丸，下过四五行则自愈矣。盖乳食便属水，甚则成湿，以治湿法治之，用燥热之药非也。

凡小儿水泄不止，可用五苓散与益元散各停，用新汲水调下三二钱，频服，不拘时候。若暴速注下甚者属火，凉膈、通圣等散治之。用者勿轻，非深于造化者未易此语。

凡小儿大小便不通，《内经》谓三焦约，约者，不行也。可用长流水煎八正散时时灌之，大小便利则止。若不因热药所攻而致此者易治，或因多服热药而燥剧至此者，非惟难治，不幸夭耳。亦可用蜜水调益元散送通膈丸。

凡小儿久泻不止，至八九月间变为秋深冷痢泄泻者，泄泻清白，时时撮痛，乳瓣不化，可用养脾丸如黍米大，每服二三十丸，米饮送下，日进三服则愈。益黄散亦可。

凡治小儿之法，不可用极寒极热之药及峻补峻泻之剂，或误用巴豆、杏仁、硫黄、腻粉之药，若用此药，反生他病。小儿易虚易实，肠胃嫩弱，不胜其毒。若治之，用分阴阳，利水道最为急，用桂苓甘露散之类。

卷十二

吐 剂

三圣散

防风三两，去芦　瓜蒂三两，剥净碾破，以纸卷定，连纸剉细，去纸，用粗箩子箩过，另放末，将滓炒微黄，次入末，一处同炒黄用　藜芦去苗及心，加减用之，或一两，或半两，或一分

上各为粗末，每服约半两，以齑汁三茶盏，先用二盏煎三五沸，去齑汁，次入一盏，煎至三沸，却将原二盏同一处熬二沸，去滓澄清，放温，徐徐服之。不必尽剂，以吐为度。

瓜蒂散

瓜蒂七十五个　赤小豆七十五粒　人参半两，去芦　甘草半两，或三钱五分

上为细末，每服一钱，或半钱，或二钱，量虚实加减用之，空心，齑汁调下服之。

稀涎散

猪牙皂角不蛀者，去皮弦，称一两，炙用之　绿矾二两　藜芦半两

上为细末，每服半钱，或一二钱，斡开牙关，浆水调下，灌之。

郁金散

郁金　滑石　川芎各半两

上为细末，每服一二钱，量虚实加减，以齑汁调下，空心服之。

茶调散亦一名二仙散

瓜蒂不以多少　好茶中停

上为细末，每服二钱，齑汁调下，空心用之。

独圣散

瓜蒂不以多少

上为细末，每服一钱或二钱，齑汁调下服之。胁痛加全蝎，头痛加郁金。

碧云散　治小儿惊风有涎。

胆矾半两　铜青一分　粉霜一钱　轻粉一分

上研为细末，每服一字，薄荷汤调下用之，如

中风，用浆水调服。

常山散

常山二两　甘草二两半

上为细末，水煎服之，空心。

青黛散

猪牙皂角二个　延胡索一个　青黛少许

上为细末，鼻内灌之，其涎自出。

汗　剂

防风通圣散

防风　川芎　当归　芍药　大黄　薄荷　麻黄去根不去节　连翘　芒硝各半两　石膏　黄芩　桔梗各二两　滑石三钱　甘草二两　荆芥　白术　山栀子各一两

上为粗末，每服五七钱。水一大盏，生姜三片，煎至七分，去滓热服。如涎嗽，加半夏五钱，生姜制过。

双解散

通圣散与益元散相合，中停，水一钟，生姜、豆豉、葱白同煎。

浮萍散 治癞风。

浮萍一两 荆芥 川芎 甘草 麻黄去根，以上各一两，或加当归、芍药

上为粗末，每服一两。水二盏，煎至七分，去滓温服，汗出即愈。

升麻汤

升麻去土 葛根 芍药 甘草炒，各一两

上为粗末，每服三钱。水一盏半，煎至七分，去滓温服，不计时候。

麻黄汤

麻黄一两，去节 官桂七钱 甘草三钱干，炙 杏仁二十二个，去皮尖，麸炒黄色用

上为粗末，每服三钱。水一中盏，煎至七分，去滓温服，汗出自解。

桂苓汤

桂枝一两 茯苓半两 芍药一两 甘草七钱

上为粗末，每服三钱。水一盏，生姜、枣一同煎，去滓，温服。

下 剂

导水丸

大黄二两　黄芩二两　滑石四两　黑牵牛四两，另取头末用

加甘遂一两，去湿热腰痛，泄水湿肿满，久雨则加。

加白芥子一两，去遍身走注疼痛。

加朴硝一两，退热，散肿毒，止痛，久旱宜加。

加郁李仁一两，散结滞，通关节，润肠胃，行滞气，通血脉。

加樟柳根一两，去腰腿沉重。

上为细末，滴水丸梧桐子大。每服五十丸，或加至百丸，临卧温水下。

禹功散

黑牵牛头末四两　茴香一两，炒，或加木香一两

上为细末，以生姜自然汁调一二钱，临卧服。

通经散

陈皮去白　当归　甘遂以面包，不令透水，煮百余沸，取出，用冷水浸过，去面焙干。各一两

上为细末，每服三钱，温汤调下，临卧服。

神祐丸

甘遂依前制用　大戟醋浸煮，焙干用　芫花醋浸煮，各半两　黑牵牛一两　大黄一两

上为细末，滴水丸小豆大，每服五七十丸，临卧温水下。

琥珀丸

上为前神祐丸加琥珀一两是也。

益胃散

甘遂依前制过用

上为细末，每服三钱，以猪猪腰子细批破，以盐椒等物淹透烂，切，掺药在内，以荷叶裹，烧熟，温淡酒调服。

大承气汤

大黄半两　厚朴一两　枳实一枚，麸炒　芒硝半两

上为粗末，每服三五钱，水一盏，煎至七分，

去滓服，以意加减。

小承气汤

大黄　厚朴各一两　枳实一枚

上为粗末，同前煎服。

调胃承气汤

大黄　甘草炙　朴硝各半两

上为粗末，每服五七钱，水一盏，煎三五沸，去滓温服，食后。

桃仁承气汤

桃仁一十二个　官桂　甘草　芒硝各半两

上剉如麻豆大，每服三五钱，水一大盏，煎至七分，去滓，温服。

玉井散

栝楼根二两　甘遂一两，制用

上为细末，以麝香汤调下三钱，临卧服。

水煮桃红丸

黑牵牛头末半两　瓜蒂末二钱　雄黄一钱，水飞过用之　干胭脂少许

上以黄酒调面为丸，以水煮令浮熟，取出，冷

水拔过，麝香汤水下。

无忧散

黄芪　木通　桑白皮　陈皮各一两　胡椒　白术　木香各半两　牵牛头末四两

上为细末，每服三五钱，以生姜自然汁调下，食后。

泄水丸　又方：藏用丸一料，加芒硝半两，商陆半两。为末，水丸，依前服。

大戟　芫花　甘遂　海带　海藻　郁李仁　续随子各半两　樟柳根一两

上为细末，水煮枣肉为丸，如小豆大，每服五七十丸，水下。

牛黄通膈丸

黑牵牛　大黄　木通各半两，各另取末

上为细末，水丸，如黍粒大。量儿大小，三五十丸，或百丸，水下。

四生丸一名润肠丸

黑牵牛　大黄　朴硝　皂角去皮弦，蜜炙。各等分

上为细末，水丸如梧桐子大，每服七八十丸，

食后温水下。

内托散

大黄　牡蛎各半两　甘草三钱　瓜蒌二个

上为末，水一大盏，煎三五沸，去滓，露冷服。

藏用丸

大黄　黄芩各二两　滑石　黑牵牛各四两

上为末，水丸桐子大，每服五七十丸，食后温水下。

神芎丸

藏用丸一料，内加黄连、薄荷、川芎各半两，水丸桐子大，水下。

进食丸

牵牛一两　巴豆三粒，去油、心、膜

上为末，水丸，每服二三十丸，食后随所伤物送下。

牛黄白术丸　治腰脚湿。

黑牵牛末　大黄各二两　白术一两

上为末，滴水丸桐子大。每服三十丸，食前生姜汤下。要利，加至百丸。

玉烛散

以四物汤、承气汤、朴硝各等分，水煎，去滓，食前服。

三和汤

以四物汤、凉膈散、当归各中停，水煎服。

丁香化癖散 治小儿奶脾。

白丁香 密陀僧 舶上硫黄各一钱 硇砂半钱 轻粉少许

上研细末，每儿一岁服半钱。男病女乳调，女病男乳调，后用通膈泄。

抵当汤

水蛭十个 虻虫十个，去翅足，熬 大黄一两 桃仁七枚，去皮尖，捶

上剉如麻豆，作一服，水二盏，煎至七分，去滓温服。

抵当丸

虻虫五个 桃仁六枚 大黄三分 水蛭五个

上为细末，只作一丸，水一大盏，煮一丸至七分，顿服。

十枣汤

紫芫花醋浸煮　大戟　甘遂制，以上各等分

上为末，每服半钱，水一盏，枣十枚同煎，取半盏服。

除湿丹

槟榔　甘遂　威灵仙　赤芍药　泽泻　葶苈以上各二两　乳香另研　没药另研，以上各一两　黑牵牛末半两　大戟三两，炒　陈皮四两，去白

上为细末，面糊和丸，如桐子大，每服三五十丸，水下。

利膈丸

牵牛四两，生　槐角子一两，炒　木香一两　青皮一两　皂角去皮，酥炙　半夏洗，各二两

上为细末，生姜、面糊为丸，桐子大。每服四五十丸，水下。

三一承气汤

大黄　芒硝　厚朴去皮　枳实以上各半两　甘草一两

上剉如麻豆大，每服半两。水一大盏，生姜三片，煎至六分，入硝，去滓热服。

大陷胸汤

大黄一两半　芒硝一两八钱半　甘遂末一字

上以水一盏，煮大黄至八分，去滓，入硝，一沸，下甘遂末，温服。

小陷胸汤

半夏汤洗，一钱五分　黄连一分　瓜蒌实一枚，用四分之一

上剉麻豆大，水二盏，先煮瓜蒌至一盏半，下诸药，取八分，去滓温服。未利再服。

握宣丸

槟榔　肉桂　干姜　附子　甘遂　良姜　韭子　巴豆以上各等分　入硫黄一钱

上为细末，软米和丸，桐子大。早晨先椒汤洗手，放温揩干，用生油少许泥手心，男左女右，磨令热，握一丸，宣一二行。

风　门

防风通圣散方在汗门中附

防风天麻散

防风　天麻　川芎　羌活　白芷　草乌头　荆芥　当归　甘草　滑石　白附子以上各半两

上为末，热酒化蜜少许，调药半钱，加至一钱，少时觉药行微麻为度。如作丸，炼蜜和，弹子大，热酒化下一丸或半丸。

防风汤

防风　麻黄　独活　秦艽去芦　黄芩　石膏　当归　白术以上各半两

上为粗末，入半夏片子，令搅匀，每服四钱。水二中盏，入生姜七片，煎至一盏，去滓，取清汁六分，入麝香少许，带热食后服。

祛风丸

川乌炮，去皮脐　草乌炮　天南星　半夏姜制　绿豆粉　甘草　川芎　僵蚕　藿香　零陵香　地龙去土　蝎梢炒，以上各一两　川姜半两

上为细末，药末一两，用绿豆粉一两，以白面二两，滴水和丸，如桐子，阴干。细嚼，茶清下三五丸至五七丸，食后。初服三丸，以渐加之。

排风汤

当归去芦　杏仁去皮尖，麸炒　防风去芦　白鲜皮　白术　芍药　官桂去粗皮　川芎　甘草炒，各三两　独活　麻黄去节　茯苓去皮，各三两

上为粗末，每用三钱。水一盏半，入生姜四片，同煎至八分，去滓温服，不计时候。

小续命汤

麻黄去节　人参去芦　黄芩　芍药　川芎　甘草炙　杏仁汤泡，去皮尖，炒　防己　官桂去皮　防风去芦，各一两　附子半两，去皮脐

上除附子、杏仁外合捣为粗末，后入二味搅匀，每服三钱。水一盏半，生姜五片，煎至一盏，去滓，少热服，食后。

消风散

川芎　羌活去芦　人参去芦　白茯苓去皮　白僵蚕炒　蝉壳去土，以上各一两　陈皮去白　厚朴去粗皮，姜制，以上各半两

上为细末，每服二钱，茶清调下。

川芎散

川芎　荆芥　甘菊　薄荷　蝉壳　蔓荆子以上各二两　甘草一两，炙

上为细末，茶酒任下三二钱，食后。

搜风丸单名人参半夏丸

人参　茯苓　南星以上各半两　半夏　干生姜　白矾生　凝水石以上各一两　蛤粉二两　薄荷半两　藿香半两

上为细末，与藏用丸末各中停，水丸如豌豆大。每服三十丸，生姜汤送下。

当归川芎散

当归　川芎以上各半两　甘草二两　黄芩四两　薄荷一两　缩砂仁一分

上为细末，温水调下一二钱。

愈风饼子

川乌半两，炮裂　川芎　甘菊　白芷　防风　细辛　天麻　羌活　荆芥　薄荷　甘草炙，以上各一两

上为细末，水浸，蒸饼为剂，捏作饼子。每服三五饼子，细嚼，茶酒送下，不计时候。

疏风丸

通圣散一料，加天麻、羌活、独活、细辛、甘菊、首乌各半两。

上为细末，炼蜜和丸弹子大，朱砂为衣。每服一丸，细嚼，茶酒下。

通顶散

石膏　川芎　瓜蒂以上各等分　藜芦少许

上为细末，鼻内嗅之。

胃风汤

人参去芦　茯苓去皮　川芎　官桂　当归　芍药　白术

上件各等分，为末，每服三钱。水一盏，入陈粟米煎，空心服之。

香芎散

香附子炒　川芎　石膏水飞　白芷　甘草　薄荷各一两　川乌半两，炒，去皮脐

上为细末，每服二钱，温酒茶清调下，无时。

铁弹丸

地龙去土　防风　白胶香　没药　木鳖去皮　草

乌头水浸，炮　白芷　五灵脂　当归各一两　细墨三钱　麝香另研　乳香另研　升麻各二钱

上末，糯粥丸，弹子大。每服一丸，生姜酒下。

暑门疟附

白虎汤

知母一两半，去皮　甘草一两　粳米一合　石膏四两，乱纹者，另为末

上剉如麻豆大，粳米拌匀，另水一盏，煎至六分，去滓，温服，无时，日三四服。或眩呕者，加半夏半两，姜制。

桂苓甘露散

官桂半两　人参　藿香各半两　茯苓　白术　甘草　葛根　泽泻　石膏　寒水石各一两　滑石二两　木香一分

上为细末，每服三钱，白汤点下，新水或生姜汤亦可用。

化痰玉壶丸

南星　半夏并生用　天麻各半两　白面三两

上为细末，滴水丸，如桐子大。每服三十丸，用水一大盏，先煎令沸，下药煮，候浮即熟，漉出放温，别用生姜汤下，不拘时服。

益元散

滑石六两　甘草一两

上为细末，每服三钱，蜜调，新水调下。

玉露散　治暑。

寒水石　滑石　石膏　栝楼根各四两　甘草二两

上为细末，每服五钱重，新水调下。

石膏散

石膏一两　人参去芦　甘草炙，各半两

上为细末，新水、蜜水调三钱，生姜汤亦可。

辰砂丹　治疟。

信一钱　雄黑豆六十个或二两重

上为细末，朱砂为衣，端午日合，不令鸡犬妇人见。每服一丸，无根水下。

温脾丸

信一钱　甘草二钱　紫河车三钱　豆粉四两

上为末，滴水丸，每服半钱，作十丸，临卧无根水下。

温脾散

紫河车　绿豆各一两　甘草半两　砒一钱，另研

上为细末，后入砒，研匀。每服半钱，新水一盏调下。如是隔日发，直待临睡服药，如频日发，只夜深服。忌荤、酒、鱼、兔等。

湿门嗽附

五苓散

官桂　泽泻　猪苓去黑皮　茯苓去皮　白术各半两

上为细末，每服二钱，热汤或新水调下。

葶苈木香散

苦葶苈　茯苓去皮　猪苓去皮，各一分　木香半钱　泽泻　木通　甘草各半两　官桂一分　滑石三钱

上为细末，每服三钱，生姜汤调下，食前服。

白术木香散

白术　猪苓　泽泻　赤茯苓各半两　木香　槟榔各三钱　陈皮二两，去白　官桂一钱　滑石三两

上为细末，每服五钱。水一盏，生姜三片，同煎至六分，温服，食后。

大橘皮汤

橘皮一两半　木香一分　滑石六两　槟榔三钱　茯苓一两　猪苓去黑皮　泽泻　白术　官桂各半两　甘草二钱

上为末，每服五钱。水一盏，生姜五片，煎至六分，去滓温服，食后。

神助散

苦葶苈三两，炒　黑牵牛三两半，微炒，取头末用之　泽泻二两　猪苓二两，去皮　椒目半两

上为细末，每服葱白三茎，浆水一盏，煎至半盏，入酒半盏，调药三钱，绝早面东服之。

桂苓白术丸

官桂　茯苓　半夏各一两　白术　干生姜一分　橘皮去白　泽泻　黄连各半两　黄柏二两

上为末，面糊为丸，如小豆大。每服三五十丸，姜汤下，食后。

桂苓白术散

官桂　茯苓　白术各半两　甘草　泽泻　石膏

寒水石各一两　滑石二两

上为细末，热汤调三钱，新水、生姜汤亦可，食后服。

白术调中汤

白术　茯苓　橘皮去白　泽泻各半两　甘草一两　干姜炒　官桂　缩砂仁　藿香各一分

上为末，白汤化蜜少许，调下二钱，无时。炼蜜每两作十丸，名曰白术调中丸。

宁神散　治嗽。

御米壳二两，蜜炒　人参　苦葶苈各一两

上为末，入乌梅同煎三五沸，去滓，稍热服，食后。

宁肺散

御米蜜炒，去瓤　甘草　干姜　当归　白矾　陈皮各一两

上为末，煎齑汁，调三钱。

人参补肺散

人参　麻黄去节　白术　防己　防风各等分　桑白皮倍加

上剉，㕮咀，以浆水一碗，煎至半，去滓，温服，每用半两，各称过。

白术汤

白术　甘草　当归　陈皮　桔梗　枳壳各等分

上为粗末，水煎，去滓，温服三五钱。

薏苡仁汤

桔梗一两　甘草二两　薏苡仁三两

上剉如麻豆大，每服五钱。水煎，入糯米为引，米软为度，食后。

益黄散　治小儿痢。

陈皮一两　青皮　诃子肉　甘草各半两　丁香二钱

上为细末，每服二钱，水煎，食前服。

香连丸

木香　诃子肉面炒　黄连炒，各半两　龙骨二钱

上为细末，饭丸如黍米大。每服二十丸，米饮汤下。

火门

凉膈散

大黄一两　连翘四两　甘草　黄芩　薄荷　朴硝　山栀各一两

上粗末，每服三五钱。水一盏，入蜜、竹叶，煎三五沸，去滓温服，无时。

黄连解毒汤

黄连　黄柏　黄芩　大栀子各等分

上剉为麻豆大，每服五钱，水二盏，煎至八分，去滓，温服。

泻心汤

大黄　甘草炙　当归　芍药　麻黄　荆芥各一两半　白术二钱半

上为细末，每服二钱。水一盏，生姜、薄荷少许，同煎至七分，去滓，温服。

八正散

大黄　瞿麦　木通　萹蓄　车前子　甘草　山

栀子各一两　滑石二两，加木香一两尤佳

上为粗末，每服三五钱，水一盏，入灯心，煎至七分，去滓，温服。

调胃散　治伤寒吐逆，四肢厥冷。

水银　舶上硫黄各半两

上二味，先研硫黄极细，次入水银，同研至深黑。每服一钱，病重者二钱，温米饮调服，不拘时。

三黄丸

大黄　黄芩　黄柏各等分

上为末，水丸，每服三十丸，水下。

又方　去黄芩，用黄连。

芍药柏皮丸

芍药白者　黄柏去皮，各一两　当归　黄连各半两

上为末，水丸桐子大，每服三十丸，水下，食前。

大金花丸

黄连　黄柏　黄芩　大黄各等分

上为末，水丸，新水下三十丸。加栀子，减大黄，名栀子金花丸。

清凉饮子

大黄蒸　赤芍药　当归　甘草炒，以上各等分

上为末，每服一二钱，水一盏，煎至七分，去滓温服，食后，以意加减。

黄连清心汤

凉膈散加黄连半两是也。

犀角散

黄连　大黄　芍药　犀角　甘草各等分

上为粗末，每服五钱，水一盏，煎至七分，去滓温服，无时。

黄连木通丸　治心经畜热，夏至则甚。

黄连二两　木通半两

上为末，生姜汁打面糊和丸。每服三十丸，食后灯心汤下，日三服。

燥　门

神功丸

大黄面裹，蒸　诃子皮各四两　麻子仁另捣　人参去

芦，各一两

上为细末，入麻子仁捣，研匀，炼蜜丸如桐子大。每服二十丸，温水下，或酒、或米饮下，食后，临卧。如大便不通，加服。

脾约丸

麻仁一两二钱半　枳实麸炒　厚朴去粗皮　芍药各二两　大黄四两，蒸　杏仁去皮尖，炒黄，一两二钱

上为细末，炼蜜为丸，桐子大。每服二十丸，临卧温水下。

麻仁丸

郁李仁去皮，另捣　火麻子仁另捣，二味各二两　大黄二两，半生半蒸　槟榔半两　干山药　防风去芦　枳壳炒，去瓤，各七钱半　羌活　木香各五钱半

上为细末，入另捣者二味搅匀，炼蜜丸如桐子大。每服二十丸至三十丸，温水下，食后。加牵牛，滑石亦妙。

润体丸

郁李仁　大黄　桂心　黑牵牛　当归　黄柏并生用，各半两　轻粉少许

上为细末，滴水丸如桐子大。每服三十丸至四十丸，温水或生姜汤下。

寒　门

姜附汤

干姜二两，另为粗末　附子一两，生用，去皮脐，细切

上二味搅匀，每服三钱，水一盏半，煎至一盏，去滓温服，食前。

四逆汤

甘草三两　干姜半两　附子半两，生用，去皮脐，切作片子

上为粗末，每服三五钱，水一盏半，煎至一盏，去滓温服，无时。

二姜汤

良姜　干姜炮，二味各三两

上为细末，酒煮糊为丸，桐子大。每服三十丸，空心米饮汤下。

术附汤

黑附子重一两　白术一两半　甘草七钱半，炙

上为细末，每服三五钱，水一盏半，生姜五片，枣二枚劈破，同煎至一盏，去滓温服，食后。

大已寒丸

附子炮，去皮脐　川乌头炮，去皮脐，剉作豆大，再炒黄　干姜炮制　良姜炒　官桂去粗皮　吴茱萸各一两

上为细末，醋糊为丸，桐子大。每服五七十丸，米饮下，食前。

理中丸

人参去芦　白术　干姜　甘草炙　附子炮，去皮脐，各一两

上为细末，炼蜜为丸，每两作十丸，弹子大。每服一丸，以水一盏化破，煎至七分，稍热服，空心。

平胃散

厚朴姜制　陈皮二味各三两　苍术五两，泔浸　甘草三两，炒

上为末，每服二钱，水一盏，生姜三片，枣二枚，煎至七分，去滓，食前温服。

养脾丸

干姜炮　缩砂各二两　茯苓去皮　人参去芦　麦糵

炒，各一两　白术半两　甘草炒，一两半

上为细末，炼蜜和丸，每两作八丸。每服一丸，细嚼，生姜汤下。

兼治于内者

大柴胡汤

柴胡四两　黄芩　赤芍药各一两半　半夏一两二钱半　枳实二钱半　大黄一两

上为粗末，入半夏片子。每服三钱，水一盏半，入生姜五片，枣一枚，煎至一中盏，滤去滓，温服，食后。

小柴胡汤

柴胡四两，去芦　黄芩　人参　半夏汤洗七次，切片　甘草各一两半

上为粗末，每服三钱。水一盏半，生姜五片，枣一枚，劈破，同煎至七分，去滓温服，不计时候。

柴胡饮子

柴胡　人参　黄芩　甘草　大黄　当归　芍

药各半两

上为粗末，每服三钱，水一盏，生姜三片，煎至七分，去滓温服。

防风当归饮子

柴胡　人参　黄芩　防风　甘草　芍药　大黄　当归　滑石以上各一两

上为粗末，每服三五钱，生姜三片，水一盏，煎至七分，去滓温服，不拘时候。

白术汤　治孕妇痢、呕、吐血。

白术　黄芩　当归各等分

上为末，每服二三钱，水煎，食前服。

兼治于外者

桂苓汤　麻黄汤　升麻汤以上三方在前汗法中附

五积散

苍术二两四钱　桔梗一两四钱　枳壳麸炒　陈皮二味各六钱　白芷　川芎　当归　甘草炙　官桂去粗皮　半夏汤浸　茯苓各三钱　麻黄一钱，去节　厚朴　干姜各四钱上除官桂、枳壳别为末外，以慢火炒令黄色，为末，与官桂等搅匀，每服三钱。水一盏半，入生姜五片，葱白三寸，盐、豉七粒，同煎至七分。去滓温服，无时。

青衿散　治咽喉。

益元散加薄荷、青黛，生蜜丸如弹子大，噙化。

独治于内者

陷胸汤

大黄二两半　芒硝一两八钱半　甘遂一字，另为末

上以水三盏，先煮大黄至一盏，去滓，下芒硝令沸，次下甘遂末，放温服之。

大黄丸

大黄　黑牵牛　枳壳　木通各一两

上为末，滴水丸如桐子大。每服三十丸，食后，以生姜汤下。

备急丸

巴豆去皮油　大黄　干姜炮，各一两

上为细末，炼蜜丸，桐子大。每服三丸，温水下，不拘时服。

枳壳丸

商枳壳一两，麸炒　牵牛头末四两

上为细末，水丸如桐子大。每服三十丸，食前温酒或生姜汤下。

莲壳散　治血崩。

棕皮烧灰　莲壳烧灰存性，二味各半两　香附子三两，炒

上为末，米饮调下三四钱，食前。

木香槟榔丸

木香　槟榔　青皮　陈皮　莪术烧　黄连　枳壳麸炒，各一两　黄柏　大黄各三两　香附子炒　牵牛各四两

上为细末，水丸如小豆大。每服三十丸，食后生姜汤下。

导饮丸

青皮　陈皮　京三棱炮　莪术炮　黄连　枳壳麸炒，各一两　大黄　黄柏各三两　香附子炒　黑牵牛各四两

上为细末，桐子大，用水丸。每服三五十丸，食后生姜汤下。

五香连翘散

丁香　青木香　沉香　熏陆香　麝香　木通　连翘　桑寄生　独活　升麻　大黄各等分

上为粗末，以竹沥煎五七钱。未利，加大黄。去滓，稍热，以利为度。

四物汤

川芎　当归　熟地黄　芍药各等分

上为粗末，每服三四钱，水一盏，煎三五沸，去滓，温服，空心。加草龙胆、防己，名一醉散，治目暴发；加蒲黄，治娠妇漏血。

当归散　治血崩。

当归一两　龙骨二两，炒赤　香附子三钱，炒　棕毛灰五钱

上为末，米饮调三四钱，空心服。

又一方　当归　白芍药　香附炒，各等分

为末，米饮汤调下，食前服。

又当归散　行经。

当归　杜蒺藜各等分

上为末，饮汤调服，食前。

葛根散　解酒毒。

甘草　干葛花　葛根　缩砂仁　贯众各等分

上为粗末，水煎三五钱，去滓服。

定志丸

柏子仁　人参　茯苓　远志去心　茯神　酸枣仁

上为末，酒糊丸，小豆大。每服五七十丸，生姜汤下。

槟榔丸

槟榔一钱半　陈皮一两　木香二钱半　牵牛半两

上为末，醋糊丸，桐子大。每服三十丸，生姜汤下。

小槟榔丸

枳壳　陈皮　牵牛各等分

上为细末，水丸。食后，生姜汤下三四十丸。

瞿麦散　治酒积。

甘遂半两，制　瞿麦　葛根　麦蘖各一两

上为末，每服二钱，酒调服。

治气积方

香附子为末，生姜汤调下三二钱。

独治于外者

青金散

芒硝半钱　青黛半钱　乳香　没药各少许

上为细末，鼻内嗃。

拔毒散

寒水石不以多少，烧令赤

上研为末，以新水调，鸡翎扫痛处。

水澄膏

雄黄水飞，三钱　黄连半两　郁金二钱　黄柏半两　大黄半两　黄丹半两，水飞

上为细末，量所肿处用药多少。新汲水半盏，抄药在内，须臾药沉，慢去其澄者，水尽。然后用槐柳枝搅药数百余转，如面糊相似匀，以小纸花子摊药涂肿处，更以鸡翎撩凉水不住扫之。

鱼胆丸

草龙胆　青盐　脑子各半两　黄连一两，去须　硇砂　南硼砂　麝香　鲤鱼胆各二钱

上除草龙胆、鲤鱼胆外同为细末。先将草龙胆同微研破，以河水三升浸，春秋二宿，夏一宿，冬三宿。将浸者摩揉极烂，用绢袋滤去滓，于石器内慢火熬成膏子。点于水内不散，用指头捏开有丝，乃膏子成。然后入鱼胆拌匀，将膏和上件药末作剂，丸如粟米，徐徐点，可视之。

金丝膏

黄丹　代赭石　玄精石各半两　炉甘石一两，烧　脑子半钱　黄连　蕤仁去皮、油，二味各三钱　白丁香　南硼砂二味各一钱

上除硼砂、脑子外同为细末。以河水一升，白砂蜜三两，同熬三五沸，然后入药末，再熬至半茶盏。以上用绵子滤过，去滓，次入硼砂、脑末，搅匀定，磁器内放。徐徐点眼，大有神效。

生肌散

黄连三钱　密陀僧半两　干胭脂二钱　雄黄一钱

绿豆粉二钱　轻粉一钱

上为细末，以温浆水洗过，用无垢软帛揾净，药贴之。

赴筵散

五倍子　密陀僧各等分

上为细末，先入浆水漱过，干贴。

麝香玉线子

豆粉半两　信一钱　枯白矾一钱半

上三件同研，入麝香半钱，再研为细末，滴水和于手背上，撚作线。如用时，先以浆水漱了口，用毛翎撩缝中净，临卧干贴。或为线子，住于缝中。

化瘿丹　治赘。

海带　海藻　海蛤　昆布四味皆焙　泽泻炒　连翘以上并各等分　猪靥　羊靥各十枚

上为细末，蜜丸如鸡头大，临卧噙化一二丸。

通气丸　同上所治。

海藻　海带　昆布　木通　甘草各一两　诃子　薄荷各半两　杏仁少许，煮浸

上为细末，炼蜜和丸。每夜噙化一丸，忌油

腻物。

又方

海藻　海带　昆布　泽泻　木通　猪靥　羊靥各五枚　海蛤　连翘

上为细末，研靥为丸，如鸡头大。每服一丸，临卧噙化。

消毒散　治喉肿。

当归　荆芥　甘草各等分

上为末，水煎三五钱，去滓，热漱。

煮肝散　治雀目。

青蛤粉　夜明砂　谷精草各等分

上为细末，每服五七钱。猪肝内煮熟，细嚼，茶清下。

枯瘤方

硇砂　粉霜　雄黄各二钱　轻粉　没药　乳香各一钱　土黄三钱　麝香少许

上为细末，以津调涂瘤顶，外边歇一韭叶，先花纸贴之，上以小黄膏贴之。

小黄膏

黄柏　黄芩　大黄各等分

上为细末，以水调为糊，比前药大一遭，三日一易，至八九上，不取，直候可取。

刀箭药

石灰一斤，陈年者　龙骨四两　刺蓟一小束

上为末，杵作泥，为饼子，或为散贴，端午日合。

木香槟榔散

木香　槟榔　黄连　乳香　轻粉　密陀僧各等分

上为细末，干掺之，先以口噙，浆水洗。

又方　加黄柏、麝香。

阳起石散

阳起石烧

上研末，新水调涂肿痛处。

铅白霜散

铅白霜　干胭脂　寒水石各等分　脑子　轻粉各少许

上为末，掺之。

雄黄散

雄黄　乳香　没药　麝香少许

上为末，量疮大小干贴。

化斑汤

紫草　升麻　甘草炙，各半两

上剉麻豆大，水一盏，糯米二十粒，煎至一盏，去滓，温服。

调　治

无比山药丸

干山药二两　肉苁蓉四两，剉，酒浸，焙　五味子六两，拣净　菟丝子三两，酒浸　杜仲三两，去粗皮，炒　牛膝一两，酒浸　泽泻一两　熟地黄干，一两　山茱萸一两　茯苓去皮，一两　巴戟一两，去心　赤石脂一两

上为细末，炼蜜和丸，桐子大。每服二三十丸，食前温酒下，米饮亦可。

当归丸

当归　香附子炒　杜蒺藜　芍药各等分

上为末，酒糊为丸，如小豆大。每服三五十丸，米饮下。

香薷汤

香薷五钱，去土　厚朴五钱，姜制　白扁豆二钱半，生炒

上为末，每服三钱，水一盏，入酒煎，去滓，温服。

石韦散

石韦去毛　木通各二两　当归　甘草　王不留行各一两　滑石　白术　瞿麦　葵子　芍药各三两

上为细末，每服二钱，煎小麦汤调下。

妙功丸

京三棱一两，炮　川乌四两，生，去皮　大黄一两

以上同为细末，好醋半升熬膏，不破坚积，不须熬膏，水丸。

积水丸

神曲　麦蘖各一两　干姜二钱，炒裂用　巴豆两个，去皮油心　半夏半两　茴香一两，炒香　官桂二钱　牵牛三两，拣净

上为细末，用膏丸小豆大，生姜汤下十丸、

十五丸，温凉水亦可。以意加减，以利为度。

人参散

石膏　甘草各一两　滑石四两　寒水石二两　人参半两

上为末，每服二钱，温水调下，食后。

茴香丸

茴香八两，炒　川楝子炒　川乌炮，去皮　威灵仙洗，去土　防风去芦　陈皮各三两　地龙一两，去土，微炒　乌药五两　赤小豆八两

上为末，酒糊为丸。每服三五丸，茶酒下。

七宣丸

大黄湿纸裹煨　枳实麸炒　木香　柴胡去芦　诃子皮各五两　桃仁六两，炒，去皮尖　甘草四两，炒

上为末，炼蜜和丸，如桐子大。每服三十丸，酒下。

人参调中汤

沉香二两　木香　白豆蔻一两，用仁　甘草一分　脑子一钱　麝香半钱　人参半两

上为细末，每服半钱，用沸汤点服。或入生姜、盐少许，食后服。

乌金散

当归一两　自然铜金色者，煅为末，醋熬，一两　乌金石铁炭是也，三两　大黄一两，童子小便浸用

上为末，每服二钱，红花酒半盏，童子小便半盏，同调下，食前，日二服。

沉香降气丸

沉香　木香　缩砂仁　白豆蔻仁　青皮去白　陈皮去白　莪术煨　枳实麸炒，以上各一两　萝卜子另末，一两　黑牵牛末，二两　大黄二两，炒

上为末，生姜汁浸，蒸饼为丸，如桐子大。每服三十丸，橘皮汤下。

枳术丸　治气不下降，胸膈满闷。

枳实麸炒　白术各半两

上为细末，烧饭为丸，如桐子大。每服五十丸，诸饮送下。

卷十三

刘河间先生三消论

因在前此书未传于世，
恐为沉没，故刊而行之

《易》言天地，自太虚至黄泉有六位。《内经》言人之身，自头至足亦有六位。今余又言人胸腹之间，自肺至肾又有六位。人与天地造化五行同一炉鞴，知彼则知此矣。故立天之气曰金与火，立地之气曰土与水，立人之气曰风与火。故金与火合则热而清，水土合则湿而寒，风火合则温而炎。人胸腹之间亦犹是也。肺最在上，为燥金主清；心次之，为君火主热；肝又次之，为风木主温；胆又次之，为相火主极热；脾又次之，为湿土主凉；肾又次之，黄泉为寒水主寒。故心肺象天，脾肾象地，肝胆象人。不知此者，不可与论人之病矣。夫土为万物之本，水为万物之元，水土合德，以阴居阴，同处乎下，以立地为气，万物根于地，是故水土湿寒。若燥热阳实，则地之气不立，万物之根索泽而枝叶枯矣。

《五常政大论》曰：根于中者，命曰神机。是为动物根本在于中也。根本者，脾胃肾也。食入胃，则脾为布化气味，荣养五脏百骸，故酸入肝而养筋膜，苦入心而养血脉，甘入脾而养肌肉，辛入肺而养皮毛，咸入肾而养骨髓。五气亦然，故清养肺，热养心，温养肝，湿养脾，寒养肾也。凡此五味五气，太过则病，不及亦病，惟平则常安矣。故《六节脏象论》曰：五味入口，藏于肠胃。味有所藏，以养五气，气和而生，津液相成，神乃自生。是其理也。

又《太阴阳明论》云：脾病而四肢不用者，何也？岐伯曰：四肢皆禀气于胃，而不得至经，必因于脾胃乃禀也。今脾病不能为胃行其津液，不得禀水谷气，脾日以衰，脉道不利，筋骨肌肉皆无气以生，故不用焉。帝曰：脾不主时，何也？岐伯曰：脾者，土也，治中央，常以四时长四脏，各十八日寄治，不得独主于时也。脾脏者，常著胃土之精也。土者，生万物而法天地，故上下至头足，不得独主于时也。

帝曰：脾与胃以膜相连尔，而能行其津液，何也？岐伯曰：足太阴者，三阴也，其脉贯胃属脾络嗌，故太阴为之行气于三阴。足阳明者，表也，五脏六腑之海也，亦为之行气于三阳。脏腑各因其经而受气于阳明，故为胃行其津液。四肢不得禀水谷，气日以衰，脉道不利，筋骨肌肉皆无气以生，故不用焉。不用者，谓不能为之运用也。由是观之，则五脏六腑四肢百骸皆禀受于脾胃，行其津液，相与濡润滋养矣。后之医者，欲以燥热之剂以养脾胃湿土之气，不亦外乎？况消渴之病者，本湿寒之阴气极衰，燥热之阳气太甚，更服燥热之药则脾胃之气竭矣。叔世不分五运六气之虚实，而一概言热为实而虚为寒，彼但知心火阳热一气之虚实，而非脏腑六气之虚实也。盖肺本清，虚则温；心本热，虚则寒；肝本温，虚则清；脾本湿，虚则燥；肾本寒，虚则热。假若胃冷为虚者，乃胃中阴水寒气实甚，而阳火热气衰虚也，非胃土湿气之本衰，故当温补胃中阳火之衰，退其阴水寒气之甚。又如胃热为实者，乃胃中阳火实而阴水虚也，故当以寒药泻胃中之实火，而养其虚水。然此皆补泻胃中虚热，水火所乘之邪，非胃为湿者之本。其余例同法。夫补泻脾胃湿土之水气者，润其湿者是补湿，燥其湿者是泻湿，土本湿故也。

凡脏腑诸气，不必肾水独当寒，心火独当热，要知每脏每腑，诸气和同，宣而平之可也。故余尝谓五常之道，阴中有阳，阳中有阴，孤阴不长，独阳不成。但有一物皆备，五行递相济养是谓和平，交互克伐是谓衰兴，变乱失常，患害由行。故水少火多，为阳实阴虚而病热也；水多火少，为阴实阳虚而病寒也。其为治者，泻实补虚，以平为期而已矣。故治消渴者，补肾水阴寒之虚，而泻心火阳热之实，除肠胃燥热之甚，济一身津液之衰，使道路散而不结，津液生而不枯，气血利而不涩，则病日已矣。况消渴者，本因饮食服饵失宜，肠胃干涸，而气液不得宣平；或耗乱精神，过违其度；或因大病，阴气损而血液衰虚，阳气悍而燥热郁甚之所成也。故《济众》云：三消渴者，皆由久嗜咸物，恣食炙煿，饮酒过度；亦有年少服金石丸散，积久石热结于胸中，下焦虚热，血气不能制石热，燥甚于胃，故渴而引饮。若饮水多而小便多者，名曰消渴；若饮食多而不甚渴，小便数而渐瘦者，名曰消中；若渴而饮水不绝，腿消瘦而小便有脂液者，名曰肾消。如此三消者，其燥热一也，但有微甚耳。

余闻世之方，多一方而通治三消渴者，以其善消水谷而喜渴也。然叔世论消渴者多不知本。其言消渴者上实热而下虚冷，上热故烦渴多饮，下寒故小便多出。本因下部肾水虚而不能制其上焦心火，故上实热而下虚冷。又曰：水数一，为物之本，五行之先。故肾水者，人之本，命之元，不可使之衰弱，根本不坚则枝叶不茂，元气不固则形体不荣。消渴病者，下部肾水极冷，若更服寒药，则元气转虚，而下部肾水转衰，则上焦心火亢甚而难治也。但以暖药补养元气，若下部肾水得实而胜退上焦火，则自然渴止，小便如常而病愈也。若此之言正与仲景相反，所以巧言似是，于理实违者也。非徒今日之误，误已久哉。

又如蒋氏《药证病原》中论消渴、消中、消肾病，曰：三焦五脏俱虚热，惟有膀胱冷似冰。又曰：腰肾虚冷日增重。又曰：膀胱肾脏冷如泉。始言三焦五脏俱虚热，惟有膀胱冷似冰，复言五脏亦冷，且肾脏水冷言为虚，其余热者又皆言其虚。夫阴阳兴衰，安有此理？且其言自不相副，其失犹小，至于寒热差殊，用药相反，过莫大焉。

或又谓：肾与膀胱属水，虚则不能制火。虚既不能制火，故小便多者，愈失之远矣。彼谓水气实者必能制火，虚者不能制火，故阳实阴虚而热燥其液，小便淋而常少；阴实阳虚不能制水，小便利而常多。岂知消渴小便多者，非谓此也。何哉？盖燥热太甚，而三焦肠胃之腠理怫郁结滞，致密壅塞，而水液不能渗泄浸润于外，荣养百骸。故肠胃之外燥热太甚，虽复多饮于中，终不能浸润于外，故渴不止。小便多出者，如其多饮，不能渗泄于肠胃之外，故数溲也。

故余尽言《原病式》曰：皮肤之汗孔者，谓泄汗之孔窍也。一名气门者，谓泄气之门户也。一名腠理者，谓气液之隧道纹理也。一名鬼门者，谓幽冥之门也。一名玄府者，谓玄微之府也。然玄府者无物不有，人之脏腑皮毛，肌肉筋膜，骨髓爪牙，至于万物，悉皆有之，乃出入升降道路门户也。故《经》曰：出入废则神机化灭，升降息则气立孤危。故非出入，则无以生长壮老已；非升降，则无以生长化收藏。是知出入升降，无器不有，故知人之眼耳鼻舌身意神识，能为用者，皆由升降出入之通利也，有所闭塞则不能为用也。若目无所见，耳无所闻，鼻不闻香，舌不知味，筋痿骨痹，爪退齿腐，毛发堕落，皮肤不仁，肠胃不能渗泄者，悉由热气怫郁，玄府闭塞，而致津液血脉、荣卫清气不能升降出入故也，各随郁结微甚而有病之大小焉。病在表则怫郁，腠理闭密，阳气不能散越，故燥而无汗，而气液不能出矣。叔世不知其然，故见消渴数溲，妄言为下部寒尔，岂知肠胃燥热怫郁使之然也。予之所以举此，世为消渴之证，乃肠胃之外燥热，痞闭其渗泄之道路，水虽入肠胃之内，不能渗泄于外，故小便数出而复渴。此数句足以尽其理也。

试取《内经》凡言渴者尽明之矣。有言心肺气厥而渴者，有言肝痹而渴者，有言脾热而渴者，有言肾热而渴者，有言胃与大肠热结而渴者，有言脾痹而渴者，有言小肠瘅热而渴者，有因病疟而渴者，有因肥甘石药而渴者，有因醉饱入房而渴者，有因远行劳倦遇大热而渴者，有因伤寒胃干而渴者，有因病热而渴者，有因病风而渴者。虽五脏之部分不同，而病之所遇各异，其归燥热一也。

所谓心肺气厥而渴者，《厥论》曰：心移热于肺，传为膈消。注曰：心热入肺，久而传化，内为膈热消渴多饮也。所谓肝痹而渴者，《痹论》曰：肝痹者，夜卧则惊，多饮，数小便。如脾热而渴者，《痿论》曰：脾气热则胃干而渴，肌肉不仁，发为肉痿。所谓肾热而渴者，《刺热论》曰：肾热病者，先腰痛胻酸，苦渴数饮，身热。《热论》曰：少阴脉贯肾，络于肺，系舌本，故口燥舌干而渴。叔世惟言肾虚不能制心火，为上实热而下虚冷，以热药温补肾水，欲令胜退心火者，未明阴阳虚实之道也。夫肾水属阴而本寒，虚则为热；心火属阳而本热，虚则为寒。若肾水阴虚则心火阳实，是谓阳实阴虚，而上下俱热明矣。故《气厥论》曰：肾气衰，阳气独胜。《宣明五气论》曰：肾恶燥，由燥肾枯水涸。《脏气法时论》曰：肾苦燥，急食辛以润之。夫寒物属阴，能养水而泻心；热物属阳，能养火而耗水。今肾水既不胜心火，则上下俱热，奈何以热药养肾水，欲令胜心火，岂不谬哉。

又如胃与大肠热结而渴者，《阴阳别论》：二阳结为之消。注曰：二阳结，胃及大肠俱热结也。肠胃藏热，善消水谷。又《气厥论》曰：大肠移热于胃，善食而瘦。《脉要精微论》曰：瘅成为消中，善食而瘦。如脾痹而渴者，数饮而不得中，气喘而争，时发飧泄。夫数饮而不得中，其大便必不停留。然则消渴数饮而小便多者，止是三焦燥热怫郁，而气衰也明矣，岂可以燥热毒药助其强阳以伐衰阴乎？此真实实虚虚之罪也。夫消渴者，多变聋盲、疮癣痤痱之类，皆肠胃燥热怫郁，水液不能浸润于周身故也。或热甚而膀胱怫郁，不能渗泄，水液妄行而面上肿也。如小肠瘅热而渴者，《举痛论》曰：热气留于小肠，肠中痛，瘅热焦渴，则便坚不得出矣。注曰：热渗津液而大便坚矣。

如言病疟而渴者，《疟论》曰：阳实则外热，阴虚则内热，内外皆热则喘而渴，故欲饮冷也。然阳实阴虚而为病热，法当用寒药养阴泻阳，是谓泻实补衰之道也。如因肥甘石药而渴者，《奇病论》曰：有口甘者，病名为何？岐伯曰：此五气之所溢也，病名脾瘅。瘅为热也，脾热则四脏不禀，故五气上溢也。先因脾热，故曰脾瘅。又经曰：五味入口，藏于胃，脾为之行其精气，津液在脾，故令人口甘也。此肥美之所发也，此人必数食甘美而多肥也。肥者令人内热，甘者令人中满，故其气上溢，转而为消渴。《通评虚实论》曰：消瘅仆击，偏枯痿厥，气满发逆，肥贵之人，膏粱之疾也。或言人惟胃气为本，脾胃合为表里，脾胃中州当受温补以调饮食。今消渴者脾胃极虚，益宜温补，若服寒药耗损脾胃，本气虚乏而难治也。此言乃不明阴阳寒热虚实补泻之道，故妄言而无畏也。岂知《腹中论》云：帝曰：夫子数言热中、消中不可服膏粱芳草石药，石药发癫，芳草发狂。注言：多饮数溲，谓之热中；多食数溲，谓之消中。多喜曰癫，多怒曰狂。芳，美味也。石，谓英乳，乃发热之药也。经又曰：热中、消中，皆富贵人也。今禁膏粱，是不合其心；禁芳草石药，是病不愈，愿闻其说。岐伯曰：芳草之气美，石药之气悍，二者之气急疾坚劲，故非缓心和人不可服此二者。帝曰：何以然？岐伯曰：夫热气慓悍，药气亦然。所谓饮一溲二者，当肺气从水而出也，其水谷之海竭矣。凡见消渴便用热药，误人多矣。

故《内经》应言渴者皆如是，岂不昭晰欤，然而犹有惑者。诸气过极反胜也者，是以人多误也，如阳极反似阴者是也。若不明标本，认似为是，始终乖矣。故凡见下部觉冷，两膝如冰，此皆心火不降，状类寒水，宜加寒药下之三五次，则火降水升，寒化自退。然而举世皆同执迷，至如《易经》《素问》二书，弃如朽坏，良可悲夫！故处其方必明病之标本，达药之所能，通气之所宜，而无加害者，可以制其方也已。所谓标本者，先病而为本，后病而为标，此为病之本末也。标本相传，先当救其急也。又云：六气为本，三阴三阳为标。盖为病，脏病最急也。又云：六气为胃之本。假若胃热者，胃为标，热为本也。处其方者，当除胃中之热，是治其本也。故六气乃以甚者为邪，衰者为正，法当泻甚补衰，以平为期。养正除邪，乃天之道也，为政之理，捕贼之义也。

大凡治病，明知标本，按法治之，何必谋于众。《阴阳别论》曰：谨熟阴阳，无与众谋。《标本病传论》：知标知本，万举万当。不知标本，是谓妄行。《至真大要论》曰：知标知本，用之不殆。明知逆顺，正行无问。不知是者，不足以言诊，适足以乱经。故《大要》曰：粗工嘻嘻，以为可知，言热未已，寒病复起，同气异形，迷诊乱经，此之谓也。夫标本之道，要而博，小而大，可以言一而知百。言标与本，易而弗损。察本与标，气可令调。明知胜复，为万民式，天之道毕矣。《天元纪大论》曰：

至数极而道不惑。可谓明矣。所谓药之功能者，温凉不同，寒热相反，燥湿本异云云，前已言之矣。斯言气也，至于味之功能，如酸能收，甘能缓，辛能散，苦能坚，咸能软。酸属木也，燥金主于散落而木反之，土湿主于缓而木胜之，故能然也。若能燥湿而坚火者，苦也。《易》曰：燥万物者，莫熯乎火。凡物燥则坚也。甘能缓苦急而散结。甘者，土也。燥能急结，故缓则急散也。辛能散抑、散结、润燥，辛者，金也。金主散落，金生水故也。况抑结散，则气液宣行而津液生也。《脏气法时论》曰：肾苦燥，急食辛以润之。开腠理，致津液，通气也。咸能软坚，咸者，水也。水润而柔，故胜火之坚矣。此五脏之味也。其为五味之本者，淡也。淡，胃土之味也。胃土者，地也。地为万物之本，胃为一身之本。《天元纪大论》曰：在地为化，化生五味。故五味之本淡也，以配胃土，淡能渗泄利窍。夫燥能急结，而甘能缓之，淡为刚土，极能润燥，缓其急结，令气通行而致津液渗泄也。故消渴之人，其药与食皆宜淡剂。《至真要大论》曰：辛甘发散为阳，酸苦涌泄为阴。咸味涌泄为阴，淡味渗泄为阳。六者或散或收，或缓或急，或燥或润，或坚或软，所以利而行之，调其气也。

《本草》云：药有三品，上品为君，主养命，小毒，以应天；中品为臣，主养性，常毒，以应人；下品为佐使，主治病，大毒，以应地。不在三品者，气毒之物也。凡此君臣佐使者，所以明药之善恶也。处方之道，主治病者为君，佐君者为臣，应臣之用者为佐使。适其病之所根，有君臣佐使奇偶小大之制；明其岁政、君臣、脉位，而有逆顺反正主疗之方，随病所宜以施用。其治法多端，能备所用者，良工也。寒者热之，热者寒之，温者清之，清者温之，结者散之，散者收之，微者逆而制之，甚者从而去之，燥者润之，湿者燥之，坚者软之，软者坚之，急者缓之，客者除之，留者却之，劳者温之，逸者行之，惊者平之，衰者补之，甚者泻之。吐之下之，摩之浴之，薄之劫之，开之发之，灸之制之，适足为用，各安其气，必清必净，而病气衰去，脏腑和平，归其所宗，此治之大体也。《阴阳应象论》

曰：治不法天之纪，不明地之理，则灾害至矣。又《六节脏象论》曰：不知年之所加，气之盛衰，不可以为工也。今集诸经验方附于篇末。

神白散 治真阴素被损虚，多服金石等药，或嗜炙煿咸物，遂成消渴。

桂府滑石六两 甘草一两，生用

上为细末，每服三钱，温水调下。或大渴欲饮冷者，新汲水尤妙。

猪肚丸 治消渴、消中。

猪肚一枚 黄连五两 瓜蒌四两 麦门冬四两，去心 知母四两，如无，以茯苓代之

上四味为末，纳猪肚中，线缝，安置甑中，蒸极烂熟，就热于木臼中捣，可丸，如硬，少加蜜，丸如桐子大。每服三十丸，渐加至四五十丸，渴则服之。如无木臼，于沙盆中用木杵研亦可，以烂为妙矣。

葛根丸 治消渴，消肾。

葛根三两 瓜蒌三两 铅丹二两 附子一两者，炮，去皮脐

上四味，捣罗为细末，炼蜜为丸，如梧桐子大，每服十丸，日进三服，治日饮硕水者。春夏去附子。

胡粉散 治大渴，百方疗不瘥者，亦治消肾。

铅丹 胡粉各半两 瓜蒌一两半 甘草二两半，炙 泽泻 石膏 赤石脂 白石脂各半两

上八味为细末，水服方寸匕，日二服，壮者一匕半。一年病，一日愈；二年病，二日愈。渴甚者二服，腹痛者减之。如丸服亦妙，每服十丸，多则腹痛也。

三黄丸 主治男子妇人五劳七伤，消渴不生肌肉，妇人带下，手足发寒热者。

春三月：黄芩四两 大黄二两 黄连四两

夏三月：黄芩六两 大黄二两 黄连四两

秋三月：黄芩六两 大黄二两 黄连三两

冬三月：黄芩三两 大黄五两 黄连二两

上三味随时加减，捣为细末，炼蜜和丸如大豆大。每服五丸，日三服，不去者加七丸。服一月病愈，尝试有验矣。

人参白术散 治胃膈瘅热，烦满不欲食；或瘅

成为消中，善食而瘦；或燥热郁甚而消渴，多饮而数小便；或热病，或恣酒色，误服热药者，致脾胃真阴血液损虚。肝心相搏，风热燥甚，三焦肠胃燥热怫郁而水液不能宣行，则周身不得润湿，故瘦瘁黄黑而燥热消渴，虽多饮而水液终不能浸润于肠胃之外，渴不止而便注为小便多也。叔世流俗不明乎此，妄为下焦虚冷，误死多矣。又如周身风热燥郁，或为目瘴、痈疽疮疡，上为喘嗽，下为痿痹，或停积而湿热内甚，不能传化者，变水肿腹胀也。

凡多饮数溲为消渴，多食数溲为消中，肌肉消瘦，小便有脂液者为消肾，此世之所传三消病也。虽古所不载，以《内经》考之，但燥热之微甚者也。此药兼疗一切阳实阴虚，风热燥郁，头目昏眩，风中偏枯，酒过积毒，一切肠胃涩滞壅塞，疮癣痿痹，并伤寒杂病烦渴，气液不得宣通，并宜服之。

人参　白术　当归　芍药　大黄　山栀子　泽泻各半两　连翘　栝楼根　干葛　茯苓各一两　官桂　青木香　藿香各一分　寒水石二两　甘草二两　石膏四两　滑石半斤　盆硝各半两

上为粗末，每服五钱，水一盏，生姜三片，同煎至半盏，绞汁，入蜜少许，温服。渐加十余钱，无时，日三服。或得脏腑疏利亦不妨，取效更妙。后却常服之，或兼服消痞丸。以散肠胃结滞，或湿热内甚。自利者去大黄、芒硝。

人参散 治身热头痛，或积热黄瘦，或发热恶寒，畜热寒战，或膈热呕吐，燥热烦渴，或湿热泻痢，或目疾口疮，或咽喉肿痛，或中风昏眩，或蒸热虚汗，肺痿劳嗽，一切邪热变化，真阴损虚，并宜服之。

石膏一两　寒水石二两　滑石四两　甘草二两　人参半两

上为细末，每服二钱，温水调下，或冷水亦得。

三消之论，刘河间之所作也。因麻征君寓汴梁，暇日访先生后裔，或举教医学者，即其人矣。征君亲诣其家，求先生平昔所著遗书。乃出《三消论》《气宜》《病机》三书未传于世者。文多不全，止取《三消论》，于卷首增写六位脏象二图，其余未遑润色，即付友人穆子昭。子昭乃河间门人穆大黄之后也，时觅官于京师，方且告困，征君欲因是而惠之。由是余从子昭授得一本，后罹兵火，遂失其传。偶于乡人霍司承君祥处复见其文，然传写甚误，但依仿而录之，以待后之学者详为刊正云。

时甲辰年冬至日绵溪野老书

续方　柏亭东久亭寺僧悟大师传经验方　治饮水百杯尚犹未足，小便如油，或如杏色。服此药三五日，小便大出，毒归于下，十日永除根本。此方令子和辨过，云是重剂可用，悟公师亲验。

水银四钱　锡二钱，用水银研成砂子　牡蛎一两　密陀僧一两　知母一两　紫花苦参一两　贝母一两　黄丹半两　栝楼根半斤

上为细末，男子用不生儿猪肚一个，内药，妇人用豮猪肚一个，麻线缝之，新瓦一合，绳系一两遭，米一升，更用栝楼根末半斤，却于新水煮熟，取出放冷，用砂盆内研烂，就和为丸，如猪肚丸法用之。

卷十四

扁鹊华佗察声色定死生诀要

病人五脏已夺，神明不守，声嘶者死。

病人循衣缝，谵语者，不可治。

病人阴阳俱绝，掣衣撮空，妄言者死。

病人妄语错乱，及不能言者不治，热病者可治。

病人阴阳俱绝，失音不能言者，三日半死。

病人两目眦有黄色起者，其病方愈。

病人面黄目青者，至期而死。重出在下文。

病人面黄目赤不死，赤如衃血者死。

病人面黄目白者不死，白如枯骨者死。

病人面黄目黑者不死，黑如炲，死。

病人面黑目青者不死。

病人面目俱黄者不死。

病人面青目白者死。

病人面黑目白者不死。

病人面赤目青者六日死。

病人面黄目青者，九日必死，是谓乱经。饮酒当风，邪入胃经，胆气妄泄，目则为青，虽天救亦不可生。

病人面赤目白者，十日死；忧恚思虑，心气内索，面色反好，急求棺椁。

病人面白目黑者死，此谓荣华已去，血脉空索。

病人面黑目白，八日死。肾气内伤，病因留损。

病人面青目黄，五日死。病人着床，心痛短气，脾气内竭，后百日复愈。能起彷徨，因坐于地，其立倚床，能治此者也。

病人耳目鼻口，有黑色起入于口者，必死。

病人目无精光，若土色，不受饮食者，四日死。

病人目无精光，及牙齿黑色者不治。

病人耳目及颧颊赤者，死在五日中。

病人黑色出于额上发际，直下鼻脊两颧上者，亦死在五日中。

病人黑色出天中，下至年上、颧上者死。

病人及健人黑色，若白色起，入目及鼻口，死在三日中。

病人及健人面忽如马肝色，望之如青，近之如黑者死。

病人面黑，直视恶风者死。

病人面黑唇青者死。

病人面青唇黑者死。

病人面黑，两胁下满，不能自转反者死。

病人目不回，直视者，一日死。

病人头目久痛，卒视无所见者死。

病人阴结阳绝，目精脱，恍惚者死。

病人阴阳竭绝，目眶陷者死。

病人眉系倾者七日死。

病人口如鱼口，不能复闭，而气出多不反者死。

病人卧，遗屎不觉者死。

病人尸臭者不可治。

肝病皮白，肺之日庚辛死。

心病目黑，肾之日壬癸死。

脾病唇青，肝之日甲乙死。

肺病颊赤目肿，心之日丙丁死。

肾病面肿唇黄，脾之日戊己死。

青欲如苍璧之泽，不欲如蓝。

赤欲如帛裹朱，不欲如赭。

白欲如鹅羽，不欲如枯骨。

黑欲如黑漆，不欲如炭。

黄欲如罗裹雄黄，不欲如黄土。

目赤色者病在心，白在肺，黑在肾，黄在脾，青在肝。黄色不可名者，病在胸中。

诊目病，赤脉从上下者，太阳病也；从下上者，阳明病也；从外入内者，少阳病也。

诊寒热瘰疬，目中有赤脉，从上下至瞳子，见一脉，一岁死；见一脉半，一岁半死；见二脉，二岁死；见二脉半，二岁半死；见三脉，三岁死。

诊牙齿痛，按其阳明之脉来太过者，独热在右，右热；热在左，左热；热在上，上热；热在下，下热。

诊血脉者，多赤多热，多青多痛，多黑为久痹。多赤、多黑、多青皆见者，寒热身痛，面色微黄，齿垢黄，爪甲上黄，黄疸也。安卧少黄赤，脉小而涩者，不嗜食。

诊百病死生诀第七

诊伤寒热盛，脉浮大者生，沉小者死。

伤寒已得汗，脉沉小者生，浮大者死。

温病三四日以下不得汗，脉大疾者生，脉细小难得者死不治。

温病穰穰大热，其脉细小者死。《千金》穰穰作时行。

温病下利，腹中痛甚者死不治。

温病汗不出，出不至足者死。厥逆汗出，脉坚强急者生，虚缓者死。

温病二三日，身体热，腹满头痛，食如故，脉直而疾者，八日死。四五日，头痛腹痛而吐，脉来细强，十二日死。八九日，头不疼，身不痛，目不赤，色不变而反利，脉来喋喋，按之不弹手，时大，心下坚，十七日死。

热病七八日，脉不软一作喘不散一作数者，当有瘖，瘖后三日，温汗不出者死。

热病七八日，其脉微细，小便不利，加暴口燥，脉代，舌焦干黑者死。

热病未得汗，脉盛躁疾，得汗者生，不得汗者难瘥。

热病已得汗，脉静安者生，脉躁者难治。

热病已得汗，大热不去者亦死。

热病已得汗，热未去，脉微躁者，慎不得刺治。

热病发热，热甚者，其脉阴阳皆竭，慎勿刺，不汗出，必下利。

诊人被风，不仁，痿躄，其脉虚者生，坚急疾者死。

诊癫病，虚则可治，实则死。

诊癫病，脉实坚者生，脉沉细小者死。

又癫疾，脉搏大滑者久而自已，其脉沉小急实，不可疗。小坚急者，亦不可疗也。

诊头痛目痛，久视无所见者死。

诊人心腹积聚，其脉坚强急者生，虚弱者死。又实强者生，沉者死。其脉大，腹大胀，四肢逆冷，其人脉形长者死。腹胀满，便血，脉大时绝，极下血，小疾者死。

肠澼便血，身热则死，寒则生。

肠澼下白沫，脉沉则生，浮则死。

肠澼下脓血，脉悬绝则死，滑大则生。

肠澼之属，身热，脉不悬绝，滑大者生，悬涩者死，以脏期之。

肠澼下脓血，脉沉小流连者生，数疾且大，有热者死。

肠澼筋挛，其脉小细安静者生，浮大紧者死。

洞泄食不化，不得留，下脓血，脉微小连者，紧急者死。

泄注，脉缓，时小结者生，浮大数者死。

䘌蚀阴疰，其脉虚小者生，紧急者死。

咳嗽，脉沉紧者死，浮直者、浮软者生，小沉伏匿者死。

咳嗽羸瘦，脉形坚大者死。

咳，脱形发热，脉小坚急者死。肌瘦下脱，形热不去者死。

咳而呕，腹胀且泄，其脉弦急欲绝者死。

吐血、衄血，脉滑小弱者生，实大者死。

汗出若衄，其脉小滑者生，大躁者死。

吐血脉紧强者死，滑者生。

吐血而咳，上气，其脉数，有热，不得卧者死。

上气脉数者死，谓损形故也。

上气喘息低昂，其脉滑，手足温者生，脉涩，四肢寒者必死。

上气面浮肿，肩息，其脉大，不可治，加利必死。

上气注液，其脉虚，宁宁伏匿者生，坚强者死。

寒气上攻，脉实而顺滑者生，实而逆涩者死。《太素》云：寒气暴上，脉满实何如？曰：实而滑则生，实而逆则死矣。其形尽满何如？曰：举形尽满者，脉急大坚，尺满而不应。如是者，顺则生，逆则死。何谓顺则生逆则死？所谓顺者，手足温也。逆者，手足寒也。

痟瘅，脉实大，病久可治；脉弦小坚急，病久不可治。

消渴，脉数大者生，细小浮短者死。

消渴，脉沉小者生，实坚大者死。

水病，脉洪大者可治，微细不可治。

水病胀闭，其脉浮大软者生，沉细虚小者死。

水病腹大如鼓，脉实者生，虚者死。

卒中恶，咯血数升，脉沉数细者死，浮大疾快者生。

卒中恶，腹大四肢满，脉大而缓者生，紧大而浮者死；紧细而微亦生。

病疮，腰脊强急，瘛疭，皆不可治。

寒热瘛疭，其脉代绝者死。

金疮血出太多，其脉虚细者生，数实大者死。

金疮出血，脉沉小者生，浮大者死。

斫疮出血一二石，脉来大，二十日死。

斫刺俱有，病多少血出不自止断者，其脉止，脉来大者七日死，滑细者生。

从高顿仆，内有血，腹胀满，其脉坚强者生，小弱者死。

人为百药所中伤，脉浮涩而疾者生，微细者死，洪大而迟者生。《千金》迟作速。

人病甚而脉不调者难治，脉洪大者易瘥。

人内外俱虚，身体冷而汗出，微呕而烦扰，手足厥逆，体不得安静者死。脉实满，手足寒，头热，春秋生，冬夏必死矣。

老人脉微，阳羸阴强者生，脉焱大而加息者死。阴弱阳强，脉至而代，期月而死。

尺脉涩而坚，为血实气虚也。其发病，腹痛逆满，气上行。此为妇人胞中绝伤，有恶血久成结瘕，得病以冬时，黍当赤而死。

尺脉细而微者，血气俱不足，细而来有力者，是谷气不充。病得节辄动，枣叶生而死。此病秋时得之。

左手寸口脉偏动，乍大乍小不齐，从寸至关，关至尺，三部之位，其脉动各异不同，其人病仲夏得之，此脉桃花落而死。

右手寸口脉偏沉伏，乍小乍大，朝浮大而暮沉伏。浮大即太过，上出鱼际，沉伏即下，不至关中。往来无常，时复来者，榆华枯落而死。

右手尺部脉三十动一止，有须臾还，二十动一止，乍动乍疏，连连相因，因不与息数相应，其人虽食谷犹不愈，蘩草生而死。

右手尺部脉四十动而一止，止而复来，来逆如循直木，如循张弓弦，絙絙然如两人共引一索，至立冬死。

病 机

诸风掉眩，皆属于肝。甲乙木也，木郁达之。

诸寒收引，皆属于肾。壬癸水也，水郁折之。

诸气膹郁，皆属于肺。庚辛金也，金郁泄之。

诸湿肿满，皆属于脾。戊己土也，土郁夺之。

诸痛痒疮疡，皆属于心。丙丁火也，火郁发之。

诸热瞀瘈，皆属于火。

诸厥固泄，皆属于下。下，谓下焦肝肾气也。夫守司于下，肾之气也。门户束要，肝之气也。故厥、固、泄皆属下也。厥，谓气逆也。固，谓禁固也。诸有气逆上行，及固不禁。出入无度，燥湿不恒，皆由下焦主守也。

诸痿喘呕，皆属于上。上，谓上焦心肺气也。炎热薄烁，承热分化，肺之气也。热郁化上，故病属上焦。

诸禁鼓栗，如丧神守，皆属于火。热之内作。

诸痉项强，皆属于湿。太阳伤湿。

诸逆冲上，皆属于火。炎上之性用也。

诸胀腹大，皆属于热。热郁于内，肺胀所生。

诸躁狂越，皆属于火。热盛于胃及四末也。

诸暴强直，皆属于风。阳内郁而阴行于外。

诸病有声，鼓之如鼓，皆属于热。

诸病胕肿，疼酸惊骇，皆属于火。

诸转反戾，水液浑浊，皆属于热。反戾，筋转也。水液，小便也。

诸病水液，澄彻清冷，皆属于寒。上下所出，及吐出、溺出也。

诸呕吐酸，暴注下迫，皆属于热。

故《大要》曰：谨守病机，各司其属。有者求之，无者求之。盛者责之，虚者责之。必先五胜，疏其血气，令其条达而致和平，此之谓也。五胜，谓五行更胜也。

标本运气歌

少阳从本为相火，太阴从本湿土坐；
厥阴从中火是家，阳明从中湿是我；
太阳少阴标本从，阴阳二气相包裹；
风从火断汗之宜，燥与湿兼下之可。
万病能将火湿分，彻开轩岐无缝锁。

辨十二经水火分治法

胆与三焦寻火治，肝和包络都无异。
脾肺常将湿处求，胃与大肠同湿治。
恶寒表热小膀温，恶热表寒心肾炽。
十二经，最端的，四经属火四经湿。
四经有热有寒时，攻里解表细消息。
湿同寒，火同热，寒热到头无两说。
六分分来半分寒，寒热中停真浪舌。
休治风，休治燥，治得火时风燥了。

当解表时莫攻里，当攻里时莫解表。

表里如或两可攻，后先内外分多少。

敢谢轩岐万世恩，争奈醯鸡笑天小。

治　病

不读本草，焉知药性。

专泥药性，决不识病。

假饶识病，未必得法。

识病得法，工中之甲。

六　陈

药有六味，陈久为良。

狼茱半橘，枳实麻黄。

十八反

本草名言十八反，半蒌贝蔹及攻乌，

藻戟遂芫俱战草，诸参辛芍叛藜芦。

运气歌

病如不是当年气，看与何年运气同。
只向某年求治法，方知都在《至真》中。

五不及

坎一丁三土五中，乙七癸九是灾宫，
胜复都来十一位，谁知脏腑与宫同。

断病人生死

《灵枢》云：人有两死而无两生。阳气前绝，阴气后竭，其人死，身色必青。阴气前绝，阳气后竭，其人死，身色必赤。故阳竭则身青而冷，阴竭则身赤而温。

四　因

夫病生之类，其有四焉。一者，始因气动而内有所成。二者，不因气动而外有所成。三者，始因气动而病生于内。四者，不因气动而病生于外。

因气动而内成者，谓积聚、癥瘕、瘤气、瘿气、结核、癫痫之类是也。不因气动而病生于内者，谓流饮澼食、饥饱劳损、宿食霍乱、悲恐喜怒、思慕忧结之类。不因气动而病生于外者，谓瘴气贼魅、虫蛇蛊毒、蜚尸鬼击、冲薄坠堕、风寒暑湿、斫射刺割挞朴之类也。如此四类，有独治内而愈者，有兼治内而愈者，有独治外而愈者，有兼治外而愈者，有先治内后治外而愈者，有先治外后治内而愈者，有须齐毒而攻击者，有须无毒而调引者。凡此之类，方法所施，或重或轻，或缓或急，或收或散，或润或燥，或软或坚。方士之用，见解不同，各擅己心，好丹非素，故复问之。

五苦六辛

五苦六辛，从来无解，盖史家阙其疑也。一日，麻征君以此质疑于张先生，先生亦无所应。行十五里，忽然有所悟，欣然回告于麻征君。以为五苦者，五脏为里属阴，宜用苦剂，谓酸苦涌泄为阴；六辛者，六腑为表属阳，宜用辛剂，谓辛甘发散为阳，此其义也。征君大服其识鉴深远，凿昔人不传之妙。故曰：知其要者，一言而终，不知其要者，流散无穷。

卷十五

疮疡痈肿第一

治蝼蛄疮

良姜　白及　沥青以上各等分

上为细末，嚼芝麻、水同熬为膏，入冷水共定，用绯绢一片、火熨斗作膏药，贴疮上。

又方

千年石灰　茜根烧灰

上为细末，用水调，鸡翎涂上。

水沉金丝膏　贴一切恶疮。

沥青　白胶各一两，春秋宜用油蜡三钱，夏宜油蜡二钱半，冬宜用油蜡四钱

上件熔开油蜡，下沥青、白胶，用槐枝搅匀，绵子滤过，入冷水中扯一千余遍。如疮透了，吃数丸，作剂于疮口填者亦妙。摊纸上贴，勿令火炙。

乳香散 治下疳。

乳香 没药 轻粉 黄丹 龙骨 乌鱼骨 黄连 黄芩 铜绿各等分 麝香少许

上为细末，先以温浆水洗过，贴疳疮上。

治蛇疮方

上用蒲公英棵根作泥贴于伤处，用白面膏药贴之。

紫金丹 治疔疮。

白矾四两 黄丹二两

上用银石器，内熔矾作汁，下丹，使银钗子搅之，令紫色，成也。用文武火，无令太过不及。如有疮，先以周围挑破上药，用唾津涂上数度，着无令疮干。其疮溃动，取疔出也，兼疮颜色红赤为效。如药未成就，再杵碎，炒令紫色。

治疔疮

生蜜与隔年葱，一处研成膏。

上先将疮周回用竹针刺破，然后用疮药于疮上摊之，用绯绢盖覆，如人行二十里，觉疔出，然后以热醋汤洗之。

千金托里散 治一切发背疔疮。

连翘一两二钱 黄芪一两半 厚朴二两 川芎一两 防风二两 桔梗二两 白芷一两 芍药一两 官桂一两 木香三钱 乳香三钱半 当归半两 没药三钱 甘草一两 人参半两

上为细末，每服三钱，用酒一碗，煎三沸，和滓温服，膏子贴之。

二圣散 治诸疮肿。

黄丹二两 白矾二两，飞

上为细末，每用干掺疮口上，后用保生锭子捏作饼子贴之。

保生锭子

巴豆四十九个，另研，文武火烧热 金脚信二钱 雄黄三钱 轻粉半匣 硇砂二钱 麝香二钱

上件为末，用黄蜡一两半化开，将药和成锭子，冷水浸，少时取出，旋捏作饼子如钱眼大。将疮头拨破，每用贴一饼子，次用神圣膏药封贴，然后服托里散。若疮气透里，危者服破棺散，用神圣膏。

神圣膏药 贴治一切恶疮。

当归半两　没药三钱　白及二钱半　乳香三钱　藁本半两　琥珀二钱半　黄丹四两　木鳖子五个，去皮　胆矾一钱　粉霜一钱　黄蜡二两　白胶三两　巴豆二十五个，去皮　槐柳枝一百二十条，各长一把　清油一斤

上件一处，先将槐柳枝下油内，煮焦取出，次后下其余药物，煮得极焦，亦捞出。却将油澄清，再熬成膏子，用绯绢上摊贴之。

破棺丹

大黄一两半　甘草二两　荆三棱一两半　山栀子二两半　牵牛末二两

上为细末，炼蜜为丸如弹子大。每服半丸，食后，酒半盏研化服之，忌冷水。

三圣散　治臁疮、疔疮、搭手背疽等疮。

葱白一斤　马齿苋一斤　石灰一斤

上三味湿捣为团，阴干，为细末，贴疮。如有死肉者，宜先用溃死肉药。

溃死肉药方

炊饭尖半两，各三等，一等半两，入巴豆二个；一等半两，入巴豆三个；一等半两，入巴豆五个，各撚作白锭子。

上先用二巴豆纳疮，如不溃，再用纳三巴豆，又不溃，用五巴豆者。更用丹砂炒红色，掺疮口，追出清水，其恶肉未尽至，追出赤水，是恶肉尽。更用三圣散贴之，用膏药傅之。

治臁疮久不愈者

用川乌头、黄柏各等分为末，用唾津调涂纸上贴之。

治一切恶疮方

以天茄叶贴之。或为细末贴之亦妙。

又方　用腊月人中白烧灰，油调，涂疮疥上。

又方　以瓦松不拘多少，阴干为末，先用槐枝葱白汤洗之过，掺之立效。灸疮久不敛者更妙。

又方　以蒲公英捣之，贴一切恶疮诸刺。

替针丸　治一切恶疮。

川乌二钱　草乌二钱　五灵脂二钱　轻粉一分　粉霜一分

又方加斑蝥二十个，去足翅用，巴豆二十个，去皮用。

上将三件为末，研令匀，次入轻粉、粉霜研匀，又入斑蝥、巴豆，以水调糊为锭子。如作散，是谓针头散。

悬蒌散 治发背恶疮。

悬蒌一个 大黄一两 金银花一两 当归半两 皂角刺一两

上剉碎，用酒一碗，煎至七分，去滓温服。如有头者，加黍粘子。

治附骨痈及一切恶疮

当归半两 甘草一两 山栀子十二个 木鳖子一个，去皮

上为细末，每服三五钱，冷酒调服之。

治诸恶疮

白僵蚕直者 大黄各等分

上为细末，生姜自然汁与蜜同和为剂，丸如弹子大。每服一丸，细嚼。

治恶疮死肉铤子

巴豆一钱，去皮油 五灵脂半两 黄丹二钱，飞 加枯白矾一钱

上为细末，以糊和，丸铤子，入疮内用之。

当归活血散 治疮疡未发出，内痛不可忍，及妇人产前后腹痛。

当归二钱　没药一钱半　乳香半钱　白芍药三钱

疮疡者加人参、木香，妇人加赤芍药。

上为细末，每服一钱。水一中盏，煎至七分，和滓温服，日二服。妇人酒煎，疮既发，不须用。

熏恶疮方

紫花地丁一名米布袋

上取根晒干，用四个半头砖垒成炉子，烧着地丁，用络埕砖一枚盖了，使令砖眼内烟出，熏恶疮，出黄水自愈。

治蛇疮

用蒲公英棵根作泥。贴于伤处，用白膏药封之。

接骨散　并治恶疮。

金头蜈蚣一个　金色自然铜半两，烧红，醋淬，研为细末用之　乳香二钱，为细末用之　铜钱重半两者取三文或五文，烧红，醋淬，研细　金丝水蛭一钱半，每个作三截，瓦上煿去气道为度　没药三钱，研细

上为细末，如疮肿处，津调半钱涂，立止痛。如见得出脓，先用粗药末少许，小油少半匙同打匀，再入少半匙，再打匀。又入前药接骨散半钱，再都

用银钗子打成膏子，用鸡翎扫在疮肿处，立止痛，天明一宿自破便效。如打折骨头并损伤，可用前项接骨散半钱，加马兜铃末半钱，同好酒一大盏热调，连滓温服。如骨折损，立接定不疼。如不折了，吃了药，立便止住疼痛。此方屡经效验，不可具述。服药觑可以食前服，食后服。

又外用接骨药

陈烂麻根两把　羊耳朵一对　乱丝一握，多者更妙

上取肥松节劈碎，约量多少，先放三两根于新瓦上，都于上外三味，在上烧着存性，就研为末。如生，再烧研为度。后入五灵脂或半两，如疼，入好乳香少许，和药如茶褐色为度。用布条子约缠一遭，先摊小黄米粥匀，上撒药末匀，缠定折处，上又用软帛三五重，上又竹箅子缠，勒得紧慢得中。初，三日换上一次，再后，五日换一次，又七日再换上一次，无有不接者。

赤龙散　消散一切肿毒。

野葡桃根红者，去粗皮为末，新水调涂肿上，频扫新水。

便痛方本名血疝

牡蛎　大黄　甘草各半两　悬蒌一个

上酒浸，露一宿，服之，以利为度。

又方　冬葵子为末，酒调下三两服。

又方　皂角不蛀者，烧过，阴干为末，酒调服，立效。皂角子七个，水调服之，亦效。

又方　胡桃七个，烧过阴干，研为末，酒调服之，不过三服。

又方　生蜜，米粉调服，休吃饭，利小便为度。

治疮无头者

蛇蜕皮于肿处贴之。

又方　皂角刺，烧灰阴干。

上为末，每服三钱，酒调，嚼葵菜子三五个，前药送下，大效。

生肌敛疮药

白蔹　定粉各等分　黄丹少许

上同为细末。洗净疮口，干贴之。

治诸疮水度肿者

生白矾末，水调涂之，自消。

接骨药

铜钱半两，醋浸淬，焦烧，研为末　木香一钱　自然铜一钱　麝香少许

上为极细末。如在上，食后每服三匙头，嚼丁香一枚，乳香一粒，无灰酒一小盏；在下，食前。如不折，其药反出。服罢，其痛不可当，勿疑。待一日，如骨未接，再服如前。老者十余日，少者不过五七日。

万圣神应丹　出箭头。

莨菪棵一名天仙子，取着中一棵，根、本、枝、叶、花、实全者好

上于端午日前一日，持不语，寻见莨菪棵，言道：先生你却在这里。那道罢，用柴灰自东南为头围了，用木椑子撅取了根周回土。次日端午，日未出时，依前持不语，用镬口一镬，取出土，用净水洗了，不令鸡犬妇人见，于净室中以石臼捣为泥，丸如弹子大，黄丹为衣，以纸袋封了，悬于高处阴干。如有人着箭不能出者，用绯绢盛此药讫，放脐中，用绵裹肚系了，先用象牙末于疮口上贴之，后

用前药。如疮口生合，用刀子利开贴之。

治冻疮

腊月雀脑子烧灰研细，小油调，涂冻疮口上。

又方　以正黄柏为细末，用乳汁调，涂疮口上。

又方　以山药少许，生，于新瓦上磨为泥，涂疮口上。

治手足裂

白及不以多少，为末，水调涂裂处。

治面上疮

用鏊子底黑煤，于小油中以匙打成膏子，摊在纸上，疮上贴之。

治金疮血不止

用白薇末贴之立止。

善应膏药

黄丹二斤　南乳香别研　没药别研　当归　木鳖子生用　白蔹生用　白矾生用　官桂三寸　杏仁生　白芷以上各一两　新柳枝各长一寸，一斤

上除黄丹、乳、没等外，八件用芝麻油五斤浸一宿，用铁锅内煎令黄色，药不用。次入黄丹锅内，

柳条搅令黄色，方可掇下。用柳枝搅出大烟，入乳、没匀，令冷，倾在磁盆内，候药硬，用刀子切作块，油纸封裹。

接骨丹

五灵脂一两　茴香一钱

上二味为细末，另研乳香为细末，于极痛处掺上，用小黄米粥涂了，后用二味药末掺于上，再用帛子裹了，用木片子缠了。少壮人二日效，老者五六日效。

治癣如圣丸

黄柏　黄芩　黄连　防风各半两　白僵蚕一两　全蝎三分　轻粉半钱

上为细末，羊蹄根汁浸，蒸饼为丸，如梧桐子大。每服二三十丸，嚼羊蹄根汁送下。随病人上下，分食前后。又羊蹄汁涂癣。

治小儿癣杂疮

白胶香　黄柏　轻粉

上为细末，羊骨髓调涂癣上。

治瘰疬方

斑蝥去头翅足 赤小豆 白僵蚕 苦丁香 白丁香 磨刀泥

上各等分，为细末，十岁以上服一钱，二十以上服二钱，五更用新汲水一盏调下，比至辰时见效。女人小便见赤白色三两次，男子于大便中见赤色、白色为效。当日服白粘粥，不得吃别物，大忌油腻。患三四年者只一服，七八年者再一服。

玉饼子 治瘰疬，一切恶疮软疖。

上用白胶一两，磁器内熔开，去滓，再于熔开后，以萆麻子六十四个作泥，入胶内搅匀，入小油半匙，头柱点水中，试硬软添减胶、油。如得所，量疮大小，以绯帛摊膏药贴之。一膏药可治三五疖。

又方 治瘰疬。

小龙肚肠一条，炮干 鳖壳裙襕炮 川楝子五个 牡蛎 大黄 牛蒡子烧存性 皂角子五十个

上为细末，蒸饼为丸，如绿豆大。每服十五丸，食后艾汤下，日三服。

又方 将腊月猫粪用新瓦两个合在内，外用盐

泥固济，烧成灰，以小油调涂疮口上。

又方　取小左盘龙，不以多少为末，陈米饭搜和得所，丸如梧桐子大。每服三五十丸，却用陈米汤送下。

治眉炼头疮

小麦不以多少，烧令黑色，存性为末，以小油调涂疮上。

治小儿秃疮

羊粪熬汤，洗去痂，用屋悬煤炒，罗为末，以小油涂疮上。

圣灵丹　治打扑肭损，痛不可忍者。

乳香三钱，另研　乌梅五个，去核细切，焙干为末　白莴苣子二两八钱，炒黄，捣为末　白米一捻，别研细末

上再入乳钵内，研数百下，炼蜜为丸如粟大。细嚼，热汤下。病在上，食后；在下，食前。

出靥方

上用荞麦秸一担不烂者，烧灰存性，入石灰半斤，同灰一齐过，令火灭，然后以热水霖灰窝，淋下灰水，用铁器内煮，以漆匙搅成膏子，于靥上点

自出。或先以草茎刺破亦可。

又方 桑柴灰、石灰，淋汁熬成膏，草茎刺破点，以新水沃之。忌油腻等物。

烧烫火方

多年庙上蚴与走兽为末，小油调涂烧汤火疮，立效。

又方 生地黄汁，入小油、蜡，同熬成膏，磁器内盛，用鸡翎扫烫处。

又方 墙上青苔烧灰，小油调涂烧烫处。

治烧烫方

生地黄旋取新者，烂捣取自然汁，入小油、黄蜡少许，银石器中熬成膏子，用鸡翎扫疮上。

又方 血余灰，用腊猪脂调涂。

又方 寒水石，烧过为细末，水调涂之。

枯瘤方

砒 硇砂 黄丹 雄黄 粉霜 轻粉各一钱 斑蝥二十个，生用 朱砂一钱 乳香三钱 没药一钱

同研为末，粥糊为丸，捏作棋子样，曝干。先灸破瘤顶，三炷为则，上以疮药饼盖上，用黄柏末

以水调贴之，数日自然干枯落下。

又方　以铜绿为末，草刺破瘤，掺在上，以膏药涂之。

治头面生瘤子

用蛛丝勒瘤子根，三二日自然退落。

乳香散　贴杖疮肿痛。

大黄　黄连　黄柏　黄芩各三钱　乳香另研　没药另研，各一钱　脑子少许

上四味为末，后入三味，冷水调匀，摊于绯绢上，贴杖疮上。

治疳疮

马明退烧灰，三钱　轻粉少许　乳香少许

上研为细末，先以温浆水洗净，干掺之。

治疳疮久不愈者

海浮石烧红，醋淬数次　金银花

上海石二停，金银花一停，同为细末，每服二钱半，如签茶一般，日用二服。疮在上，食后；在下，食前服。如病一年，服药半年则愈。

泻肺汤　治肺痈喘急，坐卧不安。

桑白皮剉，烧　甜葶苈隔纸焙，各一两

上二味为粗末，每服三钱。水一盏，煎至六分，去滓，食后温服，以利为度。

桔梗汤　治肺痈吐脓。

桔梗剉，炒，一两半　甘草炙，剉，半两

上为粗末，每服六七钱，水二盏，煎至半盏，去滓，空心服。须臾吐脓，立愈。

黄柏散　治鹏窠徽腰等疮。

黄柏　白及　白蔹各等分　黄丹少许

上为细末，凉水调涂。

口齿咽喉第二

地龙散　治牙痛。

地龙去土　玄胡索　荜茇各等分

上为细末，每用一字，用绵子裹，随左右痛，于耳内塞之。

牙宣药

荜茇　胡椒　良姜　乳香别研　麝香　细辛　青

盐　雄黄各等分

上为细末，先以温浆水刷净，后用药末于痛处擦，追出顽涎，休吐了，漱数十次，痛立止。忌油腻一二日。

仙人散　刷牙。

地骨皮二两，酒浸一宿　青盐一两　黍粘子一两半，炒　细辛一两，酒浸

上为细末，入麝香少许，每用一字，临卧擦牙，茶酒嗽，良久吐出。

又方　石膏　细辛　柳椹各等分

上为末，擦之。

治牙疳

米二停　盐一停　盆碱　麝香少许　白矾

上相合，水拌匀，纸包裹，烧黑焦为末，贴疮上立止。

治牙痛

口噙冰水一口，用大黄末纸捻，随左右痛处，鼻内嗃之，立止。

又方　韶脑二钱　好朱砂一钱

上为末，每用少许，擦痛处。

又方　好红豆二钱　花碱少许

上为末，随牙痛处，左右鼻内嗃之。

又方　华细辛去苗　白茯苓去皮　川升麻　荜茇　青盐　明石膏　川芎　不蛀皂角去皮弦，酥炙黄色，以上各等分

上为细末，早晚刷牙，温水漱之，牙痛处更上少许。

又方　以巴豆去皮，用针刺于灯焰上，炙令烟出，熏牙痛处，熏三五个止。

又方　高良姜一块　全蝎一只

上为细末，先用酸浆水漱牙，次用药末擦之，流下涎水即愈。

又方　治牙疼。花碱填牙坑，痛立止。

又方　枯白矾热水漱之。

治走马喉痹

上用巴豆去皮以绵子微裹，随左右塞于鼻中，立透。如左右俱有者，用二枚。

又方　用生白矾研细，涂于绵针上，按于喉中

立破。绵针，用榆条上用棉缠作枣大是也。

又一法　如左右喉痹，于顶上分左右头发，用手挽拔之，剥然有声立效。此法年幼时常见郑六嫂救人甚多，不得其诀，近与子正话及，方得其传。

又一法　以马勃吹咽喉中，立止。

治喉痹

大黄　朴硝　白僵蚕

上件同为细末，水煎，量虚实用，以利为度。

口疮方

白矾一两，飞至半两　黄丹一两，炒红色放下，再炒紫色为度

上二味为细末，掺疮上立愈。

目疾证第三

治倒睫拳毛

将穿山甲以竹箅子刮去肉，用羊腰窝脂去皮膜，仍将穿山甲于炭上炙令黄色，用脂擦在山甲上，如此数遍，令酥为末，随左右眼噙水，鼻内嗃一字，

一月余见效。

又方　木鳖子三个，干炒　木贼一百二十节　地龙二条，去土　赤龙爪一百二十个，倒勾刺针也

上为细末，摘去倒睫，每日以纸捻蘸药嗃之，一日三五次。

又方　穿山甲炮　地龙去土　蝉壳　五倍子以上各等分

上为细末，如用药时先将拳毛摘尽，后用药一字，随左右鼻内嗃之，次日目下如线样微肿是验也。

贴赤眼

取青泥中蛆，淘净晒干为末。赤眼上干贴之，甚妙。

贴赤瞎

炉甘石二两　密陀僧一两　黄连　朴硝

上方先将黄连用水熬成汁，入童子小便再同熬，后下硝，又熬少时，用火煅炉甘石红，黄连汁内淬七次，与密陀僧末同为末，临卧贴之。

贴赤眼

铜绿　轻粉　牙硝　脑子少许　麝香

上为细末，干贴之。

截赤眼方

黄连　绿矾　杏子　甘草　铜绿各等分

上为粗末，水煎洗，甚效。

碧霞丹　治赤眼暴发，并治赤瞎。

铜绿　白土　芒硝

上件各等分为细末，丸如皂子大。每用白汤研化一丸，洗之立效。

汾州郭助教家神圣眼药

蕤仁一两　金精石二两　银精石二两　炉甘石四两，烧　赤石脂一两　滑石二两　密陀僧二两　高良姜三两　秦皮一两　黄丹一两，飞过　铜绿三钱　硇砂三钱　硼砂一钱半　乳香三钱　盆硝少用　青盐　脑子　麝香以上并少用之

上用东流水三升，先入蕤仁，次下余味等，白沙蜜一斤，熬至二升，以线绢细滤过澄清，入前药搅之匀，点。

视星膏

白沙蜜一斤，掠去蜜滓，可秤十四两　密陀僧一两，金

色者，研极细，水淘可得六七钱　新柳算子四两，去皮心，半干半炒

上用腊雪水五升，与蜜熔，调入药，与柳算子同贮于磁瓶中，以柳木塞瓶口，油绢封勒，于黑豆锅中熬，从朝至暮，仍用柳棒阁瓶，防倾侧。用文武火，另添一锅，豆水滚，旋于另锅中取水添之，熬成，用重绵滤净，却入瓶中，用井水浸三两日，埋在雪中更妙。频点为上。

复明膏　治外障。

白丁香腊月收者尤佳，水飞，秤八钱　拣黄连一两　防风去芦，剉一指许，一两　新柳枝方一寸者，三片

上好四味，用新水一升半，雪水更妙，春秋两三时，冬月一宿，以银石器内熬至六分，滤去滓，另用蜜一斤，密陀僧研极细末，三字，入蜜搅匀另熬，以无漆匙撩点，下蜜中急搅，候沸汤定，一人搅蜜，一人旋旋搅药汁，都下在内搅匀，再熬三两沸，色稍变，用新绵三两重，滤去滓，盛器内，点眼如常。本方每药半合，用片脑一麦粒大，不用亦可。

锭子眼药

黄丹一两，飞　黄柏半两，去皮　黄连半两，去须　枯白矾半两　炉甘石半两，用黄连制　铜绿半两　硇砂三钱　川乌三钱，炮　干姜二钱　蝎梢一钱　信半钱，火烧　乳香少许　没药少许

上为细末，入豆粉四两，浇蜜和就，如大麦许铤子。于眼大眦头，待药化泪出为效。

治冷泪目昏

密蒙花　甘菊花　杜蒺藜　石决明　木贼去节　白芍药　甘草

上件各等分为细末，茶清调下一钱，服半月后加至二钱。

又方　干姜肥者为末，每用一字，浸汤点洗。

又方　贝母一枚，腻白者，胡椒七粒，为末点之。

单治目昏

荆芥穗　地骨皮　楮实各等分

上为细末，炼蜜为丸桐子大。每服二十丸，米汤下。

治一切目昏

川椒一斤，微炒，捣取椒红，约取四两　甘菊花四两，末之　生地黄一斤，取新者杵作泥，极烂

上将地黄泥与前药末同和作饼子，透风处阴干，再为末，以蜜为丸，如梧桐子大。每服三十丸，食后茶清送下。

洗眼黄连散

当归　赤芍药　黄连　黄柏各等分

上细剉，以雪水或甜水浓煎汁热洗，能治一切风毒赤目。

诸物入眼中

好墨清水研，倾入眼中，良久即出。

点攀睛瘀肉

黄丹一两二钱，水飞过，候干　白矾一两，银器内化成汁

上将白矾于银器内化成汁，入黄丹末在内，以银匙儿搅匀。更入乳香、没药各一钱，慢火不住手搅，令枯干为粉，候冷研极细，熟绢罗过。后入鹰条一钱半，血竭二分，麝香少许，轻粉三分，粉霜二分，共研极匀如粉，再以熟绢罗过。细末点之，

大有神效。

青金散

芒硝一两　螺青　没药　乳香各少许

上为细末。每用少许，鼻内嗃之。

治雀目

真正蛤粉炒黄色，为细末

上油腊就热和为丸如皂子，纳于猪腰子中，麻缠，蒸熟食之，可配米粥。

头面风疾第四

治皯䵳风刺方

苦参一斤　红芍药　冬瓜子各四两　玄参一两

上为末，每用一字，用手洗面上。

猪蹄膏　洗面上皯药。

上用猪蹄一副，刮去黑皮，切作细片，用慢火熬如膏粘，用罗子滤过，再入锅内，用蜜半盏。又用：

白芷　黑豆去皮　瓜蒌一个　白及　白蔹　零陵香　藿香各一两　鹅梨二个，细切上将七味药为末，同梨入药一处再熬，滴水不散方成。以绢滤过，临卧涂面，次日用浆水洗面。

治面风

益母草灰，面汤和，烧七遍，洗面用之。

治面皯黑斑点方

白附子一两　白及　白蔹　密陀僧　胡粉　白茯苓各等分

上为细末，洗净，临卧以乳汁调一钱，涂面，旦洗光净。牛乳亦可。

治头风

苦丁香　川芎　藜芦各等分

上为细末，噙水鼻内嗃之。

芎黄汤　治头目眩晕。

大黄　荆芥穗　贯芎　防风各等分

上为粗末，大作剂料，水煎，去滓服之，以利为度。

耳聋方

蓖麻子五十个，去皮

上与熟枣一枚同捣丸如枣子大，更入小儿乳汁就和。每用一丸，绵裹，纳于聋耳内，觉热为度，一日一易。如药难丸，日中曝干。

又方　口噙甘草一枚，耳中塞二块，用绵裹，立通。

脑宣方

皂角不蛀者，去皮弦子，蜜炙，锤碎，水中揉成浓汁，熬成膏子，鼻内嗃之。口中咬箸，良久涎出为度。

治耳底方

以枯白矾为末，填于耳中立效。

治鼻中肉蝼蛄

赤龙爪　苦丁香各三十个　苦葫芦子不以多少　麝香少许

上为末，用纸撚子点药末用之。

腋臭方

乌鱼骨三钱　枯白矾三钱　密陀僧一钱

上为末，先浆水洗臭处，后用药末擦之。

又方　密陀僧不以多少研细，先以浆水洗臭处，干擦。

乌头药

细针沙炒　荞面炒，各一盏，大麦面亦同　酽醋半升，与前二味打糊

凡用，先使皂角水热洗净时，前二味糊稀稠得所，于髭鬓上涂之均匀，先用荷叶包，次用皮帽裹之。三五时辰，用温浆水洗了，却收取元针沙，其髭发净后，用黑药涂之。

黑药方

没食子　石榴皮　干荷叶另捣，各一两　五倍子　诃子皮　百药煎　金丝矾　绿矾另研，旋点诸药

上将七味为细末，炒熟面五六匙，入好醋打面糊，和药末再涂髭发。又用荷叶封裹，后用皮帽裹之，三五时间洗净，甚黑。若更要黑光，用猪胆浆水泽洗，如鸦翎。

又方

酸石榴　五倍子　芝麻叶

上同杵碎，用绢袋盛之，于铁器内水浸，掠发自黑。

治大头病兼治喉痹方

歌曰：人间治疫有仙方，一两僵蚕二大黄，姜汁为丸如弹大，井花调蜜便清凉。

又法　以砭针刺肿处，出血立效。

治时气

马牙硝　寒水石　黍粘子　鬼臼　川大黄　鬼箭草各等分　脑子少许

上六味为细末，用新井花水一盏，药末一二钱，入脑子，吃。外一半留用，新水调得稠，鸡翎扫在肿处，有风凉处坐。

解利伤寒第五

双解丸

巴豆六个，去皮油　天麻二钱半　胭脂少许

上将巴豆、天麻为末，滴水丸如秫米大，胭脂为衣。一日一丸，二日二丸，三日三丸。已外不解，先吃冷水一口，后用热水下。如人行十里，以热汤投之。

又一法　无药处可用两手指相交，紧扣脑后风府穴，向前礼百余拜，汗出自解。

又一法　适于无药处，初觉伤寒、伤食、伤酒、伤风，便服太和汤、百沸汤是。避风处先饮半碗，或以齑汁亦妙。以手揉肚，觉恍惚，更服半碗，又用手揉至恍惚，更服，以至厌饫，心无所容，探吐汗出则已。

不卧散

川芎一两半　石膏七钱半　藜芦半两，去土　甘草二钱半，生

上为细末，口噙水，鼻内各嗃之。少时吃白汤半碗，汗出解。

川芎汤　解利一切伤寒。

川芎　藁本　苍术

上三味为细末，沸汤点三钱。须臾觉呕逆便解。如不解，再服。

诸腰脚疼痛第六

皂角膏

上用醇酒二大碗，皂角一斤，去皮弦，捣碎，熬至一半，滤去滓，再用前汁入银石器熬为膏子，随痛处贴之。

治腰脚疼痛方

天麻　细辛　半夏各二两

上用绢袋二个，各盛药三两，煮熟，交互熨痛处，汗出则愈。

牛黄白术丸　治腰脚湿。

黑牵牛　大黄各二两　白术一两

上为细末，滴水丸桐子大。每服三十丸，食前生姜汤下。如要快利，加至百丸。

妇人病证第七

如圣丹　治妇人赤白带下，月经不来。

枯白矾　蛇床子各等分

上为末，醋面糊丸，如弹子大，以胭脂为衣，绵子裹，纳于阴户。如热极再换。

诜诜丸　疗妇人无子。

当归　熟地黄各二两　延胡索　泽兰各一两半　川芎　赤芍药　白薇　人参　石斛　牡丹皮各一两

上为末，醋糊为丸。每服五十丸，桐子大，空心酒下。

当归散　治月经欲来，前后腹中痛。

当归以米醋微炒　延胡索生用　没药另研　红花生用，等分

上为末，温酒调下二钱服之。

治产妇横生

蓖麻子三十个，研烂。

妇人顶上剃去发少许，以上药涂之。须臾，觉腹中提正，便刮去药，却于脚心涂之，自然顺生也。

治血崩

蚕砂不以多少

上为末，每服三五钱，热酒调下服。

又方　贯众去须剉碎，或用酒、醋煎三钱，煎至七分，去滓温服，一服立止。

当归散　治血崩。

当归一两　龙骨一两，烧赤　香附子三钱，炒　棕毛灰半两

上为细末，空心米饮调下三四钱。忌油腻、鸡猪鱼兔等物。

莲壳散

干莲蓬烧灰存性　棕榈皮及毛各烧灰，以上各半两　香附子三钱，炒

上为细末，每服三四钱，空心米饮汤调下服之。

治妇人血枯

川大黄

上为末，醋熬成膏，就成鸡子大，作饼儿，酒磨化之。

三分散　治产后虚劳，不进饮食，或大崩后。

白术　茯苓　黄芪　川芎　芍药　当归　熟干地黄各一两　柴胡　人参各一两六钱　黄芩　半夏洗切　甘草炙，各六钱

上为粗末，每服一两，水一大盏，煎至半盏，去滓温服，日二服。

治产后恶物上潮，痞结，大小便不通

芒硝　蒲黄　细墨各等分

上为末，用童子小便半盏，水半盏，调下服之。

治妇人产后虚弱，和血通经

当归一两，焙　芍药二两　香附子三两，炒

上为细末，每服一二钱，米饮调下，服之无时。

治妇人产后恶物不出，上攻心痛

赤伏龙肝灶底焦土，研细。

用酒调三五钱，泻出恶物立止。

治娠妇下痢脓血及咳嗽

白术　黄芩　当归各等分

上为末，每服三五钱，水煎，去滓，食前。加桑白皮止嗽。

百花散　治妇人产中咳嗽。

黄柏　桑白皮用蜜涂，慢火炙黄色为度，二味各等分

上为细末，每服一二钱，水一盏，入糯米二十粒，同煎至六分，以款冬花烧灰六钱，搅在药内同

调，温服之。

治妇人吹奶

以桦皮烧灰存性，热酒调下三钱，食后服之。

又方　以马明退烧灰，五钱　轻粉三钱　麝香少许

上为细末，每服二钱，热酒调下服之。

又方　以皂角烧灰，蛤粉和，热酒将来调数字，下得喉咙笑呵呵。

又方　以淘米木杓上砂子七个，酒下。以吹帚枝透乳孔。

咳嗽痰涎第八

九仙散

九尖蓖麻子叶三钱　飞过白矾二钱

上用猪肉四两，薄批，棋盘利开，掺药，二味荷叶裹，文武火煨热。细嚼，白汤送下后用干食压之。

止嗽散

半夏一两半，汤洗七次　枯白矾四两

上二味为末，生姜打面糊和丸，桐子大。每服三二十丸，空心温酒送下。

八仙散

款冬花　佛耳草　甘草　钟乳　鹅管石　白矾　官桂　井泉石各等分

上为细末，每服三钱，水煎服之。又一方，掺咽喉中。

三才丸　治嗽。

人参　天门冬去心　熟干地黄各等分

上为细末，炼蜜为丸如樱桃大，含化服之。

三分茶

茶二钱　蜜二两　荞麦面四两

上以新水一大碗，约打千余数，连饮之，饮毕良久，下气不可停，人喘自止。

石膏汤　治热嗽。

石膏乱文者，二两　人参半两，去芦　甘草半两，炙

上为末，每服三钱，新水或生姜汁、蜜调下亦可。

三生丸　治嗽。

胡桃仁一两　生姜一两，去皮细切　杏仁一两

上三味同研为泥，就和作剂，可得十三四丸。临卧烂嚼一丸，可数服即止。

化痰延寿丹

天麻半两　枸杞子二两半　白矾一两半，半生半熟　半夏一两半，汤洗七次用　干生姜一两半　人参一两

上为细末，好糯酒拌匀如砂糖，用蒸饼剂蒸熟，去皮，杵臼捣四五十杵，便丸。如干，入酒三点，丸如小豆大。每服三五十丸，生姜汤下。

半夏汤　治哕欲死者。

半夏一两，洗　生姜二两

上二味细切，水二盏，煎至八分，去滓，作二服，食后。

治肺痿喘嗽

汉防己

上为细末，每服三钱，浆水一盏，同煎至七分，和滓温服。

治年高上气喘促，睡卧难禁

上萝卜子捣罗为末，白汤浸调五六钱，食后服

之。或炒，或用糖蜜作剂，为丸服之。

麻黄汤　治因风寒，衣服单薄致嗽。

麻黄不去节　甘草生用　杏仁生用

上为粗末，每服三二钱，水煎，温服。

心气疼痛第九

失笑散　治急心痛，并男子小肠气。

五灵脂半两　蒲黄半两，炒

上为末，每服三钱。醋半盏，煎二沸，再入水半盏，再煎二沸。空心食前，和滓温服之。

又方　醋一盏，加生白矾一小块，如皂子大，同煎至七分，温服，立愈。

又方

高良姜半两　山栀子半两　郁金半两。

又方　以新嫩槐枝一握，切去两头，水二盏，煎至一盏，去滓，分作二服，热服。

又方

没药　乳香　姜黄　延胡索各等分

上为末，每服三钱，水煎，食后服之。

小肠疝气第十

抽刀散

川楝子一两，破四分，巴豆三个，同炒黄色，去巴豆用之　茴香一两，盐炒黄色，去盐用之

上为细末，每服三钱，葱白酒调下，空心服之。

治阴痛不可忍

吴茱萸二两，洗七遍，焙干微炒　槟榔一两　茴香一两

上为细末，醋糊为丸，热酒送下十丸，食前服之。

治偏肿

茴香　甘遂

上二味各等分为末，酒调二钱，食前服。

又方

巴戟去心　川楝炒　茴香炒

各等分为末，温酒调二钱，服之。

治小儿疝气肿硬

地龙不去土

为末，唾津调涂病处。

治小肠气痛

全蝎一两　茴香一两，炒黄

上为细末，醋糊和丸，如梧桐子大。如发时，每服五七十丸，温酒送下，食前。

治小便浑浊如精之状

没药　木香　当归各等分

上为末，以刺棘心自然汁为丸，如梧桐子大。每服五七丸，食前，盐汤下。

治小便频，滑数不禁

知母　黄柏各等分

上剉碎，酒浸透，炒微黄为末，水丸，梧桐子大。如服药，前一日休吃夜饭，来日空心立服，米饮汤下一百丸。只服一服，效，后吃淡白粥一顿。

荡疝丹

川楝子炒　茴香炒　破故纸炒，以上各半两　黑牵牛二钱　青皮　陈皮各三钱　莪术四钱　木香四钱上八味为细末，用好酒打面糊为丸，如梧桐子大。空心食前温酒下三十丸。

灸疝法

放疝边竖纹左右交弦，灸七壮。

肠风下血第十一

神应散 治肠风痔漏。

牛头角腮一只，酌中者 猪牙皂角七锭 穿山甲四十九片，或圆取，或四方取，或一字取之 猬皮一两 蛇蜕皮一条

上五味锤碎，盛在小口磁器内，盐泥固定，日中曝干，瓶口微露出烟，用文武火烧红，赤烟微少，取出放冷为细末。如服药日，先一日临卧，细嚼胡桃仁半个如糊，用温醇糯酒一盏送下，不语便睡，至次日交五更服药，验病年月远近，或秤三钱，五七钱，用水半大碗，醇糯酒半大盏，相合，热，和药服之，至辰时再服。又一服，再依前服药，不须用胡桃仁。久病不过七服，忌油腻、鱼鳖鸡兔猪

犬等物，大有神效。

温白丸 治脏毒下血。

椿根白皮北引者，去粗皮，酒浸，晒干用。

上为末，枣肉为丸如梧桐子大。每服三五十丸，淡酒送，或酒糊丸。

治脱肛痔瘘

胡荽子一升 乳香少许 粟糠半升或一升

上先泥成炉子，止留一小眼，可抵肛门大小，不令透烟火，熏。

治脱肛

蔓陀罗花子 莲壳一对 橡碗十六个

上捣碎，水煎三五沸，入朴硝热洗，其肛自上。

治痔漏下血不止

紫皮蒜十个，独棵者妙 大椒六十个 豆豉四两

上捣烂为泥丸弹，子大，空心细嚼一丸，盐汤下，日进三服。

治痔漏

白牵牛头末四两 没药一钱

上同为细末，如欲服药，先一日不食晚饭，明

日空心，将猜猪精肉四两，烧令香熟，薄批，掺药末在内裹之，渐渐细嚼食尽，然后用宿蒸饼压之，取下脓血为效。量病大小虚实加减服之，忌油腻湿面酒色，三日外不忌，一服必效。或用淡水煮肉熟，用上法亦可。又云，服前一日不食午饭并夜饭，明日空心用之。

又方　黑白牵牛一合，炒黄为末，猪肉四两，切碎炒熟，与药末搅匀，只作一服，用新白米饭三二匙压之，取下白虫为效。

又坐药　黑鲤鱼鳞二三甲，以薄编茧裹，如枣核样，纳之，痛即止。

净固丸　治痔漏下血、痒痛。

槐花炒　枳壳去瓤各一两

上为细末，醋糊为丸如梧桐子大。每服二十丸，米饮汤下，空心，食前，十服见效。

黄连贯众散　治肠风下血。

黄连　鸡冠花　贯众　大黄　乌梅各一两　甘草三钱，炙　枳壳炮　荆芥以上各一两

上为细末，每服二三钱，温米饮调服，食前。

槐荆丸 治痔漏。

荆芥 槐花等分

为末，水煎一大碗，服丸亦可。

又方

豆豉炒 槐子炒，各等分

上为末，每服一两，水煎，空心下。

熏渫药

凤眼草 赤皮葱 椒

三味捣粗，同浆水滚过，坐盆，令热气熏痔，但通手渫之。如此不过三次愈矣。

小儿病证第十二

治小儿脾疳

芦荟 使君子以上各等分

上为细末，米饮调下一二钱服之。

玉箸散 治小儿马脾风。

甘草一寸，煎水 甘遂末一字

上同油、蜜、生姜，银钗儿搅调。下后，用冷水半盏，调夺命散。

夺命散 治小儿胸膈喘满。

槟榔 大黄 黑牵牛 白牵牛各等分，皆当各半生熟用之

上为细末，蜜水调服。

治小儿斑疮入眼

麸炒蒺藜炙甘草，羌活防风等分捣，每服二钱浆水下，拨云见日直到老。

治疮疹黑陷

铁脚威灵仙一钱，炒末 脑子一分

上为末，用温水调下服之，取下疮痂为效。

治小儿黄瘦腹胀

干鸡粪一两 丁香末一两

上为末，蒸饼为丸如小豆大，每服二十丸，米饮汤送下。

黄连散 治小儿头疮。

川黄连 黄柏去粗皮 草决明 轻粉各等分

上为细末，用生小油调药，于疮上涂之立愈。

治斑疮倒靥方

胡桃一个，烧灰存性　干胭脂三钱

上为末，用胡荽煎，酒调下一钱服之。

又方　人牙烧灰存性，研入麝香少许，每服三钱，温酒调下少许服之，无时。

又方　小猪儿尾尖取血三五点，研入脑子少许，新水调下，食后与服之。

又方　人中白，腊月者最佳。通风处以火煅成煤，水调三五钱，陷者自出。

消毒散　治疮疹已出、未出，咽喉肿痛。

牛蒡子二两，炒　甘草半两，剉，炒　荆芥一分

上为粗末，每服三钱。水一盏半，煎至七分，去滓温服，无时。

治小儿斑疮入眼

猪悬蹄甲二两，干锅内盐泥固涂，烧焦为末用　蝉壳二两，去土，取末一两　羚羊角镑为细末，研之用

上二味为末，研入羚羊角细末一分，拌匀，每用一字。百日外儿服半钱，三岁以上服三钱。新水或温水调下，日三四服，夜一二服。一年以外则难治之。

又方　透耳药

朱砂一钱　粉霜八分

上研为细末，水调少许，用匙杓头倾一两点于耳内中。后用：

白菊花　绿豆皮　谷精草　夜明砂

上四味为末，用米泔半碗熬成去滓，入干柿十余个再同熬。每日吃三两个，仍饮煮干柿汤。

又方　治小儿斑疮入眼。

朱砂　脑子　水银　麝香各等分

上四味研为细末，用水银调，滴入耳中。

发斑药

珠子七个，研碎，用新水调匀服之。

破伤风邪第十三

阴毒伤寒亦附于此

辰砂夺命丹

凤凰台　川乌头生，以上各二钱　麝香少许　朱砂少许

上为细末，枣肉和为丸如弹子大，朱砂为衣，

鳔酒送下。量病人年甲虚实加减用之，小儿半丸，以吐为度，不止，以葱白汤解之。

治破伤风

病人耳塞并爪甲上刮末，唾津调，涂疮口上，立效。无疮口者难用。

治破伤风

乌梢尾一个　两头尖四个　全蝎四个

上三味为细末，另用石灰五升，柴灰五升，沸汤五升，淋灰水澄清，下药熬之，铁锅器内搅成膏子。如稠，用唾津调。先用温浆水洗净疮口，后涂药。即时药行，吐黄水一日，以新水漱口即愈。

又方　天南星半生半熟　防风去芦，二味各等分

上为末，清油调涂疮上，追去黄水为验。

又方　白芷生用　草乌头尖生用，去皮，二味各等分

上为末，每用半钱，冷酒一盏，入葱白少许同煎，服之。如人行十里，以葱白热粥投之，汗出立愈，甚者不过二服。

又方　蜈蚣散

蜈蚣头　乌头尖　附子底　蝎梢四味各等分

上为细末，每用一字或半字，热酒调下。如禁了牙关，用此药斡开灌之。

治阴毒、伤寒、破伤风

草乌头七个，文武火烧熟，去牙头　麝香半钱　朱砂一钱

上为细末，每服一字，以热酒调下，食前服之，汗出为度。忌猪兔鱼鳖、羜羖肉。

治阴毒伤寒

用芥末以新水调膏药，贴脐上，汗出为效。

又方　以牡蛎、干姜末新水调涂手心，握外肾，汗出为效。

诸风疾证第十四

不老丹　治一切诸风，常服乌髭驻颜，明目延年。

苍术四斤，米泔浸软，竹刀子刮去皮，切作片子。内一斤，用椒三两去白，炒黄去椒；一斤，盐三两炒黄，去盐；一斤，好醋一升煮汁尽；一斤，好酒一升，煮令汁尽　何首乌二斤，米泔水浸软，

竹刀子刮去皮，切作片子，用瓦甑蒸，先铺黑豆三升，干枣二升，上放何首乌，上更铺枣二升，黑豆三升，用炊单复著，上用盆合定。候豆枣香熟取出，不用枣豆　地骨皮去粗皮，秤二斤

上件于石臼内捣为细末，候有椹汁搜和如软面剂相似，磁盆内按平，上更用椹汁，药上高三指，用纱绵帛覆护之，昼取太阳，夜取太阴，使干再捣，罗为细末，炼蜜和丸，如梧桐子大。空心温酒下六十丸，忌五辛之物。

四仙丹

春甲乙采杞叶，夏丙丁采花，秋庚辛采子，冬壬癸采根皮。

上为末，以桑椹汁为丸。每服五十丸，茶清、酒任下。

起死神应丹　治瘫痪、四肢不举、风痹等疾。

麻黄去根节，河水五升，熬去滓，可成膏子五斤　白芷二两　桑白皮二两　苍术二两，去皮　甘松二两，去土　川芎三两　苦参三两半　浮萍二两

以上各为细末，用膏子和丸，如弹子大。每服一丸，温酒一盏化下，临卧服之。微汗出，勿虑，

如未安，隔三二日再服，手足即时轻快。及治卒中风邪，涎潮不利，小儿惊风，服之立效。

愈风丹

芍药　川芎　白僵蚕炒　桔梗　细辛去叶　羌活各半两　麻黄去节　防风去芦　白芷　天麻　全蝎炙各一两　甘草三钱　南星半两，生姜制　朱砂半两，为衣

上为细末，炼蜜为丸如弹子大。每服一丸，细嚼，茶酒吞下。

香芎散　治偏正头风。

贯芎　香附子炒　石膏乱纹者良，水飞　白芷　甘草　薄荷各一两

一方　川乌头半两，炮去脐皮用之。

上为细末，每服二钱，温酒或茶清调下服之。

妙功十一丸　治痫。

丁香　木香　沉香　乳香　麝香　荆三棱炮　莪术炮　黑牵牛微炒　黄连　雷丸炒　鹤虱炒　胡黄连　黄芩　大黄焙　陈皮　青皮　雄黄　熊胆　甘草炙，各二钱半　赤小豆三百六十粒，煮　白丁香直尖者，三百六十个　轻粉四钱　巴豆七粒

上二十三味为细末，赤小豆烂煮研泥，同荞面打糊，和作十一丸，朱砂为衣，阴干。服时水浸一宿，化一丸，大便出，随病各有形状，取出为验。或作化一番，不可再服。曾经火灸者不治，远年愈效。

朱砂滚涎散 治五痫。

朱砂水飞 白矾生用 赤石脂 硝石以上各等分

上同为细末，研蒜膏如丸绿豆大。每服三十丸，食后，荆芥汤下。

又方 朱砂不以多少，水飞，研为细末

上用猪心血浸，蒸饼为丸，如绿豆大。每服二十丸，空心，金银汤下之。

治诸风疥癣及癞

浮萍一两 荆芥 川芎 甘草 麻黄以上各半两，或加芍药 当归。

上为粗末，每服一两，水一碗，入葱白根、豆豉，同煎至一半，无时服，汗出为度。

治癞涂眉法

半夏生用 羊粪烧，以上各等分

上为末，生姜自然汁调涂。

五九散 治癞。

地龙去土 蝉壳 白僵蚕 凌霄 全蝎以上各等九个

上同为末，只作一服。热酒调下，浴室中汗出黏臭气为效。

苦参散 治疠风。

苦参取头末秤二两 猪肚一个，去脂

上以苦参末掺猪肚内，用线缝合，隔宿煮软，取出洗去元药。先不吃饭五顿，至第二日，先饮新水一盏，后将猪肚食之。如吐了再食之，食罢待一二时，用肉汤调无忧散五七钱，取出小虫一二万为效。后用皂角一斤不蛀者，去皮弦及子，捶碎，用水四碗，煮至一碗，用生绢滤去滓，再入苦参末搅，熟稀面糊膏子相似，取出放冷，后入余药相和。药附于后：

何首乌二两 防风一两半 芍药五钱 人参三钱 当归一两，焙

上为细末，入皂角膏子为丸，如桐子大。每服

三五十丸，温酒或茶清送下，不计时候，日进三服。后用苦参、荆芥、麻黄煎汤洗浴。

水肿黄疸第十五

治通身黄肿

瓜蒂焙干，三四钱

上为细末，每用半字，于鼻内吹上，日一度，并吹三日。如不愈，后用黄芩末之，煎汤五钱下。

治蛊气

取环肠草不以多少，晒干，水煎，利小便为度。

治黄疸面目遍身如金色

瓜蒂一十四个　母丁香一个　黍米四十九粒

上先捣瓜蒂为末，次入二味，同为细末，每用半字。夜卧，令病人先噙水一口，两鼻内各半字，吐了水，令病人便睡。至夜或明日取下黄水，旋用熟帛揾了，直候取水定，便服黄连散。病轻者五日，重半月。

黄连散　治黄疸，大小便秘涩壅热。

黄连三两　川大黄二两，剉碎，醋拌，炒过用之　黄

苓　甘草炙，各一两

上为细末，每服二钱，食后温水调下，一日三服。治水肿不利小便，非其法也，故《内经》云：湿气在上，以苦吐之，湿气在下，以苦泻之。吐泻后长服益元散加海金沙，煎以长流水服之则愈矣。大忌脚膝上针刺出水，取一时之效，后必死矣。尤忌房室、湿面、酒醋盐味，犯之必死。

木通散　治水肿。

海金沙　舶上茴香　巴戟　大戟　甘遂　芫花　木通　滑石　通草各等分

上为细末，每服三钱，以大麦面和作饼子，如当二钱大。烂嚼，生姜汤送下。

下痢泄泻第十六

治痢

紫菀　桔梗　赤芍药　白术各等分

上为细末，每服三五钱。细切羊肝拌之，作面角儿烧服之，后用白汤送下，食前。

治痢

杜蒺藜炒，碾为末，酒调下三两服。

蒜豉丸 治痢。

蒜为泥 豉为末

上二味相和作丸，如梧桐子大。米饮汤下五七十丸，食前。

治大人小儿吐泻腹胀，胸膈痞闭

五灵脂 青皮 陈皮 硫黄 芒硝各等分

上将硝、黄于铫子内以文武火熔开，用匙刮聚，自然结成砂子，取出研碎，与前三药同末，面糊为丸如绿豆大，小儿麻子、黄米大，每服二十丸。量虚实加减，米饮汤送下，无时。

又方 治泻。

车前子不以多少

上为细末，每服二钱，米饮汤调下服之。水谷分，吐泻止。

诸杂方药第十七

治消渴

拣黄连二两，八九节者

上㕮咀，以水一碗，煎至半碗，去滓顿服之，立止。

百日还丹

佛茄子　樟柳根以上各等分

上为末，枸杞汁和丸，如鸡头大。每服十丸，新水送下。

酒癥丸

巴豆十六个　全蝎十五个　雄黄一块　白面五两

上为末，研匀，滴水丸，如豌豆大，每服一丸。如痛饮者，二丸。

立应丸　治脏腑泄痢，脓血不止，腹中疼痛。

干姜一两，炮，另末　百草霜一两　连皮巴豆一两，炒用　杏仁一两，同巴豆和皮炒黑色，杵为泥，后入霜研用

上用黄蜡四两，熔开蜡，次入前四味，用铁器

搅匀，旋丸桐子大。每服三五丸，甘草汤下。白痢，用干姜汤下，食前。若水泻，温水下。

反胃

黄柏末，热酒调三五钱，食后服之。

治小便多滑数不禁

金刚骨为末，以好酒调下三钱服之。

又方　白茯苓去黑皮　干山药去皮，白矾水内湛过，慢火焙干用

上二味各等分，为细末，稀米饮调下服之。

治卒淋痛

芫花三钱　茴香二钱，微炒黄色

上为细末，水煎服之。

治趼方

以水调白面，稀稠得所，糊趼上，以纸封之，明日便干。如不曾破者，剥去面便行。

治大便秘

生麻子不以多少，研烂，水调服之。

坐剂　治大便久秘，攻之不透者用之。

又用蜜不计多少，慢火熬令作剂，稀则黏手，

硬则脆，稀稠得所，堪作剂，搓作剂样，如枣核大，粗如筋，长一寸许。蘸小油，内于肛门中，坐良久自透。有加盐少许，以《素问》咸以软之。

交加饮子 治久疟不已，山岚瘴气。

肉豆蔻十一个，面裹烧一个 草豆蔻二个，同上法用 厚朴二寸，一半生用，一半熟用，姜汁制过用之 甘草二寸半，一半生用，一半炙用 生姜二块，如枣，纸裹煨过，半生半熟

上为末，每服分一半，水一碗，银石器内煎至一大盏，去滓，温服。发日空心，未愈则再服。

天真丸 补虚损。

佛袈裟男用女，女用男，以新水四担，洗尽血水，以酒煮烂为泥 威灵仙一两 当归半两 缩砂一两 莲子肉三两，炒熟 干地黄一两，酒浸 莪术半两 甘草二两 牡丹皮一两 牛膝一两，酒浸 木香半两 白术一两 白茯苓一两

上为细末，与君主同捣，罗为细末，酒浸，蒸饼为丸，梧桐子大。每服三五十丸，日三服。

取雕青

水蛭，取阴干为末。先以白马汗擦青处，后用白马汗调药涂之。

治蚰蜒入耳中

上用猫尿灌耳中，立出。取猫尿，用盆盛猫，以生姜擦牙。

又方　黑驴乳灌耳中，亦出。

又方　以湿生虫研烂涂于耳边，自出。

辟谷绝食第十八

辟谷方

大豆五升，洗净，蒸三遍，去皮为细末　大麻子五升，汤浸一宿，漉出，蒸三遍，令口开，去皮为细末　糯米五升，淘净，共白茯苓一处蒸熟　白茯苓五两，去皮，同上糯米一处蒸熟为用

上将麻仁末一处捣烂如泥，渐入豆黄末，同和匀，便团如拳大，再入甑蒸，从初更着火至半后夜住火，至寅时出甑，午时晒干，捣为末。服之，以饱为度。不得吃一切物，用麻子汁下。第一顿一月不饥，第二顿四十日不饥，第三顿一千日不饥，第四顿永不饥。颜色日增，气力加倍。如渴，饮麻仁汁，转更不渴，滋润五脏。若待吃食时分，用葵菜

子三合为末，煎汤放冷服之。取其药如后，初间吃三五日白米稀粥汤，少少吃之，三日后诸般食饮无避忌。此药大忌欲事。

又方　茯苓饼子

白茯苓四两，为末　头白面一二两

上同调成煎饼面稀调，以黄蜡代油煿成煎饼，蜡可用三两。饱食一顿便绝食，至三日觉难受，三日后气力渐生，熟果芝麻汤、米饮凉水微用些，小润肠胃，无令涸竭。开食时，用葵菜汤并米饮稀粥，少少服之。

又方　保命丹

人参五两　麻子仁二两，炒，去皮　干地黄　瓜蒌子炒　菟丝子酒浸，以上各二两　生地黄　干大枣各三两　大豆黄一升，煮，去沫　黑附子一两生用，一两炮去皮　白茯苓　茯神　地骨皮去粗皮　蔓荆子煮熟　杏仁去皮尖，炒　麦门冬炒，去心用　地肤子蒸七遍　黍米作粉　粳米作粉　白糯米作粉　天门冬去心　车前子蒸　侧柏叶煮三遍，以上各二两半

上同为细末，各拣选精粹者，腊月内合者妙，

他时不可合，日月交蚀不可合。如合时，须拣好日，净室焚香，志心修合，勿令鸡犬妇人见。又将药末用蜡一斤半，滤去滓，白蜜一斤，共二斤半，一处溶开，和匀，入臼杵二千下，微入酥油，丸如梧桐子大。每服十丸，服至五日。如来日服药，隔宿先吃糯米一顿，粳米白面皆可，次日空心用糯米粥饮送下。如路行人服，遇如好食吃不妨，要止便止。如吃些小蒸饼，烂嚼咽，或干果子以助药力，不吃更妙。忌盐醋。日后退下药来，于长流水中洗净，再服，可百年不饥。

方剂索引

（按笔画排序）

二画

二圣散…………………… 460
二姜汤…………………… 405
丁香化癖散………… 388
十枣汤…………………… 389
七宣丸…………………… 420
人参白术散………… 437
人参补肺散………… 399
人参调中汤………… 420
人参散…………420，439
八正散…………………… 401
八仙散…………………… 494
九仙散…………………… 493

三画

三一承气汤………… 389
三才丸…………………… 494
三分茶…………………… 494
三分散…………………… 491
三生丸…………………… 494
三圣散…………379，461
三和汤…………………… 388
三黄丸…………402，437
大已寒丸………………… 406
大金花丸………………… 402
大承气汤………………… 384
大柴胡汤………………… 407

大陷胸汤…………… 390
大黄丸……………… 409
大橘皮汤…………… 398
万圣神应丹………… 467
小承气汤…………… 385
小柴胡汤…………… 407
小陷胸汤…………… 390
小黄膏……………… 417
小续命汤…………… 392
小槟榔丸…………… 412
口疮方……………… 477
千金托里散………… 460
川芎汤……………… 488
川芎散……………… 393

四画

天真丸……………… 517
无比山药丸………… 418
无忧散……………… 386
木香槟榔丸………… 410
木香槟榔散………… 417
木通散……………… 513
五九散……………… 511
五苓散……………… 397
五香连翘散………… 411
五积散……………… 408
不老丹……………… 507
不卧散……………… 488
止嗽散……………… 493
内托散……………… 387
水沉金丝膏………… 458
水煮桃红丸………… 385
水澄膏……………… 413
牛黄白术丸……387，489
牛黄通膈丸………… 386
升麻汤…………382，408
化斑汤……………… 418
化痰玉壶丸………… 395

化痰延寿丹………… 495
化瘿丹……………… 415
乌头药……………… 486
乌金散……………… 421
双解丸……………… 487
双解散……………… 381

五画

玉井散……………… 385
玉饼子……………… 470
玉烛散……………… 388
玉箸散……………… 502
玉露散……………… 396
术附汤……………… 405
石韦散……………… 419
石膏汤……………… 494
石膏散……………… 396
平胃散……………… 406
四生丸……………… 386
四仙丹……………… 508
四物汤……………… 411
四逆汤……………… 405
生肌散……………… 414
失笑散……………… 496
仙人散……………… 475
白术木香散………… 397
白术汤…………400，408
白术调中汤………… 399
白虎汤……………… 395
瓜蒂散……………… 379
立应丸……………… 515
半夏汤……………… 495
宁肺散……………… 399
宁神散……………… 399
圣灵丹……………… 471

六画

地龙散……………… 474

芍药柏皮丸………… 402
芎黄汤……………… 484
百日还丹…………… 515
百花散……………… 492
夺命散……………… 503
当归川芎散………… 393
当归丸……………… 418
当归活血散………… 463
当归散… 411，490，491
朱砂滚涎散………… 510
交加饮子…………… 517
导水丸……………… 383
导饮丸……………… 410
阳起石散…………… 417
防风天麻散………… 391
防风当归饮子……… 408
防风汤……………… 391
防风通圣散……381，390
如圣丹……………… 489

七画

进食丸……………… 387
赤龙散……………… 465
辰砂丹……………… 396
辰砂夺命丹………… 505
利膈丸……………… 389
皂角膏……………… 489
沉香降气丸………… 421
妙功十一丸………… 509
妙功丸……………… 419

八画

青金散…………413，483
青衿散……………… 409
青黛散……………… 381
拔毒散……………… 413
抽刀散……………… 497
抵当丸……………… 388

抵当汤……………… 388
苦参散……………… 511
郁金散……………… 380
金丝膏……………… 414
乳香散…………459，473
鱼胆丸……………… 414
备急丸……………… 409
净固丸……………… 501
单治目昏…………… 481
泄水丸……………… 386
泻心汤……………… 401
泻肺汤……………… 473

九画

赴筵散……………… 415
茴香丸……………… 420
茯苓饼子…………… 519
茶调散……………… 380
荡疝丹……………… 498
胡粉散……………… 437
枯瘤方…………416，472
枳术丸……………… 421
枳壳丸……………… 410
柏亭东久亭寺僧悟大师
传经验方………… 440
胃风汤……………… 394
香芎散…………394，509
香连丸……………… 400
香薷汤……………… 419
复明膏……………… 480
便痈方……………… 466
保生锭子…………… 460
保命丹……………… 519
禹功散……………… 383
独圣散……………… 380
养脾丸……………… 406
姜附汤……………… 405
洗眼黄连散………… 482

祛风丸………………… 391
神功丸………………… 403
神白散………………… 436
神圣膏药……………… 460
神芎丸………………… 387
神助散………………… 398
神应散………………… 499
神祐丸………………… 384
除湿丹………………… 389

十画

起死神应丹…………… 508
莲壳散…………410，491
桂苓甘露散…………… 395
桂苓白术丸…………… 398
桂苓白术散…………… 398
桂苓汤…………382，408
桔梗汤………………… 474
桃仁承气汤…………… 385
破棺丹………………… 461
柴胡饮子……………… 407
铁弹丸………………… 394
铅白霜散……………… 417
积水丸………………… 419
脑宣方………………… 485
凉膈散………………… 401
益元散………………… 396
益胃散………………… 384
益黄散………………… 400
酒癥丸………………… 515
消风散………………… 392
消毒散…………416，504
浮萍散………………… 382
润体丸………………… 404
调胃承气汤…………… 385
调胃散………………… 402
陷胸汤………………… 409
通气丸………………… 415

通顶散……………… 394
通经散……………… 384

十一画

理中丸……………… 406
排风汤……………… 392
接骨丹……………… 469
接骨散……………… 464
黄连木通丸………… 403
黄连贯众散………… 501
黄连清心汤………… 403
黄连散…………503，512
黄连解毒汤………… 401
黄柏散……………… 474
常山散……………… 381
悬蒌散……………… 463
猪肚丸……………… 436
猪蹄膏……………… 483
麻仁丸……………… 404
麻黄汤… 382，408，496
清凉饮子…………… 403

十二画

琥珀丸……………… 384
替针丸……………… 462
搜风丸……………… 393
煮肝散……………… 416
握宣丸……………… 390
葛根丸……………… 436
葛根散……………… 412
葶苈木香散………… 397
雄黄散……………… 418
紫金丹……………… 459
黑药方……………… 486
稀涎散……………… 380
脾约丸……………… 404
腋臭方……………… 485
温白丸……………… 500

温脾丸…………………396
温脾散…………………397
溃死肉药方…………461
犀角散…………………403
疏风丸…………………394

十三画

蒜豉丸…………………514
槐荆丸…………………502
愈风丹…………………509
愈风饼子……………393
辟谷方…………………518

十四画

碧云散…………………380
碧霞丹…………………479
截赤眼方……………479
槟榔丸…………………412
熏恶疮方……………464
熏渫药…………………502

十六画及以上

薏苡仁汤……………400
藏用丸…………………387
瞿麦散…………………412
麝香玉线子…………415

《随身听中医传世经典系列》书目

一、医经类

黄帝内经·素问

黄帝内经·灵枢

内经知要

难经集注

二、伤寒金匮类

伤寒论

金匮要略

伤寒来苏集

伤寒贯珠集

注解伤寒论

三、诊法类

四诊抉微

濒湖脉学　奇经八脉考

脉诀汇辨

脉诀指掌病式图说

脉经

脉经直指

脉贯

脉理存真

赖氏脉案

辨症玉函　脉诀阐微

敖氏伤寒金镜录　伤寒舌鉴

诸病源候论

望诊遵经

四、本草方论类

本草备要

神农本草经百种录

神农本草经读
太平惠民和剂局方
汤头歌诀
医方集解
校正素问精要宣明论方

五、外科类

外科正宗
疡科心得集
洞天奥旨

六、妇科类

女科百问
女科要旨
傅青主女科

七、儿科类

小儿药证直诀
幼幼集成
幼科推拿秘书

八、疫病类

时病论
温疫论
温热经纬
温病条辨

九、针灸推拿类

十四经发挥
针灸大成

十、摄生调养类

饮膳正要
养生四要
随息居饮食谱

十一、杂著类

内外伤辨惑论
古今医案按
石室秘录

四圣心源
外经微言
兰室秘藏
血证论
医门法律
医林改错
医法圆通
医学三字经
医学心悟
医学启源
医学源流论
医宗必读
串雅内外编
证治汇补
扁鹊心书
笔花医镜
傅青主男科
脾胃论
儒门事亲

获取图书免费增值服务的步骤说明：

1. 登录医药大学堂网站 <http://www.yiyaodxt.com> 或医药大学堂 APP 注册用户。
2. 扫描书中二维码，按提示输入激活码激活后，即可获取配套数字资源。

上架建议：中医·古籍

ISBN 978-7-5214-1307-6

9 787521 413076 >

定价：49.00元